診断に上達くなる法

編集
綿貫 聡 WATANUKI SATOSHI
仲田和正 NAKADA KAZUMASA

プロフェッショナルたちからの提言

IKUSAKA MASATOMI
生坂政臣
[総合診療]

MINAMI MANABU
南 学
[放射線]

SUNAGAWA KEISHIN
砂川恵伸
[病 理]

IWATA MITSUNAGA
岩田充永
[救 急]

FUJINUMA YASUKI
藤沼康樹
[プライマリ・ケア]

HAGINO NOBORU
萩野 昇
[リウマチ膠原病]

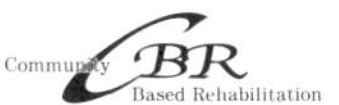

序　文

本書籍の前書にあたる『外科手術に上達くなる法』を読んだのは，私が医師３年目のときのことだった．今回，一緒に編集を務めた仲田和正先生が前書で述べられたとおり，熟達する過程を経た医師が，すでに完成された段階で記した書籍は数多くある．その一方で，熟達過程の医師がどのように努力し，鍛錬を行ったかを記した書籍は多くない．

未熟な私が求めていたのは，熟達する過程で医師個人の中に生じた失敗やその振り返り，葛藤，またそれを乗り越えていく様の語りであり，『外科手術に上達くなる法』はその一端を垣間見せてくれた良書であった．しかしながら，前書は外科手術にフォーカスされた内容の書籍であり，内科医/ジェネラリストとしてのキャリアを積んでいた私にとってはいささか遠い世界のように思われる部分もあった．

その後，私がかかわった臨床現場で困難な場面はさまざまあったが，個人として課題を抱えたのは診断困難事例への向き合い方であった．診断がつかない，診断が遅れた，診断が間違っていた，このような経験を積み重ねる中で，私個人としては海外において diagnostic error（診断エラー）という概念と出会い，診断というものを客観視する一助を得ることができた．その一方で現在の日本において，診断に熟達した医師たちがどのように診断に関連した課題を乗り越えたのか，語りを聴いてみたいと強く思うようになった．

今回，前書の編集を行われた仲田和正先生，また（株）シービーアールの宮内秀樹様・三輪敏様（前社長）のご協力をいただき，日本の臨床現場で診断に関連してさまざまな場面でご活躍されている先生方をお招きし，「診断の熟達法とその周辺」をお聴きする機会を得ることができた．総合診療，放射線，病理，救急，プライマリ・ケア，リウマチ膠原病の６つの領域から高名な先生方にお集まりいただき，それぞれの領域における診断の熟達法のみならず，医師としての深い人生哲学についても触れることができた．本書籍が診断に熟達したいと願う医師たちにとっての道標となることを願ってやまない.

なお, 今回の収録は, 折からの新型コロナウイルス感染症の流行に伴い, 南 学先生 (放射線科) 以外の収録はオンラインで行うこととなった. また, 今回取り上げた6つの領域以外についても, 深く診断に関与しておられる領域が数多く存在することは認識しているが, 今回の書籍では取り扱うことができなかった. この点については, 今後の課題としたい.

2022年3月

綿貫　聡

診断に上達くなる法
プロフェッショナルたちからの提言

CONTENTS

第4章 | 救急外来での診断の上達方法
Emergency Medicine

自分と異なる能力をもつ人々を束ね,
“あいまいなもの”に立ち向かう.

〈ゲスト〉

岩田充永

［藤田医科大学救急医学・総合内科学講座 主任教授］

第5章 | プライマリ・ケアでの診断の上達方法
Family Medicine

医学的診断と, 家庭環境の苦しさの評価は
同等の価値をもつ.

〈ゲスト〉

藤沼康樹

［生協浮間診療所/日本医療福祉生活協同組合連合会
家庭医療学開発センター センター長］

第6章 | 専門領域での診断の上達方法
Rheumatology

尊敬する七川歓次先生のおっしゃっていたような
真のリウマチ科医を目指したい.

〈ゲスト〉

萩野　昇

［帝京大学ちば総合医療センター第三内科学講座 講師］

編集

綿貫　聡

［東京都立多摩総合医療センター救急・総合診療センター/総合内科 医長］

仲田和正

［西伊豆健育会病院 院長］

良性疾患に精通し
引き算することでしか
重症疾患は診断できない．
前医が見落とした症例を
なぜ診断できたかを言語化し
検討会で共有，
経験症例をひたすら増やす．

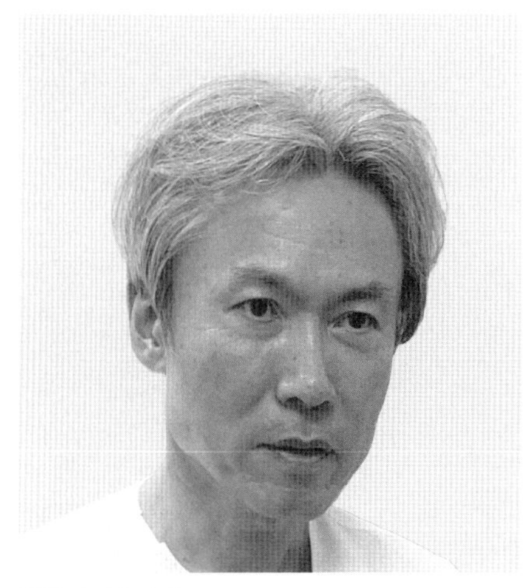

［総合診療］

生坂政臣

（いくさか　まさとみ）

千葉大学医学部附属病院総合診療科　教授

1958 年福岡県生まれ．1985 年鳥取大学医学部卒，1989 年東京女子医科大学大学院修了．1992 年アイオワ州医師免許，1993 年米国アイオワ大学にて家庭医療学専門医取得．帰国後，東京女子医科大学神経内科助手，聖マリアンナ医科大学総合診療内科講師を経て，2002 年に埼玉県で生坂医院副院長．2003 年ノミネート候補から千葉大学医学部附属病院総合診療部教授．開業医から教授という物珍しさで 5 大全国紙すべての「ひと」欄に掲載．2014 年同附属病院副病院長を務め現在に至る．「患者の訴えから診断する」総合診療を実践するとともに，2009 年からの NHK『ドクター G』の企画立案などを通して総合診療の普及に努める．

綿貫　本日は千葉大学医学部附属病院総合診療科の生坂政臣先生にお越しいただきました．

生坂先生は，日本の外来診断学の流れをここ20年牽引されてきたと私は思っておりますが，今まで先生がどのようにしてこのような立場に至られ，どのような思いで今までの診療を行ってこられたのかということ，また診断に関して思われていることなど，お話をお伺いできればと思っております．

一番最初は恒例になっていまして，ご出身からお聞きしたいのですが．

生坂　福岡生まれの福岡育ちですね．大学は鳥取大学医学部で，その後研修は東京女子医科大学．それからいろいろ．そのあたりで，米国にも行きました．

綿貫　福岡県のどのあたりだったんですか？

生坂　高校は福岡高校ですけども．生まれは古賀っていう，統廃合で大きくなって古賀市になっていますけど，当時は郡でしたね．糟屋郡古賀町というところだったんです．そういう，田舎生まれの田舎育ち．高校はちょっと都会に行ったという感じですかね．

綿貫　ご両親はどのようなお仕事をされていたんですか？

生坂　林業をやっていました．林業と言っても，一次産業というよりは，切った木材を集めてチップにする工場をやっていました．チップっていうのは紙の原料で，それを製紙工場に出荷するという仕事です．

綿貫　なるほど．

生坂　ですので私も，その跡を継ぐというところで，なんとなく農学部に行くような気持ちではいたんですね．

人生の岐路に「誤診」

仲田　医学部に行こうとされたのは，どういう経緯で……．

生坂　考えていたのは，農学部かあとは水産学部ですね．私熱帯魚が大好きで中学校のときは熱帯魚クラブを立ち上げて，部長もやっていたんですよ．予算の関係で金魚しか飼えなかったんですけど，なんとか熱帯魚を飼いたいということで小学校のときは胎生魚，グッピー，ソードテールなど，ああいうのを増やして，近くの熱帯魚屋さん，当時熱帯魚はブームで，私が小学校の頃はですね．街ごとに熱帯魚屋さんがあったんですね．そこの熱帯魚屋さんに増やしたいろんな胎生魚を売りに行ってたんです．それなりに商売になっていたので，熱帯魚もいいかなと．

なので中高のときは父の跡を継いで林業やるか，熱帯魚関係，水産関係の仕事もいいかなということで，どっちにしても農学部ですね．一応そういうふうな感じでいたんですけども，私，浪人時代に誤診されたんです．

なんとなく自分の人生を振り返ってみると，その都度，自分の人生の岐路に，誤診があるんですよね．この誤診っていうのが急性虫垂炎，よくある話ですよね．急にお腹痛くなって吐き気がして，地元の有名な消化器の町医者を受診したんです．心窩部痛だったので胃腸炎だろうということで，でも胃潰瘍かもしれないということで，胃透視されたんですよ．バリウムで異常がなかったので，やっぱり胃腸炎だろうということで帰されて，2日後にまた，今度は下腹部に移ったんですけども，救急病院に飛び込んだら，もう破裂寸前のアッペだったという．

そのとき思ったのが，誤診せずにちゃんと治療できるお医者さんって必要だというところで，浪人時代には医学部に行こうって言ってましたね．

アッペの手術をしたときもですね，これ，当時は別に普通だと思っていたんですけども，自分のアッペがどうなっているか知りたかったので，腰椎麻酔されて，その後手鏡くださいって言って，もらってね，全部見てました．それで，自分のはらわたがどんどん引っ張り出されてアッペを切るんですけど，なんにも感じないですよ．当然腰椎麻酔だからね．当時はみんなそうやってると思ったんですよ．あんまりやらないですか，こういうこと．

仲田　初めて聞きました（笑）．

生坂　その執刀医が院長だったんですけどよくそれを許したなあというね．昔はなんというか平和な時代だったんだろうなというふうに思うんですけども．

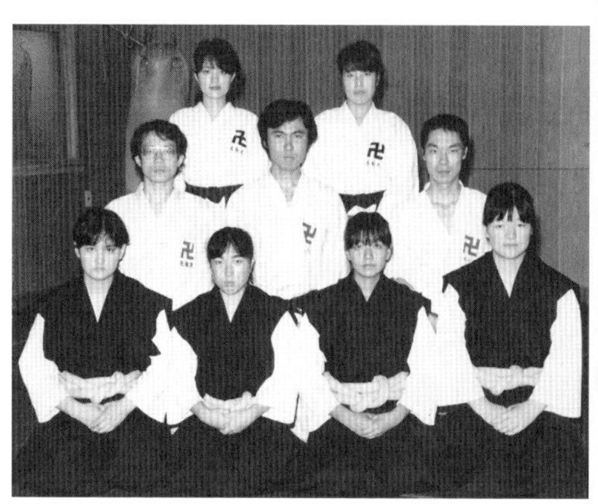
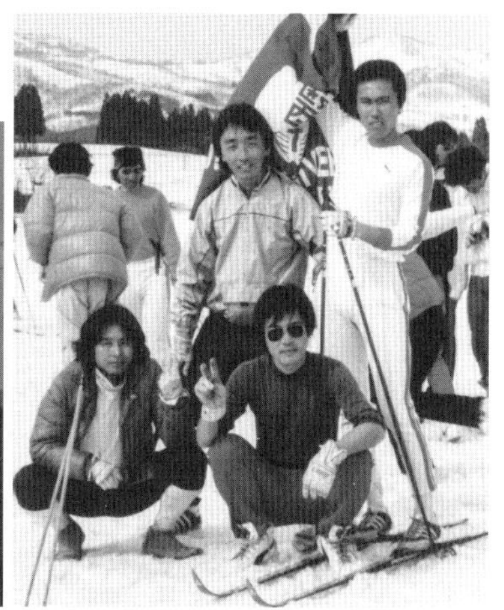

図１　鳥取大学少林寺拳法部（左）とクロスカントリー部門（右）の仲間と

一浪した後は鳥取大学を一期校にして，二期校は東京農工大と．ですからその誤診がなかったら，農工大に行っている可能性がありましたね．

仲田　医学部でも熱帯魚クラブですか？

生坂　あはは（笑），浪人時代に少林寺拳法を始めていましたので，医学部は少林寺拳法をやって，あとは，少林寺拳法は冬場は少しオフ気味になるので，スキー部に入って，冬はスキー部で夏は少林寺拳法，ですね（**図1**）．両方とも主将（スキー部クロスカントリー部門）をやっていたんです．

仲田　へえー．

綿貫　誤診がきっかけで医学部にというお話でしたが，学業の部分で印象に残っておられることはありますでしょうか？

生坂　大げさな患者だ，みたいな目で見られて，あげく誤診されて，いやもう本当悔しかったですよ．だから，見返してやりたいというそういう気持ちもあって，誤診されたことを契機に医学部を決意したんです．

だけど，医学部に行ったらそういうことはもう全部忘れてます．もう入学した嬉しさでね．それで，部活を２つやっていたということもあるんですけども，人生に悩みだしてですね，医学部の頃．その当時，原因不明の右下顎部痛に悩まされることになったんですよ．突然右の下顎が痛くなって，食べ始めた瞬間に右下顎に激痛が走って，もうそれで食べられなくなるんですよね．体重もどんどん減っていったし，口腔外科も行ったし，歯だと思ったので歯科医にも行ったし，内科にも行ったし，もういろんなところに行ったんですけど，結局原因不明で．ストレスだろうということで，なんか安定剤みたいなものを処方されたんですけども，あんまり効かないような，なんか効いたような，ちょっとわからない状況で，発作も，ずーっと出続けるんじゃなくて，自然に良くなったりもしてたんですよね．

そういうことがあって，実際，休学したんですよ．どこか放浪の旅に出ようということで行ったのが，いろんなとこに候補があったんですけど，最終的に行ったのが米国だったんです．それで，カリフォルニアに行ったら，日本人しかいないんですよね．というか自分もさびしいから日本人とたまるわけですよロサンゼルスで．そうすると米国に放浪する意味があんまりない感じがしたので，単位面積当たりの日本人が少ないところを米国のなかで調べたら，アラスカとアリゾナだったんですね．アラスカはちょっと寒いなと思って，暑かったんですけどアリゾナに行って，そこでグランドキャニオン大学に入学してですね，ちょっといろんな人生をやり直そうかなという．そこで宗教をメジャーにして，コンピューターサイエンスをマイナーにして．

そこに1年弱いたんですけども，そのときに痛みが再発してですね．それで，友達の父親が家庭医，family physicianだったのでそこを受診したら，30分くらい時間がかかりましたね，問診とフィジカルだけでですね．もうおわかりだと思うんですけど三叉神経痛っていう診断を受けて．フェニトイン出されて，もうめちゃくちゃ効いたんですよね．本当に嘘みたいに効いて．そのとき思ったのがですね，神経内科を受診していれば問題なかったと思うんだけども，わかんないんですよ，患者は．医学生で多少知識があったんですけども．やっぱりこれ，患者さんに診療科を選ばせるというのは酷だなと．これできないなという．であれば，ジェネラルに診られる医者というのが日本にもいたほうがいいんじゃないかと，そのとき感じましたよね．そこで，ジェネラルにやる医者の必要性というのを身をもって体験したんです．

卒業後は神経内科でスタート

それで大学に戻って，無事卒業できて，国家試験も通ってですね，そのときにジェネラルな領域は日本のどこかにはあったんでしょうけど，周りになかったんです．私1985年に卒業したんですけども．ただ，診察だけで病変，病巣がわかるというところに興味があって，神経内科に入局して良かったんですが，関連病院を出ると，ジェネラルに要求されるんですよね．一般内科的な肺炎であったり，前立腺肥大の対処であったり，いろんなことを要求されるんだけども，見よう見まねなんですよね．神経内科の上司はいるけども，ジェネラルは自分でやるっていう．

あとはその頃，家内と結婚が決まってですね，実家の診療所の跡を継ぐということにもなりましたので，家内の実家の診療所の手伝いに行ったわけです．そうしたら，神経内科疾患は来ないわけですよ．当たり前ですけど，不眠とか便秘とか．もう全然対処できなくて，家内の実家の診療所に手伝いに行くたびに落ち込んで，義理の父親に「いやいやみんなそんなもんだ」，「私もそうだった」と，外科医なんですけども．「まあ10年やれば慣れるよ」と言われて，いやこの苦痛を10年味わうのは生き地獄だなと思ってですね．ちゃんと体系的に習って神経内科の自信は本当についていたので，ジェネラルでもきちっと体系立った教育を受ければ，同じような自信がつくんじゃないかということで，ジェネラルなトレーニングをやろうと．で，全国見渡したんですけど，1989年くらいですかね．あの当時，伴 信太郎先生とかがいらしたところ．

仲田　川崎医科大学．

生坂　川崎医大の総合診療科を見つけたんですけど，教授が3人もいて必ずしもうまくいってないという噂を聞いてですね．でも伴先生がまた『医学界新聞』（医学書院）に米国の家庭医の話もされていたし，私も米国のfamily physicianの実力もわかっていたので，この際米国に行ってやろうということで，結婚したその次の年に米国留学したということがあります．それはあくまでもジェネラルにやりたいということ．特に診断などは考えていなかったし，実際に米国のfamily physicianって診断メインではないんですよ．というのはですね，日常的に訴訟を起こされるので，私も米国の3年間で3回訴訟を受けたんですけども，難しい患者の診断をしないわけですね．Common diseaseをきちっと診断して，できる範囲で治療するという．あとは行動変容ですよね．家族を中心に全部を診ながら患者の行動変容がメインのトレーニングなので，診断学というのはなかったんですね．ただ横断的にいろんなcommon diseaseをだいたい診断治療できるようになるので，振り返るとシステム1は鍛えられたというところはありますよね．

綿貫 振り返って教えていただきたいんですけど，原因不明の右下顎の痛みが出たのって，医学部何年生くらいの頃の話なんですか？

生坂 私が4年終わった時点で休学しましたから，たぶん3年生かそのへんです．2年間苦しんだんですよ．

綿貫 なるほど．

生坂 それで，米国で診断を受けて，治療薬のフェニトイン投与をいただいて，発作のたびにそれを飲むようになったので，10年間はそれで救われました．

綿貫 なるほど．局在解剖であるとか，ロジカルな診断がつけられるというところが神経内科の面白いところかなというふうに，私も思っています．それで，女子医大に行かれたのはなにか流れがあったんですか？

生坂 いえ．よくですね，結果的にそうだから否定はできないんですけど，嫁さん探しに行ったんじゃないかってね．

綿貫 ああ…….

生坂 家内が実際に女子医大の研修医だったので．ですけど実際にはですね，当時卒業生は母校の，どこかの医局に残るというのが一般的だったのですけども，いっぺんその東京というところに住んでみて，中央からいろんなものを見てみたいというですね．もう今みたいにネットがあるわけじゃないし，ちょっとそのへんなかなかご理解いただけないと思うんですが．仲田先生ご存じですかね？　米国…….

仲田　Far East Network（現在は American Forces Network：AFN）ですか？

生坂　Far East Network，はいはい！　やっぱり医学英語に興味があって，実は，米国の ECFMG（Educational Commission for Foreign Medical Graduates）という，今 USMLE*と言うんですけども，そのステップ1は学生時代に合格してたんですよ．それで，別に米国留学しようとかなんとかというんじゃなくて，医学英語には興味があったんです．仲田先生の足元にも及びませんけども．

仲田　いえいえ．

生坂　ちょっと興味があってですね．それで，その Far East Network が，鳥取県って入らないんですよ．

仲田　わかりますそれ．静岡もよく入らなかったもんですから．

生坂　そうですか，入らない．でね，長波中波はもう入らないので，短波ラジオを買ってですね．で，VOA ってたぶんね…….

綿貫　Voice of America ですね．

生坂　そうそう，VOA がときどき入っていたので．短波ラジオで本当に調子が良いと聞こえるんですよ．それで，「あ，今日入った」って言って，『スリラー』みたいなのを聞くのが楽しみで．太平洋側に行くと聞こえるんですよ．やっぱり東京に行くとこれがもう AM という話でね．やっぱり東京に出てみたいというのはありましたねえ，当時は．

仲田　中波の 810 MHz でしたよね．

生坂　そうです，そうです．

仲田　「This is Far East Network, 810 on your dials, Tokyo」って言ってま

---

*米国医師資格試験（United States Medical Licensing Examination：USMLE）

したよね（笑）．

生坂　それそれ．先生同じ世代ですもんね．

綿貫　そうなんですねえ．

生坂　しかも当時，やっぱりジェネラルに興味があったので，例えば母校に残るとジェネラルなローテーションはできなかったんですよ．そのときの内科でジェネラルにローテーションできる大学病院が横浜市立大学と女子医大だけだったんです，全国的に研修医を取ってるところが．で，横市も良かったんですけども，どうせだったら東京というところで，女子医大を選んだということで，決して女医さんが多いからじゃないです．

綿貫　先生の『医学界新聞』の「研修医時代の思い出」[1)]というのを拝見しましたが，手技の奪い合いで膀胱洗浄すら取り合いで，「自分から忙しい救急の当直を選んで，体力的にはかなりきつかったし，症例を取りにいかないといけなかったけれども，でも今となって振り返ってみるともう一回同じ研修を選ぶ」と先生が書かれてたのを，すごく覚えています．

生坂　はい．もう本当に良かったですよね．屋根瓦がきっちりできていて．当時はとにかく全国から野心をもった研修医が集まっていましたので，皆さん熱心でしたよね．例えば1人が『ワシントンマニュアル』（メディカル・サイエンス・インターナショナル）の訳本を買うんですよ．そうすると誰かがその原著を買うんです．それをポケットに入れていると，それを見たやつが今度は米国に行かないと手に入らないような，背面がスパイラルになってるやつを持ってくるんですよ．それを持ってると皆，「じゃあ俺も」みたいな，そんな世界でした．皆が日々切磋琢磨して，全然家に帰らなかったですよね．2年間は本当に楽しくて，病院に寝泊まりしている感じでした．

綿貫　なるほど．

仲田　内科ジェネラルに研修するというのはそんなに少なかったんですか，その頃は？

生坂　多くの内科研修がナンバー内科で，例えば第一内科に入ると，循環器と代謝となんか3つはやって，あと＋αは選択するみたいな感じで，女子医大の場合はすべての臓器を３カ月ずつローテートできていましたので．そのへんの仕組みは，僕が調べた範囲では女子医大と横市しかなかったですね．
仲田　ふーん，なるほど．

人生を変える患者さんとの出会い

綿貫　次に神経内科領域を専攻されていた数年間のお話をお聞きしたかったのですけど．神経内科の，やっぱり診断学的な面白みというか，ロジックに説明ができるものもあるし，レアなものに出会う確率みたいなのも確かにあるし，一般診療ではわからないようなものの診断がつくみたいなところの面白さなど，いろいろあると思うんですけど，なにか思い出に残っておられることとか印象などを語っていただくことはできますか？
生坂　臓器専門研修だけだとジェネラルに通用しない，というお話は今させていただいたと思うのですが，神経内科では大きなことがあったんですよ．当時はジェネラルな専門性という概念がない時代でしたので，そのために臨床留学する，というのは到底理解してもらえません．そのため教授に苦し紛れの言い訳をしたんです．米国のアイオワ大学というのは神経生理でもうトップなんですよ．Jun Kimura（木村淳）先生という，筋電図であるとか神経生理学の権威がいて，教授にはそこに行って脳波を勉強するというふうに言ってきたんですよね．なので実際に，アイオワ大学の脳波の教室には出入りしていたんですけど，参加したのはほぼバーベキューパーティーだけです．３年間 family medicine にどっぷり浸かってたので．
仲田　ふうん．
生坂　当時，臨床留学を医局に所属したままで，しかも全然畑違いのところに行くというのはもちろん許されてなかったし．なのでそこはちょっと阿吽の呼吸でやってもらったんですよね．医局長なんかは知ってましたけど，教授はたぶん知らなかったです．ただお世話になったので，医局に帰ってきてすぐに，もう言われるがままお礼奉公しました．

それで出向先で，自分の人生を変える患者さんに出会ったんですね．これがALS*と診断された患者さんなんです．当時女子医大の神経内科に，ALSの世界的権威がいらっしゃって，私も研修医時代にたいへんお世話になったんですけども，その先生がALSと診断して，もう末期なので，私が出向していた関連病院に転院してきて，そこで看取ってくれと．そのときに必ず，本人と家族に剖検の承諾書を取ってくれと，剖検目的での転院，お看取りを私が任されたわけですね．

私はその患者さんの主治医になったんですけど，本当に寝たきりで飲み込めないので経鼻チューブをされてて，誤嚥性肺炎を何度も繰り返しているので肺の状態も悪くて，酸素も吸っててまったく四肢が動かないようなそんな患者さんでした．これ長くないだろうなという感じで．ただその患者さんを見たときに，舌の萎縮といわゆる線維束性攣縮がなかったんです．実はね，舌の線維束性攣縮って難しいんですよね．健常人でもあると思えばそう見えるし，ないと言えばないのかなという結構難しいところで，私もまだ神経内科医として駆け出しだったんで．ただ，そのへんちょっと違和感を感じて調べたんですけど，舌の萎縮がはっきりしないようなALSってやっぱりあるんですよね．なので，権威が診断してるし問題ないだろうなということで，自分を納得させたというか，若干の違和感はどこかにあったのですけど．

それで，その患者の軸位断のMRIをたまたま見たんです．ALSっていうのはMRIの異常はないんでね，問題ないはずなんですけど．ただ，位置決めの写真，スカウトが左上にありますよね．その位置決めの写真の小脳の位置が，なんか違う感じがしたんです．

同僚に「これなんか少しこう，ちょっと落ち込んでんじゃないの？」というふうに聞いたんですけど，同僚は「うーん，そうかも」と言って「放射線科に聞いてみなよ」と言われたので持って行ったらですね．その位置決めの写真だけではちょっとなんとも言えないと言われました．当然ですよね．「まあ必要だったら撮るよ」というふうに言われて，その病院で新たにsagittal

*筋萎縮性側索硬化症（amyotrophic lateral sclerosis：ALS）

撮ってもらったんですね．そうしたらやっぱり落ち込んでると．「ただ，これがどれだけ病的意義があるかどうかわからない」というふうに言われて．

そこで舌の萎縮がはっきりしないというところとなんかリンクしてですね．ただこれ女子医大の神経内科に持って行くわけにいかなかったんですよ．だって権威が診断してるわけだから，悩んだ末に女子医大の整形外科に行って教授に見てもらったんです．そしたら，「確かにちょっと落ち込んでる」と．ただ，手術してもたぶんもう，数年間こういう状態で寝たきりで，元に戻るとは思えないと言われたんですけど，患者さんに話したら，一か八か，やってみるということで，整形外科で，神経内科には黙ってですね，こっそり．本当これ，ばれたら首飛ばされるんじゃないかというふうに思ったので，それでオペをやったら，なんとですね，1 週間後見舞いに行ったら，もう起き上がってバナナ食べてるんですよね．看取りで受け持った患者さんが回復して，その後普通に歩けるようになって，その後 20 年間ですね，私の埼玉の外来に通ってくださいました．これキアリ奇形1型という病気なんです．先天的なものが有名ですけど後天性もあります．そんな病気があるなんて知る由もなかったわけですけど，そのときに思ったのが，世界的権威でも間違えると．

実は，私も神経内科に行って，研修医のときに脳膿瘍を脳腫瘍と誤診されて治療しているうちに，どんどん悪くなって脳ヘルニア寸前までいっちゃいましたし，くも膜下出血（SAH）の見逃しもしたし，もう誤診だらけだったんですよ．でも，それは自分が未熟だからで，自分の三叉神経痛が誤診されたのも，自分が正しい診療科を受診できてなかったということでですね．あらゆる領域に精通すれば，最終的には誤診をしない医者になれるということを信じて，そこまでやってきてたんですよ．だから診断学というのはそんなに意識してなくて，結局は未熟な人が誤診すると．

その世界の権威が，その領域の疾患を間違えるという残酷な現実をそのとき突きつけられたんですね．そうすると，いくらこれ頑張ってもやっぱり誤診からは逃れられないんじゃないかという，そこで現実を知ったわけですよ．これはやっぱりその診断学という領域でなにかひと工夫しないと，たぶん普通に経験を積むだけでは誤診を避けることはできないんじゃないかということを，その患者さんを通して知ったわけですね．

仲田　先生，キアリ奇形１型のその手術，どういう手術をやるんですか？

生坂　キアリ奇形1型はですね，後頭骨を部分切除して環椎椎弓を外します．それで減圧するんですね．そうすると，小脳下部にスペースが生まれ，脊柱管内に落ち込んで小脳が上に引き上げられるんですよね．

仲田　ああー．

生坂　これはある神経内科のジャーナルにレポート[2)]して，世界で３例目だったんですよ．

仲田　へえー．

生坂　当時は論文を出すと今と違って，いろんなところからリプリントの要求がくるんですね．その請求の数が半端なかったですよ，ALS mimicker というところで．だから，世界で３例目だったけども，報告しがいがあったというか．不治の病だと思われてたのが実はキアリ奇形だったという報告がその後も相次いでですね．

仲田　ああー．

生坂　報告した価値が本当にあったなと思うんですが，それとは別に，自分自身は，今のままじゃダメだというのは思いましたね．人の誤診を見つけて喜んでる場合じゃなくて，自分自身もいっぱいその時期に誤診してるんですよ．

例えば，若い 30 代の男性の側腹部背部痛で，エコーやったらでっかい嚢胞があったんです．腎嚢胞では痛みが来ないとわかってるんですけど，痛いところに大きな嚢胞があったので腎臓内科に紹介したんですよ．そうしたら実は仮性膵嚢胞だったんですね．その人，飲酒は否定したんですよ．たまに飲む程度だと．ところが病歴のなかで，あまりにも痛かったんで酒で紛らわせたと言ってるんです．それ聞いてちゃんとわかっていれば，飲酒してないというのは嘘だって見抜けたはずなんだけど，やっぱり当時は病歴の感度が悪くてですね．膵臓をまったく考えなかったんです．

キアリの誤診を見つけても，自分も誤診してるわけですよね．消化器をもっと極めれば誤診しなくてすむんじゃないかという一縷の期待があったんですが，権威なれども誤診を回避できないというのを，そこで思い知ったということで，診断学をなんとか，誤診しない方略を見つけたいなというふうに思ったということですね．

米国で訴訟を 3 回受ける

仲田　ちょっとたいへん聞きづらいことなんですけれども，先生米国にいらっしゃる間に 3 回訴訟を受けたとおっしゃられましたけど，どんな内容だったんでしょうか？

生坂　これね，全然誤診絡みじゃないんです．私ずっと誤診し続けてきてるんですけども，米国の 3 年間は誤診がなかったです．というのはさっき言いましたようにfamily physicianというのは，診断は求められてなかったので，米国で訴訟になった例はですね，1 人は診察中にヘッドレストが落ちたんですよ．それで，がくんと首が後屈して，それでむち打ち症になったというふうに訴えられました．それってでもねがっちりとした黒人で，首なんてもう本当，私の太ももくらい太くてですね，ほとんど動かなかったはずなんですけども，やっぱりそういうのは訴訟になるんですよね．大学側も，弁護費用が非常に高いんで，すぐに負けを認めて，2,000 ドルくらい払ってました．もうそれ，ほぼ自動的ですよね．

もう 1 つはストリーキングと言って，裸で走るやつ．そういう患者さんを措置入院させたんです．そうしたら,「私は精神疾患じゃない」と．それで，裁判を起こして，院内で裁判が開かれて，私と指導医が証人に立ってですね，向こうは弁護士つけるんですよ．それで，初回だし，これで統合失調症というのはおかしいということで，精神科医もいたんですけど，もうそこも敗訴して釈放したのですけど，釈放したその足でまた裸で走って捕まっていたというね(笑)．そういうことで訴えられるんですよね．そのときは罰金払うというか単に釈放，措置入院を解除して，すぐに退院させなさいというそれだけで済んだんですが．

もう1つはナーシングホームですね．老人ホームで，レジデントだから何人か受け持っているんですけど，そのなかの1人，30代の患者さんはハンチントン病でけいれん発作を起こしたんです，GTCS*を．当時私たちの常識では，初回発作でもGTCSは一回CT撮ったほうが良いということで，すぐCTオーダーしたんですよ．けれどCTでは所見がなかったんですね．そうしたら家族が，「いやいやそれ，意味なかったでしょう」って．「先生が金を払ってくれ」ということで，家族が払わないという訴訟ですね．もう自分で払うしかないかなと思ったんですけど，大学が面倒見てくれたんです．もう本当訴訟，すぐね，弁護士から手紙が来て，カルテがまず差し押さえされるんですよ．向こうは本当に厳しい．その3つです．

仲田　ありがとうございました．

綿貫　米国ではいきなりfamily medicineから入ってるんですか，それともレジデンシーのローテーションみたいなものはされているんですか？

生坂　いや，米国のNRMP（The National Residency Matching Program）というマッチングシステムで，USMLEのステップ1，2を合格した後に向こうでメディカルインタビューをして．だから米国の卒業生と同じですよね．4年の医学部を卒業した後にfamily medicineの3年間のコースに入る，そんな感じです．

綿貫　なるほど，わかりました．ありがとうございます．あともう1つ，ジョン・イーリー（John Ely）先生とはここで出会われてますよね？

生坂　2017年にニューオーリンズのSIDM（Society to Improve Diagnosis in Medicine）にもいらしてましたね．

綿貫　生坂先生が確か，アイオワ時代に診断に関して関心をもってくれたファカルティは全然いなかったんだけど，例外的にイーリー先生にだけは

---

*全般性強直間代発作（generalized tonic-clonic seizures：GTCS）

ちょっとこういう話をしていた，みたいなことを言っていたのを覚えているんですけど，どのような思い出がありますか？

生坂　はい，このジョン・イーリーという先生は私のアイオワ時代（**図 2**）にお世話になったファカルティの 1 人なんですよ．本当に優秀でした．皮膚科のレクチャーなんてもう本当に素晴らしくてですね．当時彼はたぶんいろんな診断には興味があったと思うんですが，いわゆる診断ということが今お話したように family medicine ではそういう学問がなかったので，ジョン・イーリー先生が診断に興味があるというのはまったくわからなかったですね．なので 2017 年の SIDM に行って，彼がそこにいたのを見て，すごい驚いたんですよ．それで，「いや私は診断学に興味があった」と．「だけど family medicine は診断学というものに取り組んでこなかったから，私は常にマイノリティであった」と．

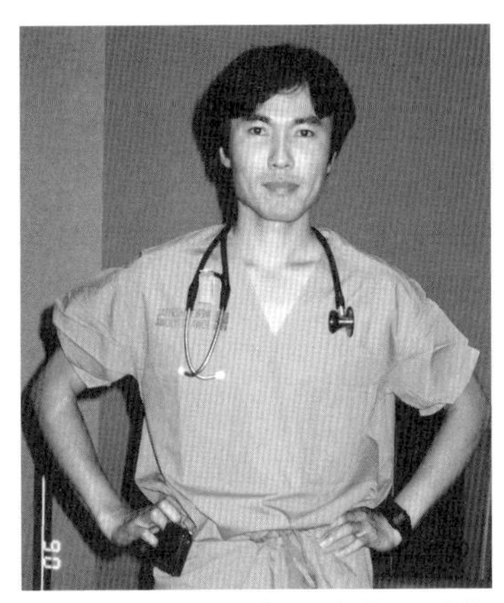

図 2　アイオワ大学レジデント時代

綿貫　ああ…….

生坂　確かに診断学じみたことは彼のレクチャーの端々に出てたけど，彼が診断学に興味があったというのは知らなかったです．診断学ってなかったので．

綿貫　ジェネラルに診るということを目的としての family medicine に行かれて，この時期は，あまり診断学を掘り下げる意図で行かれてはいないという理解でいいですか？

生坂　診断学はゼロです．ここは私も，その前に誤診もされたし，してもいたんだけども，全部，私が未熟だったから誤診したし，私がちゃんと医者を選べなかったから誤診されたと思っていました．

だから，ジェネラルに鍛えれば全部診断できるようになるし，実際米国の

family physicianは日本で診断できなかった三叉神経痛を30分で問診とフィジカルだけで診断したし，ジェネラルに極めれば診断できると思ったんです，なんでも．本当にナイーブでしたよね，今から思えばね．

綿貫 なるほど．

生坂 これは綿貫先生もご存じだと思いますけど，2018年にACT[3]という誤診撲滅運動をSIDMが興しました．

AAFP*もようやくACTに賛同するということは表明しました[4]よね．なのでやっぱり，family physicianでも誤診と無縁ではいられないというところはここ10年，少し気づかれてきているのではないかと思いますので，今後ひょっとしたらfamily medicineのトレーニングのなかにも診断学が入ってくる可能性はあると思うのですが，なにせ訴訟社会なので，領域をまたげないんですよね．結局，門外漢が誤診したとするとペナルティが大きくなるようなところもあり，なんで紹介しなかったんだみたいな話になるので．ちょっとそのへんが，訴訟社会でどの程度前に進めるかは，未知数ではありますけども．

披露宴前の三叉神経痛手術も1週間で退院

綿貫 米国に行かれて神経内科に戻られて，ALSと言われていた患者さんとの劇的な出会いがあって，これはというふうな思いを新たにされたというところで，この後，聖マリアンナ医科大学病院の総合診療内科に行かれておられますよね？

生坂 そうですそうです．あと，その前に1つだけよろしいですか？

綿貫 どうぞどうぞ．

生坂 これもさっきの三叉神経痛の話なんですけども．あれがですね，フェニトインでずっとなんとかなっていたんですけども，女子医大で米国に行く直前に，家内と付き合いだして披露宴が決まった頃にものすごく悪くなった

*米国家庭医アカデミー（American Academy of Family Physicians：AAFP）

んですよ．発作がフェニトインで抑えられなくなったんですね．それで，若年者の三叉神経痛は特発性じゃなくて二次性が多いという新しい論文をその頃に見つけてですね．私も神経内科にいたので，同僚は多発性硬化症を疑ってですね．CT 撮ったんです．次は入院させられて，ルンバール（腰椎穿刺）という世界になったんですけども，その CT を見たときにまた違和感を感じたんですよ．橋（pons）がですね，私右が痛かったんですけど，ちょっとこう左に寄ってる感じがして．放射線科に行ってこれちょっとおかしいんじゃないかと MRI 撮ってもらったら，腫瘍があったんです，脳幹に．それが三叉神経痛の原因だったんですよ．

仲田　へえー．

生坂　その family physician も原因まではわからなかったわけですよね．それは仕方ないです，当時わかってなかったことが，後になってわかるという，振り返ってみると誤診なんですけども，それが良性腫瘍だったから良かったんですが．撮って事なきを得ました．誤診は普遍的に起こってるなということは，そのときに多少感じたことではあります．でもその時点でも，じゃあ診断学のほうに行くかということではなくて，学問が追いついていなかった．それで納得したんですが，やっぱり，ALS を権威が誤診したという，そこが診断学への，私の人生の分岐点になっているかなと思います．ですから，今のお話は後になってわかる誤診もいっぱいあるということを言いたかったんです．

綿貫　僕とかだと，三叉神経痛を見たら，要は二次性から考えなさい，脳腫瘍なども鑑別に入れなさいみたいなことが日本の診断学の教科書に普通に書いてある時代に生まれているので，先生方に積み上げてきていただいたものを使わせてもらっているんだなというふうにすごく思います．それにしても生坂先生，本当に幸運でしたね．

生坂　いや本当．しかもね，その手術を受けるにあたって，私女子医大にいたので，手術を受けるんだったら当然女子医大の脳外科じゃないですか．相談に行ったら，全開頭って言われたんですよ．当然頭を全部剃ると．実は 3

カ月後に披露宴を控えていて「いやあ，かつらで出るのはちょっと」,「でもしょうがないよ」と．さらにかつらどころか顔面神経麻痺と聴覚障害は場合によっては両方，少なくとも一方は残る可能性があると言われて．確かに見るとちょうど，CP angle（小脳橋角部）の腫瘍で，そこの手術の後遺症はそれが多いんですよ．

そこでやっぱり後遺症が嫌だったので，医者を探しました．インターネットもなにもない時代だったので，図書館に行って Index Medicus を見て，この CP angle の腫瘍の治療について，ばーっと世界中のを見て，それで，誰が一番うまいかを調べました．もう僕米国に行こうと思ってましたから，もし手術のうまい人がいたら．それで探したら，なんと Fukushima という医者が CP angle の権威だっていう．しかも日本人なんですよ．3,000 例やって合併症なしというね．福島先生，お名前は福島孝徳と言うんですけど，頼もうと思ったら，たまたま都内の三井記念病院の脳外科の部長をしてたんです．もう女子医大の目と鼻の先です．それでそこに行ったら,「ああこんなの虫垂炎と同じレベルでやれますよ」って言われてね．

仲田　へえー．

生坂　1 週間で退院できると言われて，もう行くしかないですよね．女子医大には，本当に怒られました．外で手術を受けるなんて，お前もう院内でのキャリアないと思えと助教授にも言われましたけど，やっぱり披露宴ね．顔面神経麻痺と聴力障害を残したくなかったので，福島先生に頼んだら本当に 1 週間で退院できて，もうまったく合併症なしで．しかも鍵穴，ジャネッタ手術でやるんですよ，今でもここにオペの傷がありますけど，剃毛はここ 2，3 cm だけ．

仲田　へえー．

生坂　披露宴中止なら招待状のキャンセルを出さなきゃいけないような話だったんですけど，普通に披露宴をできましたので，それはラッキーでしたよね．だからそういう運もあるというか．でもね，やっぱり調べなきゃいけないと思いましたね．あのとき流れで手術を受けてたら今の自分はないだろうなという．少なくとも結婚相手は変わってる可能性があるというですね．

仲田　神経内科を辞めてGP（総合診療科）のほうに移られたのは，そのあたりがきっかけですか？　日本に帰ってから．

生坂　本当に，手術が終わって医局に挨拶に行ったときは幽霊を見るようなね．CP angleの腫瘍の術直後ですから．お前なんで立ってるんだよみたいな感じで見られましたけど，その後受け入れてもらえました．

仲田　そうですか．

聖マリアンナ医大で総合診療内科を立ち上げる

生坂　1990年代の中盤のマリアンナというのは，各内科がナンバー内科から臓器別に編成が行われつつあった時代なんですね．臓器別に分かれていく受け皿として，総合内科みたいなものを立ち上げたいというような大学がその当時たくさんあったんです．文部省も大学に，総合診療あるいは総合内科をつくるというような声明も出していましたので．私がたまたまアイオワに行っていた時代に放射線の先生と毎週ゴルフに行ってたんですよ．アイオワ大学は敷地内にゴルフ場があって，18ホールのきれいなコースなんですが，その放射線科の先生が全員マリアンナで，マリアンナの放射線科の教授がマリアンナの病院長だったという関係で，「生坂っていうのがいるだろう」ということで，私に打診があったんです．

マリアンナの総合診療内科をつくるので手伝ってくれということで，女子医大にも義理はあったけど一応関連病院出張も終わってたし，まあ移ってもいいかと．

Family medicineの研修は素晴らしかったんです．本来は自分が開業するために行ったわけなんですけども，自分のものだけにしておくのはもったいないなと．ちゃんとした仕組みがあってですね，common diseaseをきちっと教えるというこの仕組みの素晴らしさを共有したかったということがあって，総合診療内科立ち上げには前向きだったんですね．

そういう声もかかったし，診断学をやるんだったらジェネラルのほうがなにかヒントがあるだろうということもあって，マリアンナの話を密かに受けました．それで，しばらく兼業してたんですね．基本的には女子医大にいたけども，マリアンナに週に何回か行くみたいなそういう生活を1年間送ってました．それで97年に正式に異動しました．

仲田　聖マリアンナには何年いらっしゃったんですか？

生坂　マリアンナには1997年～2002年までですね．だから5年ですね．

仲田　そこで今の先生のスタイル，皆で症例検討会をやって，診断に至るその道筋を皆で共有する，それを始められたということでしょうか？

生坂　はい，そのとおりです．まず行ったときに，やってほしいことを3つ言われたんです．初診外来，これは，臓器別の先生たちが持ち回りでやってて，厄介者扱いされていたんです．だから初診外来を担当してほしいと．その他にできれば一般病棟と，一次二次救急と言われたんですが，初期メンバーは3，4人しかいなかったので，しかも外来だけで7，8ブースあったので，これはもう外来しかないだろうということで，初診外来から始めました．

臓器別の先生方の支援も受けながら，始めたんですけども，なにせ人を増やさないとその後の病棟とか救急への展開はないと思ったので，どうやって人を増やそうかと．僕らのときは初診外来といったら，完全に振り分けというか，例えば頭痛が来たら，CTを予約して，次は神経内科に行ってねってそれだけなんですよね．腹痛が来ると，エコー，あるいは上部消化管内視鏡を予約して，次は消化器内科という，そういうことをやるだけなんで，まったく面白くないんですよ．初診外来日は持ち回りで担当する臓器別の先生が，本当に憂鬱になると後から聞きました．それを見て学生・研修医が総合診療内科に入りたいというのはありえませんよね．

ただもし初診で診断がつけば，それなりに魅力が伝わるんじゃないかと，総合診療科のローテーションって研修医とか学生がね，半日しかいないんですよ．翌日はもう別のところに行っちゃうので，いるときに診断しなきゃいけないんです．検査は午後，翌日になってしまいますから，なので，もう病歴と身体診察でその場で診断して，「どう学生さん，研修医の先生．面白いでしょ」ということを伝えるしかなかったんです．

ということで，私は別に病歴が好き，身体診察が好きというわけじゃなかったんですが，病歴と身体診察で勝負するしかない，身体所見は軽症例が多く異常がはっきりしないんで，やっぱり病歴しかないと．そのうちにですね，病歴だけでかなり診断できるようになって，外来に見学に来てた学生さんとか研修医とか，結構評判が良くて．半年くらい経った後は私の外来の後ろにギャラリーができて，それが結構すごかったですよ．

仲田　へえー．

生坂　次の年からは研修医が毎年数人入るようになって，病棟や一次二次救急もカバーできるようになりました．これが外来診断学の始まりなんですが，研修医だけではなく，教室員のメンタリティも変わりましたね．開設当初は外来コマ数が他の人より多い，不公平だというクレームが入っていたのですが，1年経つと今度は誰々さんより外来コマ数が少ない，不公平だ，というクレームに変わりました．診断がつく外来が楽しくなったんですね．あとは，開業してる先生が週に1回勉強に来たいということで，当時は無給でそこに登録して，外来をやってもらったりしたので，そのうち臓器別の先生方のヘルプもいらなくなって，登録医も含めて総合診療内科だけで，自前でやれるようになったということですね．その外来で，同時に始めたのが今，仲田先生がおっしゃった，毎日のカンファレンスです．

なにをやったかと言うと，最初は副鼻腔炎や足白癬症などの common disease の勉強でしたが，一通り出揃うと次第に誤診したケースをそこで共有するようになりました．自分の誤診例も当然ありますけども，リアルタイムで僕が指導もしてたんですが，自分が外来に出てる日はさすがにプリセプティングできないので，あとで自分がチェックして，「あ，これ間違ってるよね」と言う．それで，患者さんを呼び戻したりするわけなんですけども，そういうケースをカンファレンスで共有するということです．これは毎日やるようにしました．これも評判が良くて，参加するために登録医になって，その見返りとして，外来を手伝ってくれるということで．そんな形で外来のマンパワーは増えましたね.

最初はやっぱり皆，誤診はなかなか共有してくれなかったんですけども，皆が共有するようになると，誤診を抵抗なく出してくれましたね．あるときは，女医さんが伝染性単核球症という診断だったんですけども，帰宅させたらその後，自宅で劇症肝炎で亡くなった状態で発見されたんですね．それを淡々と言うんで，いやいや，確かにレアケースで先生は悪くないけどもうちょっと悲しそうな顔しろよと，むしろたしなめるくらいですね，誤診例を普通に出してくれるようになりましたね.

それで，なにが良かったかというと，5年間それを続けて，1997年の初診患者500名の診断名との比較で，その5年後の500人の患者さんでは診断名が50%増えました．診てる患者さんは同じはずですから，50%は誤診していたということなんですよね．それが予後に影響するか，治療を変更しなきゃいけない誤診だったかどうかは調べてないんですけども．その1つに膿瘍という病気がありまして，これは先天的なやつなんですけども，あるときに尿膜管遺残の膿瘍を見つけて，その後オペして良くなった，そういうケースを皆で共有したら，その後1年間で尿膜管遺残が5例見つかったんですよ.

仲田　へえー.

生坂　尿膜管膿瘍は膵炎と同じ頻度であるので気をつけなきゃいけないみたいなことを結語に書いて学会発表したんですが[5)]，その後尿膜管遺残，尿膜管膿瘍は全然見ていないです．つまり，先天的な異常というのは，その地域で掘り起こされるともう見なくなるんですよ．へそに膿がちょっと出るという症状で繰り返し受診してたんですが，それを全部誤診してたんですね．それで，あるレベルに到達した集団のそれを見ると，全部1年以内に発掘してしまって，その後見られなくなるというですね.

仲田　ああー.

生坂　そういうことが起こるんですよね．同じことが家族性地中海熱でもありました．その地域で1回わかるとぶわあーっと出るんですよね．うちももう7，8例見たんですけれどその後はチラホラとしか見なくなったというようなですね．ここで言っておきたいのは，当時そこにシステム1もシステム2もないんです．VINDICATE-Pのようなストラテジーがなくて単に誤診を共有しただけで，その3～4年で50％診断能力が上がったということなんですね．

仲田　以前私が先生とお話させていただいたとき，この症例検討会をそれまでにだいたい1,000例積み上げてきたとおっしゃってたんですよ．

生坂　はい．

仲田　今だいたいどのくらいになってるんですか？

生坂　その後数えてないですね（笑）．千葉大に来てからは検討会は週に1，2回に減ってます．当時は月曜から金曜まで毎日やってましたので，そういう意味ではペースは落ちてると思うんですけども，相当の数になってると思います．症例検討会の数だけ誤診を共有できるので，誤診例の積み重ねで，伸びると思ってますね．

あとで方略の話をしますけど，診断方略だけでは診断できないんですよ，当たり前ですけど．症例というのはケースごとの特異性が高くて，ある領域で高い診断力を誇った医者でも，別の領域に行くとゼロなんですよね．だからいろんな診断方略を知ってても，各論を知らなきゃ意味がないというわけで，基本的には誤診の共有しかないというのが，この20年間やった結論ですね．

誤診の共有が書籍と映像に

仲田　今の先生のsemantic qualifier（SQ）ですけども，私先生の本を読んで初めて知ったのですけど，これはアイオワ大学では常識的な言葉なんですか？

生坂　いやいやいや，一切ないです．ジョージ・ボダージュ（Georges Bordage）先生との出会い後の話なんですね．だからマリアンナのときはなんのストラテジーもなしで，誤診を共有したと．実際の誤診，見逃し症例の本〔『見逃し症例から学ぶ日常診療のピットフォール』（医学書院）〕を出したんです.

仲田 ええ.私も持っています.

生坂 ありがとうございます.この本すごく売れたんですよ.当時,誤診について語るのはタブー視されていたので,この見逃したケースを出したら,マリアンナ医大が風評被害を受けるんじゃないかということでストップがかかったんです,上層部から.でも実際には誤診で亡くなった人がいたわけでもないし,全部,なんとか危機回避できているので,ということで押し切ったんですよね.ですからこれを出したのが,実はマリアンナを辞めてからなんです.2003年に辞めてますけど.なかにいたら出せなかったかもしれません.すごく売れたんですよね.Amazonの全書籍で2位になったことがあるんですよ,確か『バカの壁』に次いで(笑).

仲田 へえー.

生坂 全国紙の一面に取り上げられたので,一般の人も間違って買ったくらい.医者だけじゃ2位にはならないんで.

仲田 ふうん.

生坂 それで,見逃し例のカンファが割と評判になって.CareNetという会社にかん(姜琪鎬)さんという人が当時いらして.CareNetって,日本の学会の講演の焼き直しだったり,米国の学会を紹介したりということで,会員数が伸び悩んでいたんですね.そこで,かんさんがマリアンナの評判を聞きつけて,カンファレンスを見て,これをCareNetで流したいというふうに言われてですね.じゃあいいですよということで,司会者1人で,研修医を3,4人並べて,そこで症例に関する問答をやるわけですよ.こう思った,それ違うよねみたいなですね.カンファでやってたそのスタイル,誤診の共有をCareNetで流したところ,これが評判になって,会員数が急増したらしいんですね.

仲田 ああー.

生坂 今当たり前にやってますけど,このマリアンナのカンファレンスが最初なんです.

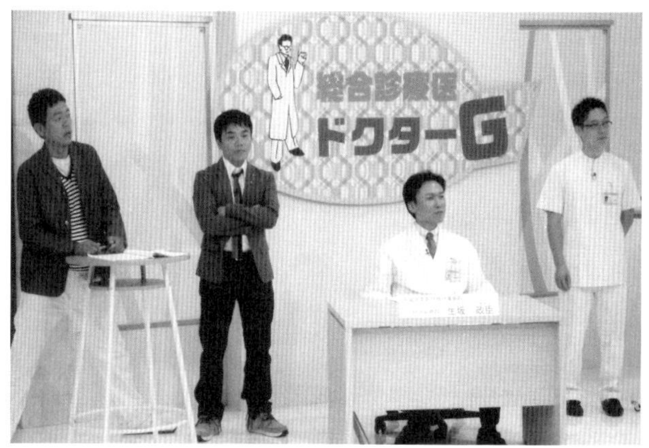

図3 『総合診療医ドクターG』パイロット版収録の一コマ

仲田　あの，前その CareNet のかんさんにお聞きしたことがあったんですけども．

生坂　そうですか．

仲田　ええ，以前は，各大学の教授に CareNet のレクチャーをお願いしていたんですって．ところがものすごくつまらなくてですね．まったく会員数が伸びなかったと言ってましたね．

生坂　それそれ．

仲田　そうですよね．それで先生のような人を発掘するようになったんだと思いますよ．

生坂　ありがとうございます．実はこのカンファレンスの形式が，後の NHK の『総合診療医ドクター G』につながってるんですよね（**図3**）．『ドクター G』の企画を引き受けたのは，プライマリ・ケア関連 3 学会の統一で消えゆく運命にあった「総合診療」の名称を残すためだったのですけど，CareNet のときは，とにかく誤診を皆で共有する重要性，これをなんとか伝えたかったということですね．

綿貫　1997 年〜2002 年までの聖マリアンナ医科大学時代の取り組みというか，そのようなところを生坂先生にご紹介いただいてというところで，一度，生坂医院副院長という形で肩書きが変わられておられるんですが，直接千葉大学に行かれたわけではないのでしょうか？ それとも兼務という形だったんでしょうか？

生坂 いえ，完全に大学を辞めました．

綿貫 副院長ということは実際にプライマリの現場に，奥様のお父様，外科医のお父様がされていた診療所を，お父様と一緒にされるという感じですか？

生坂 私婿養子で，早く継いでくれというプレッシャーが．米国から帰ったらすぐ継ぐ予定だったんですよ．それが延ばし延ばしで来て．2002年マリアンナを辞めたときは，もう帰ってこいというリクエストが家族からあったので，フルタイムの開業医になりました．

病院務め時代からやりたかったのが診療所での研修医の指導だったので，マリアンナで私の指導を受けたくて入って来た教室員のうちの２名を診療所に呼んで，給料を出さずに，本当に申し訳ないことをしたなと思うのですけど，ほとんど住み込みみたいな形で教育をしていました．

生坂医院での診療とやりたいことへのハードル

綿貫 米国でのその family medicine と，日本での診療所での医療というところで，やりたいこと自体に特にハードルみたいなものなどはなかったのでしょうか？

生坂 いや，まったく違いますよね．米国の family medicine というのは行動変容をいかにやるかです．例えば，糖尿病と診断された患者さんの食事とか運動とか，結局そういうところがうまくやれなければ，インスリンや薬だけではどうしようもないわけです．その行動変容を，いかに上手にやるか，患者さんの意欲をいかに引き出すかですね．いろんなステージがあって，そのタイミングでタイムリーなアドバイスを行わないと，なかなか行動変容につながらない．禁煙もそうなんですけど．実は米国から帰ってきて，それを女子医大でもやっていたんです．神経内科の外来で例えば，しびれで来てても，煙草どうですかと尋ねて禁煙指導やっていたんです．そうすると，患者は「いや今日はしびれで来てるのに，なんで煙草のこと言われなきゃいけないんだ」みたいに迷惑がられるというのがあって,「あ，病院ではなかなか難しいな」と．

専門外来では難しいなと思ったんですけど，診療所もやっぱりそういう傾向があるんですよ．例えば頭痛とかなにかで来ていて，煙草のことを言うとですね，いや煙草を吸っているのがこの頭痛の原因になるんですかみたいな．なかなか難しくて．しかも，時間がないんですよ．米国の場合は初診は最低 15 分を与えられるのだけど，日本の場合，そんな時間が全然なくてですね，そうすると細切れ診療にならざるをえない．

私が話を聞いていると院長，義理の父親が出てきて,「政臣くんちょっと時間かけすぎだよ」と.「カルテこんなに溜まってるんだ」と言ってね．巻くように言ってくるわけですよ．実際にその当時，院長は 200 人も外来を診てましたからね．だから，患者さん 1 人に時間をかけるなというプレッシャーがものすごくあってですね，ただ細切れだと行動変容がなかなか難しい．しかも患者さんも余計なお世話的な人が多いんで，これは全然日本の医療，日本の多忙な外来では米国家庭医の診療ができない，というのがありましたね．今日は前立腺肥大，次は高血圧，その次は不眠など細切れにやると，やっぱり人間の記憶も限界があって，たくさん患者さんがいるなかで，トータルで診るというのは難しいと思いましたね．その患者さんの問題点をカルテには書くのだけれど，きっちり前回の診療，記憶を呼び起こして完全一致させるのがなかなか厳しい．

綿貫　日本の家庭医の人たちもやっぱり先生のおっしゃるとおりなんですよ．アジェンダを回ごとに切り分けてやってるみたいなことを実際におっしゃっていますけど，苦労なし，という感じには私もまったく思わなかったです．生坂医院での診療を 1 年されて，この後千葉大からお声がけがあったという理解でいいんですか？

千葉大学教授として総合診療部門を作る

生坂　そうです，千葉大でも臨床研修必修化に備えて，総合診療部門が必要だろうという話は出てきてですね．私は名古屋大学の伴先生の推薦を受けて，声がかかりました．

綿貫　お声がけがあったとき，先生どう思われました？　生坂医院に 1 回戻られているなかで，また大学から声かけがあって，しかも完全な立ち上げですよね？

生坂　そうそうそう……．いや，いろんな苦労はもちろん考えましたけども，なんせ，どうしようと思いましたよね．診療所で上部消化管内視鏡をやっていたんですけども，下部消化管内視鏡も少し手を出し始めていたところで，大腸ファイバーも 1 セットそろえたんですよ．しかも，磁気でスコープの形がわかるという 500 万円の機械．ループを作らないように入れていく，ループができたらそれを解除しながら進めるというですね．熟練じゃなくてもそれを見ながらやるとスムーズに回盲部に到達するという．その磁気対応セットも買ってですよ，院長に頼んで，全部そろえてもらったところで，千葉大に行くなんてとても言えないじゃないですか．

もちろん家族にその話をしたときは皆渋い顔をしていたし，ただ伴先生の推薦なので，電話をしたんですよ．そうしたら伴先生は「いや，とにかくオリンピックと同じだ」と．「とにかく参加してもらえばいい」という感じで．それで私千葉大の選考委員長に実は話を聞きに行ったんですよ．というか簡単に断ることはできないので，「どういう状況ですか」と．そうしたら，そのときの選考副委員長の田邊政裕先生という医学教育を担当している方が，「いやいや，開業医から教授になった人は今までいないし，先生が教授に推挙される可能性は，確率でなかなか言いにくいけど 1% 以下だから，心配しなくていい」と言われたんですね．「あ，だったらいいや」と思って．ならないんだったら，とりあえずまあこれもなにかの経験だということで出たんですよ．だから可能性が高いと言われていたら出ていないかもしれません．本当の話．

綿貫　これ，噂というか，伝説に残っているOSCE（オスキー）*での選考の話になるんだと思うんですけど，実際はどんな選考だったか，少し教えていただけますか？

生坂　ええ．もう公開していいのかどうか．あのこれオスキーではなくOSCTE（オスクテ）なんですよね．オスキーにティーチングを入れてオスクテと言って，田邊先生たちが開発した方法なんです．普通にオスキーをやって，それを見学した研修医2，3人にティーチングまでするという．

仲田　へえー．

生坂　診断，診察能力と，指導力も合わせて診るという方法．オスクテという手法を開発されて，それを千葉大のこの教授選で初めて使ったということで．実はこの後の内科の教授選でも使うという話があったようなのですが，私が最初で最後になりましたね．ほかの大学でも使ってるという話は聞かないし．

綿貫　昔にオスキーで教授になった先生がいるらしいよと聞いて，オスキーでどこまで評価できるんだろうと感想を抱いた記憶がありまして．

仲田　このへんは皆が興味をもっていると思いますよ．

生坂　ああ．実はこれには前段がありまして．まず業績出すじゃないですか．業績を送ったわけですよ．その後，事務から私宛に電話がかかってきたんですよ．「先生，業績全部出してください」という電話が．それで，「いや，全部出しましたけど……」と言ったら「先生3枚ですか？」と言われて．今はわかりますが，教授選の業績って普通20～30ページくらいになるじゃないですか．ものすごい分厚いんです．「これで全部です」と返答したら事務の人が黙っちゃってですね．「ああ，わかりました」と．僕自身は，むしろ安心したわけですよね．「あ，自分ないな」と．書類選考ではねられると思ったんですよ．

ところが，事務の方から実際に実技やるから来い，と言われてですね．い

*客観的臨床能力試験（Objective Structured Clinical Examination：OSCE）

やいや，書類選考でもうはねられただろうと思ったら，「いや，書類選考は実技の後にやる」と言われたんですね．そこが，今までの教授選と全然違うところ．普通は書類選考で落とすんですよ，インパクトファクターが足りないとかで．ただそのオスキーって実は，そのときまで医学教育をやってなくてなにかわからなかったんですよ．それで，実技試験ということで行ったら患者さんがいて，その患者さんが割と太った方だったんですよね．その患者さんから病歴を聞いて，その後イチローくん（心臓病患者シミュレータ）かなんかで診察するんですよ．そういうマネキンみたいなのがあって．で，胸部X線写真も出てて．そうしたらものすごくやせ細った患者の写真なんですよ．だから，これってなんか仕掛けてるのかなと思ったんですよ．つまり，胸部X線写真の間違いというのが正解，とかね．

仲田 （笑）．

生坂 という可能性もいろいろ考えながら．それで，結果的には慢性咳嗽だったんですけど，慢性咳嗽に関してはCareNetの症候学なんかでもたまたまやってたので，立て板に水で，慢性咳嗽の鑑別診断を横にいる研修医にしゃべってですね．たぶん市中肺炎ということでウォーキングニューモニア（歩き回れる肺炎），マイコプラズマを中心に鑑別するというような話をして．でも実際の診断は結核だったみたいなんですよね．私誤診してるんですよ，そこでも（笑）．なんで誤診したかというと，患者さんが太ってたから．だから結核は鑑別の上位にあがらなかったんですね．その患者はSP（模擬患者）で本人でもなんでもないということは後から知ったんですけども．それで，全部の候補者のビデオを教授会にかけて，そこで選考したみたいなんです．その後プレゼンテーションに最終候補者4名の1人として呼ばれました．オスキーのビデオと実際のプレゼンテーションと業績，この3つをいっぺんにやったようです．私自身はオスクテで診断は鑑別には挙げてましたけど，ど真ん中ではなかったけれど，教育が良かったと．マイナス点は後から聞いたんですけども，しゃべりすぎ．

仲田 （笑）．

生坂　もうちょっと研修医に話させれば完璧だった，と．特に評価されたのがプレゼンテーションだったらしいんです．なにが評価されたかというと，これも変な話だけど，爽やかだった，というね．

綿貫　千葉大学医学部附属病院総合診療科って先生が行かれるまではまだ実体はなかったのでしょうか？

生坂　まったくなしです．

綿貫　先方からは総合診療科でなにをしてほしいと要望が求められていたものなんですか？　こういう部門を作ってほしいです，みたいな．

生坂　はい．これがですね，私実際にそれも副選考委員長に確認したんです．医学教育とか救急とかとの抱き合わせは嫌だったんですよ．総合診療という専門性を追求した教室を作りたいということで．そうしたら，千葉大では医学教育研究室が機能しているから先生に丸投げすることはないと．救急科も集中治療部もあったし．そこは確認しました．選ばれたくないと言うわりにはいろいろ聞くねと言われたのですけど，もし選ばれた場合は総合診療のアイデンティティを打ち出せる教室を作りたいと．

ただ私を含めて立ち上げ時は 2 人しかいなかったので，できるのは外来しかなかったんですが，外来から始めるというのは，マリアンナで成功体験があったし，何とかなるという気持ちはありました．

Common disease に精通し，引き算診断をしなさい

綿貫　僕ちょっと印象に残っているのが，この本〔『めざせ！外来診療の達人』（日本医事新報社）〕に確か，マリアンナはウォークインが多くて，とりあえず引き算診断でまあまあ乗り切れたけれど，千葉大に行ったら，それだけでは診断不明な人ばっかりになっちゃって，SQ に行かないと，と書いてあったのを覚えていまして．ここで引き算診断について，少し補足をいただけますか？

生坂　はい．引き算診断においては，まず重症疾患の軽症プレゼンテーションは診断が難しいということを理解する必要があります．

救急では頭痛を診たらくも膜下出血（SAH）を考える．胸痛を診たら大動脈解離と心筋梗塞を考える．これは必要だと思うんですけども，一般外来に行くと，SAHの典型のようなバットで殴られたような頭痛を主訴に来る人は，当然いないわけです．なんかおかしいとか，気持ち悪いとか，そんな感じですよね．そういうプレゼンテーションで来たときにSAHを正面からピックアップすることは絶対にできないわけですよね．

他院であったのが，SAHで来たのに肩こりだと診断して帰宅して，訴訟になりましたよね．SAHについて研修医が詳しく知らなかったからというのが誤診の理由になっているのですが，私は肩こりをちゃんと診断できていないから誤診したと思っています．例えば，肩こりという病名はないわけで，頸肩腕症候群だとするとですね，運動に伴う痛みがあったのか，筋膜に圧痛があったのか．そういうのをきちっと確認したうえで，肩こりなり頸肩腕症候群と診断しなきゃいけないのに，たぶん軽症疾患のトレーニングを受けていなくて，首から肩を痛がっているから肩こりだろうと判断したと思うんですよね．重篤な疾患でも初期はその特徴が現れていないので，common disease を引き算することによってあぶり出すしかないというのが，引き算診断を提唱した理由です．

まずはcommon diseaseに精通しなさいと．common diseaseに合致しなければ重篤な疾患の可能性があると考えるんですね．例えば，CTに所見がなかったとして，外来で診るSAHというのは警告出血であったり，日にちが経つとCTで所見が目立たなくなるので，ルンバールまでやらなきゃいけないわけですよね．私も経験したことがあるんです．CTで所見がなくSAHを否定したんですよね．でもその患者さんは実はマイナーリークで数日後に昏睡で運ばれてきたんです．トイレで排便中に頭痛がずーんと来たと．その後，良くなってきているんですけどもなぜか受診している．緊張型頭痛とかそんな感じで診断しました．

でも緊張型頭痛が突然排便中に起こるわけがないですし，そこがわかっていないのでSAHを見落としているわけですよね．CTをやってはいたんですけれど．だから，なんとなく緊張型頭痛であるとか，単に頭痛と診断しないように，良性疾患を極める．結局はそれでしか重篤な疾患の初期診断はできないというのが私の結論で，common disease に精通し引き算しなさいという発想に至ったということです．

綿貫　患者さんの層が違う，構造が違うなどがあったのですか？

生坂　そうですね．マリアンナは大学病院と言っても敷居が低かったので，当時は病診連携もあまり言われてなかったし，クリニックで診るような患者さんが，そのままマリアンナの外来にいらっしゃったわけです．ですから common disease をきちっと診断できれば，それで事が済んだ，というような状況があります．

ところが千葉大学は敷居が高いというか，紹介患者中心でした．そうすると common disease の典型例は当然診断済みで，そうでない人がセレクトされて紹介されて来ているので，いろんなストラテジーが必要になってきたということですね．

綿貫　ありがとうございます．SQ のボダージュ先生は，イリノイ大学医学部で診断学について 1993 年の『Academic Medicine』に論文を書かれているんですけど，教育の先生ですよね？

生坂　そのとおりです．

綿貫　外来診断学の理論構築というのは，海外ではどこで行われているんですか？　特に正しい診断のクリニカルリーズニング（Clinical Reasoning）は，どのように理論派生していて，どこが研究のメッカなのでしょうか？

生坂　これがですね，私の知る限り存在しないです．このイリノイのボダージュ先生も，米国の SIDM なんかに出てこられないでしょ？　むしろパット・クロスケリー（Pat Croskerry）先生とか．

綿貫　ああ，パット・クロスケリー先生．クロスケリー先生は救急医で，どちらかというと寺澤秀一先生みたいなイメージなんですよ．実例から，どう間違ったかを開示して，理論立てていて．

生坂　はい，そのとおりです．このボダージュ先生は純粋に医学教育者で，

1回千葉に来てもらって一緒にお酒を呑んだことがあるんですけど.

綿貫　はい.

生坂　「いろいろ尊敬してもらって嬉しいんだけど，私は風邪1つ診断できない」と．理論と実学は違うとはっきりおっしゃってましたよね．ただ自分の道が開けたと思ったのは，私2003年の3月に千葉大に赴任したんですけども，7月の日本医学教育学会の特別講演にボダージュ先生が招聘されて，『誤診の共有』というタイトルだったと思うんですけど，SQとかを理論立てて話されたんですよね．それで，自分のやっていたこと，つまり誤診の共有から始めるというのは間違いじゃなかったということと，そこに理屈があるんだということを初めて知ったんです.

なるべく早くボールパークにいろと．野球をしたければ野球場にいなければわからない．できるだけ早い段階で正しいところにいなさいと．つまり，病歴診断がきわめて重要であるということを，繰り返しこの講演中に言われたんですよね．そのためには患者さんの言葉を単にそのまま切り取るんじゃなくて，医学的により上位の概念に昇華する，つまりSQという概念が重要だと.

例えば，右足が痛い場合，病態からは右，左関係ないのでユニラテラル（片側性），あるいはモノというような言葉に言い換えて考えなさいと．前日というのは意味がなくてacuteと言い換えなさいということですね．より上位の概念に切り替えながら考えることの重要性，それによってデータベース検索もやりやすくなるという複合的なメリットもあったので，これは複雑化しつつあった外来に使えるだろうと．単純にcommon diseaseを経験していって経験値を高めてシステム1で診断，システム1，2というのはその当時まだ知らなかったので，パターン認識でいくだけじゃなくて，複雑な問題にはこういうストラテジーがあるということを知って，これをうちの柱にしようと．誤診の共有は引き続き必要だけども，なんらかのストラテジーがあるということで，学問体系にできればいろんな発表もできるし，ということで診断推論学という講座にしたんです.

仲田　すいません，そのシステム 1，2 ってなんですか？

生坂　はい．システム 1 はパターン認識，システム 2 はそのボダージュ先生が SQ と言ったり，VINDICATE-P と言ったり，いろんな方略，あるいはアナトミカル（解剖学的）アプローチですね．そういう方略を使った診断プロセスです．

綿貫　Dual process theory（二重過程理論）ですよね？

生坂　そうです．Thinking, Fast and Slow……ダニエル・カーネマン（Daniel Kahneman）という経済学でノーベル賞をとった人なんですけども，1990 年代にこのシステム 1，2，dual process theory というのはあったんですが，それを世界に広めたというか，私たちの目に留まるような形で一般書籍を出したんです．結局認知というのは，パターン認識のシステム 1 と，考えながら結論にもっていき判断するシステム 2 の 2 つがあるということで，直感がシステム 1 で，それ以外，考える要素が入ってくるとシステム 2 ということですね．そういうふうに 2 つの脳の認知機能が役割を担っていて，それぞれその働く場所がちょっと違うと．functional MRI でシステム 1 とシステム 2 を使っているときの脳の活性部位が異なるというですね，生理学的にも証明されたんですけど，そういう総論を書籍にしてくれた方なんですよ．

仲田　ふうん．

生坂　で，これを私も目にするところになって，さらに理解が深まったという感じですね．別にやることが変わったわけじゃないんですけども．

仲田　聖マリで立ち上げてきたやり方に加えて，千葉大ではさらになにが加わっていったんですか？

生坂　はい，今ボダージュ先生の話とカーネマンの話，システム 1，2 ですね．例えば，疾患がただちに想起できる場合はこれはシステム 1 として考えて良いと．システム 2 でも疾患を想起できれば，その後はベイズの定理を使いながらその妥当性を検証していけばいいので，とりあえず疾患想起できるかどうかがクリティカルなんですね．

　なにも浮かばないときにどうするか．システム 2，つまり複雑な問題解決のためにいろんな方略が必要だということで，いくつかのストラテジーを使う．1つはアルゴリズム法ですよね．例えば，めまいという主訴に対して，時間と誘因からBPPV*とかアダムス・ストークス症候群を考えるとか，そういうフローチャートですね．次に使いたいのは解剖学的アプローチ．例えば，どこかが痛いと言えば，それが皮膚なのかリンパ節なのか神経なのか血管なのか骨なのか，表面から順番に，anatomical（解剖学的）に考えていく．これが比較的やりやすいんですよね．anatomical（解剖学的）にもいかないやつ，例えば倦怠感や発熱とかですね．そういうやつはVINDICATE-Pで病態から全部やっていく．

ただ，VINDICATE-Pは，すごくたいへんなんですよ．

ちょっと例えて言うと，あるホテルの名前が思い出せなくて．皆さん方は思い出せないとき，どういう方略取られます？　僕は，あいうえおを全部言ってみるんです口で．「あかさたなはまやらわ」をですね．だからあいうえおかきくけ……1個1個言うんですよ．それで，どこかに当たるとああこれだって．それで解決できるときもあるし，できないこともあるんですが，この前はたまたま，「な，に」で，「に，あ，ニューオータニだ！」とぱっとくるという．こういうことしません？　しませんか（笑）．VINDICATE-Pって煩雑なんですよね．日常診療で使えるかというと，ほとんど使わないんです．

仲田　あー．

生坂　どういうふうに使うかというと，そのなかを一部抜き出すんですね．例えば不明熱であれば，だいたい腫瘍か膠原病か感染症でしょ．そのなかのVINDICATE-Pのうちのいくつかを抜き出して使う．例えば発作性というふうなキーワードがあるとすると，そのなかのベイプス（VAPES）と僕らは言うんですけど，血管（vascular）か，アレルギー（allergy）か，精神（psychiatric）か，内分泌（endocrine）．そこに最後にS，これスリープ（sleep）で

*良性発作性頭位めまい症（benign paroxysmal positional vertigo：BPPV）

すよね．睡眠，ナルコレプシー（narcolepsy）であるとか失神（seizure）なんかを追加します．VINDICATE-P を全部使わなきゃいけない状況になる場合はもう SQ にいきます．

キーワードを，データベースに投入しやすい SQ にしてググる（Google で検索する）んですよ．ググるといくつか出るんですけども，その妥当性を評価するのに，やっぱり病態をわかっていなきゃいけないので．千葉大に紹介されてくる患者さんって検討もつかないような人がいるので，SQ に置き換えながら，ググる．あるいは "UpToDate"，"PubMed"，いろんなデータベース，それぞれ良いところ悪いところがあるんで使い分けるんですけども，それに投入しながら考えるというのはしばしば行ってます．

SQ はハイリスク・ハイリターン

綿貫　SQ の言葉の置き換えのところで，通常の思考プロセスだととてもそう置き換えられないような症例の紹介が，この本（『めざせ！外来診療の達人』）にありまして．話がすごく迂遠で，物を丸飲みしてしまうことを主訴に来院した患者さんが，実は側頭動脈炎だと後でわかったという話で，最初の病歴から SQ への置き換えがすごく難しい事例みたいなものがあるということを知りました．このあたり，ちょっとコメントいただくことはできますか？

生坂　はい．SQ はハイリスクなんですよ．ハイリターンかもしれないけど．

綿貫　はい．

生坂　方略に寄りすぎちゃいけない．エビデンスに依存しすぎるとエビ固めとか，いろいろ揶揄する言葉ありません？　SQ に関して言うと，置き換える人の主観にすごく影響されるんです．

仲田　ううん．

生坂　全然違う SQ に変えるくらいだったら，患者の言葉のまま推論したほうがいいですよね．これってね，同じ問題が患者の言葉を主訴にするのか，医学的な言葉に変換した形でカルテに記載するのかって，永遠の課題に通じる問題でしょ？

綿貫 はい.

生坂 後でデータベースとして見るには，医学用語に変換しておいたほうが整理しやすいんですよね．でも，患者の言葉をそのまま使ったほうが，核心に迫れることも多いんです．なので，患者の言葉そのままというのはすなわちSQに変えない状態で考えるということですよね.

ちょっと例を出しますと，飲み込むと咽が痛いという主訴で来たときに，どういうSQに変えるかですけど．綿貫先生どうですか？

綿貫 嚥下痛と置き換えちゃうかどうかってことですよね.

生坂 ああ素晴らしい．そのとおり．だけどそれを，咽頭痛と置き換える人がいるわけですよ.

綿貫 あ，なるほど.

生坂 その置き換えで正しいこともあるんですけども，嚥下痛で置き換えないと，失うものがあるんですね．例えば咽頭痛だと，やっぱり咽頭の病気になりますよね.

綿貫 はい.

生坂 ところが，よくよく聞くと，嚥下時しか痛みがないと．これは嚥下痛になるんですよ．そこを聞かなきゃいけない．嚥下時に喉が痛いと言っても，嚥下時以外に喉が痛くなければこれを咽頭痛と置き換えちゃいけないんです．それで，嚥下痛だと鑑別がすごく広がるわけ．嚥下運動で悪化する亜急性甲状腺炎や頸動脈炎はそうですし．食道カンジダ，これも嚥下痛．ただ安静時は痛くないんです．ただ咽頭痛にすると，食道とか甲状腺とか，血管とか，そういうのは全部抜けちゃうんですよね.

だからSQに変えると失う情報もあるんですよね．もう1つの最近の例はですね，前腕のピリピリする痛みを主訴に高齢女性が来たと．そのときSQで，前腕痛に昇華してしまうとですね，前腕の筋骨格疾患（musculoskeletal）しか考えなくなるんですよ．ピリピリするを残すと神経疾患（neuralgia）になるんです.

仲田　うん．

生坂　実際は帯状疱疹だったんです，つまりこれ前腕痛にすると帯状疱疹がまったく出てこないんですよね．だったらピリピリとした腕の痛み，で考えたほうがいいんですよ．SQ にすると，失うものも大きい．オスラー先生が「The patient is telling you the diagnosis」とよく言いますけど，患者さんは診断を言ってるわけですよね．SQ というのは 1 つのストラテジーではあるけども，失うものがあるというのは常に考えなければいけないということです．

ただ初学者の場合，全然浮かばないことがあるんですよね．ピリピリする痛みで神経痛をまだ考えられない初学者はですね，とりあえず SQ にして，まずそこから鑑別を挙げていくということが必要になることもあります．

綿貫　ありがとうございます．システム 2 で，名古屋第二赤十字病院（当時）の野口善令先生が「捨てカードをたくさん引いてしまう状態」とおっしゃってますけど，VINDICATE-P などを使って言葉としては言ってるけども，ゲシュタルト（gestalt）もイルネススクリプト（illness script）も全然わかってないでとりあえず挙がってる，みたいな状況から絞り込む過程の学習というのが，ものすごく難しいというふうにいつも思っていまして．それいまだに自分が，例えばいろんなところで診療指導しててうまくできないことなんですよ．SQ はシステム 2 ではなくて 1 寄りだというのが僕の印象で，絞り込まれた鑑別診断が挙がってくるように思うのですけど．

生坂　ふんふん．

綿貫　SQ を，上級者ができるような絞り込みができない初学者向けに，型として教えているようにも聞こえるのですが．

生坂　そのとおりだと思いますね．まず 1 点確認として，VINDICATE-P は実臨床では使えないです．VINDICATE-P で診断したケースがこの 20 年あるかというと，もうないと言っていい．使ってないのになんで言うんだということですけど，これも結局，学生や初学者の鑑別がまったく挙がらないときに，じゃあ血管で考えてみようとか，そんな感じなんですよ．

綿貫 はい.

生坂 VINDICATE-P の一部がさっき言ったように絞った形で出ることはありますけども．やっぱり教育用なんですよね.

綿貫 なるほど.

生坂 例えば，その患者さんの主訴が漠然としているときに，初学者はどこから考えていいかわからないのですが，それを上位概念にすると，聞いたことのある言葉に変わることがあるんですね.

綿貫 はい.

生坂 そこを狙ってやるという感じ．なので今，綿貫先生がおっしゃったように絞り込みで使うこともあるんですけれども，どちらかというと鑑別を挙げやすくするために使うことが多いです．絞り込みにももちろん使います．組み合わせによってね．疾患を想起する場合も SQ の組み合わせで，例えば3つあると疾患が全然引っかかってこないときに，そのうちの2つの組み合わせで，ABC があったら A と B でやってみて，適正な鑑別になったらそれでいくとか，SQ の取捨選択をします.

綿貫 なるほど．同じ概念なんだけれども，使い方がいくつかあってというお話なんですね.

生坂 そういう感じです.

綿貫 教育の場面などで，板書などであえてたくさんの鑑別診断を書いてみせてくださる方がおられるんですが，実際の臨床医の思考プロセスは違うんじゃないかなと思うことがあります．このあたりはいかがでしょうか.

生坂 もう本当にそうです．『ドクター G』の収録では，板書にすべての鑑別診断を書けと言うんですよ．私『ドクター G』では板書を使うのは嫌いで，使わないでやってきたんですけど，ほかの先生が使ってらっしゃるんで，圧力に負けて最後のほうは使いました．でも，羅列はしないです．羅列して，合わないところで1個1個消すというやり方ありますよね．あれは，教育用にはあるかもしれないけど，私の認知プロセスとは異なります.

綿貫 はい.

生坂　私たちのカンファでは羅列法を使わないので，鑑別が挙がりすぎて困ることはありません．ヒューリスティックバイアス（heuristic bias）を恐れるなというのが最近の僕らの合言葉．最初に浮かんだ疾患で考えるということなんですよ．間違ってもいいからなんか想起しろと．まずは問診票だけで考えなさいと．想起した疾患が1個でもあったら，それを仮説として次の情報を待つわけですね．次の情報でその仮説を維持するか棄却するか．それはベイズの定理を使いながらやるんですけど．その後，情報が来たら合わないところを見つけさせて，仮説を棄却する．棄却するたびに，誤診しているわけですよね，つまり強引に仮説演繹法に持ち込み，誤診と振り返りをカンファ中に何度も経験させるというのが最近のやり方です．

綿貫　はい．

生坂　だから，1つの症例で10個，20個誤診するわけですよ．僕は振り返った誤診の数でその人の診断力が決まると思ってますから．自分で誤診するのは患者さんに実害が及ぶ可能性があり避けたいので，誤診した例を共有するカンファレンスが重要です．しかもそのカンファレンスのなかでいっぱい誤診するんです．誤診のたびに自分のもってるスクリプトやゲシュタルトが洗練されていくんですよ．ヒューリスティックバイアスが当然あることを理解しながら，直感診断を積極的にやるというのが今のやり方で，鑑別をたくさん挙げさせるようなことはしません．同時に，2個くらいですよね，基本的には1個を考えていくと．そんなイメージで今はトレーニングしています．自分の推論がだいたいそうなっているんですよ．聞いたときにぱっともう1個しか浮かばないんですよね．2個くらいですか，せいぜいね．だからローレンス・ティアニー（Lawrence M. Tierney Jr.）先生みたいにね，天才はたぶんああいうふうに10個くらい浮かんでる可能性があるんだけど，私みたいな凡人は1回に想起できる疾患は1個，2個で．それが当たっているかどうかというのを次の情報でどんどん変えていく，維持，棄却を繰り返している．そんな感じですよね．

綿貫　ありがとうございます．ティアニー先生のカンファレンスなどで，鑑別を網羅的に挙げた後に，でもだいたいこの3つかな，みたいな流れを見たことがありまして．

生坂　そうですね．

綿貫　確かに一瞬は想起されているかもしれないけれど，実際に頭のなかで挙がっている鑑別診断はかなり最初の段階から絞り込まれているはずで，教育用にあえて書いて見せてくださっているのかなと思っていたんです．

生坂　いや，私もそう思ってます，本当は．

綿貫　実際の認知プロセスは違うんじゃないかなと思っていたのですが，今まさにそれを教えていただきました．

生坂　僕もそう思う．基本的にはシステム1でやっているんです．ただ，システム1でそのままいくのではなくて，だいたい間違っているんですよ．間違いを前提に，だから確証バイアスって，もう本当に強力なのでね．1回想起したものしか見えなくなる．それに合う情報しか目に入らないんだけど，そこを他人を交えてカンファレンスをやるということですね．それで，合わないところを言ってもらう．そこの教育ですよね．

綿貫　ありがとうございます．Dual process theory で，システム1とシステム2があってねというふうな話で，古典的にはシステム1よりシステム2のほうが良いと言われて教育されてきたんですよ，僕ら．ですけど，たぶん今の話からすると，それは実際は根本的にはそうじゃないという話ですよね？

生坂　そうじゃない．私たちの教室からもいくつか本が出てるのだけど，基本的に教育用です．結局，正しいゲシュタルトを言語化して教える，身につける．1個，1個やっぱりそれを考えるしかない，経験するしかないという．ちょっとつらい現実，いくつかの方略があって，それらをマスターし，組み合わせると全部総合的に診断できるような夢をなんとなく抱いていたんだけど，もう幻想ですよね．本当に地道にやっていくしかない．

綿貫　そういう意味で dual process theory のシステム1，2を行ったり来たりするというところについて，生坂先生はどう思われますか？

生坂　行ったり来たりは絶対してる．例えば帯状疱疹を診たときに，もう瞬間的に映像のシステム1というのはあると思うんだけど，多くの場合，例えば若い女性で目がチカチカして嘔気を伴う頭痛と言ったら片頭痛だけど，ちょっと考えるんだよね．やっぱりそれ，本当に純粋にシステム1かというと，たぶん脳がアクティベート（activate）されている部分はシステム1，2両方じゃないかなと思う．だから行ったり来たりしていると思います．

症例を経験する，言語化する

綿貫　そういった意味で先ほど大事なのはそのゲシュタルトの形成だというふうなお話をされていたと思うんですけど，そのイルネススクリプトだとかゲシュタルトなど，ちょっと言葉の細かい定義は置いておいて，こういう病気ってこういう病像だよねというような感じのものを，どうやって習得していくのが良いと思いますか？　典型例をとりあえず押さえなさい，次に非典型例を入れていってだんだんそのイメージを膨らませ，そのような手札をたくさん増やしなさいと私は習ってきました．

生坂　一番良いのは，やっぱり症例を経験することなんですよね．数多く経験することで最大公約数であるプロトタイプが形成されて，それがその診療設定における典型例になるので，通常は典型例からの学習になると思います．ただすべてを経験できるわけではないので，症例カンファレンスでやることになると思うんです．

綿貫　はい．

生坂　症例カンファレンス（**図4**）は，最初に疾患を想起して，その後次から来る情報で仮説が最後まで維持できたら，最初の印象で診断が合っているんですけども，それがどうして正しく診断できたかが言語化されず，なんとなく良かったねで終わっていると思うんです．でも，そこも言語化したほうがいいわけですよね．その重症感も含めてどのくらい言語化できるかはなかなか難しい．

これからバーチャルリアリティーで，実体験に近い症例の共有というのが可能になるとは思うんですけども．

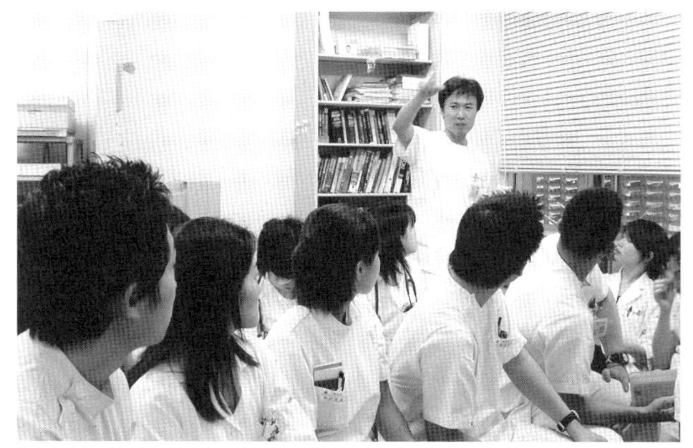

図４ 聖マリアンナ医大での症例カンファレンス

綿貫 ありがとうございます．私は診断エラーのほうで，どういう問題が重なり合って間違いが起こったかみたいなことを結構検証するというのはやってきているんですけど，どうして正しく診断できたのかを言語化するという作業ってあんまりしてきてないというふうに，今この話聞いていて思ったんですよ．

もちろんカンファレンスでという話はあったと思うんですけど，どのように言語化するのがいいのでしょうか？ 例えば誰かメンターを置いてやり取りするんだと思うんですけど，生坂先生はどういう問いかけを，学習者に対して投げるんですか？

生坂 私こうやって診断できました，みたいなお話をしてくるんですよね．そのときに，じゃあ先生はなぜ前医が見落とした診断に気づいたのかということを投げかけます．多くの場合，すぐに出てこないんですよ．ALS と診断されていた患者が実はキアリ奇形１型だったという僕の例で言うと，キアリ奇形を見つけたときに画像診断の位置決めの写真の小脳の位置がちょっとおかしいんじゃないかというのに気づいたんだけど，今もってなぜあれに気づいたかわからないんです．

綿貫 はい．

生坂　というように，わからないけども，ひょっとしたら舌の萎縮がないことが気になってたかもしれないという，これ後付けなんですけど．言語化してるんですよね．本当に言語化できない部分がシステム１じゃないですか．だから説明できなくていいんですけども．さっき言ったように，人間の脳というのは診断学に関してはシステム 1，システム２をたぶん行き来してるので，言語化できる部分がちょっとあると思うんですよね．そこに気づかせるというか，そこを掘り起こさせる．システム１にはもう永遠に手出しできないんだけども，周辺部分でもし共有できることがあったらできるだけやろうよという，そういう考えですかね．

綿貫　本質の部分のなかで，言語化できる部分をどんどん大きくしていこうというイメージで．

生坂　そうです．

綿貫　問いかけをしていって，プリセプティングみたいな感じなんですかね．なんでうまくいったのか，それはなんでできたのかという繰り返しの問いかけのなかで言語化し，結晶化できる部分をどんどん増やしていこう，暗黙知に留まらないでできるだけ言語化しようということを繰り返されているという感じですかね．

生坂　はい．おっしゃるとおりです．

綿貫　そうすると向上するためには，やっぱり対話する人が必要だし，そういう場が絶対に必要だということですね？

生坂　そうです．これ自分１人だと，できた症例を振り返る必要がないんですよね．間違った症例だけ振り返ればいいわけで．ですから，教えることによって自分が伸びるというのは，やっぱりそういうことなんじゃないかと思っています．

仲田　生坂先生，過去の膨大な症例の教訓があるわけですよね．それを教室のなかでどのように共有されてますか？　例えば医者も2，3年で結構出入りがありますよね．本にされてればそれを皆読めばいいけれども，必ずしも書籍化されていないと思いますので，それをどういうふうに共有なさってますか？

生坂　いやー仲田先生，それは私たちがぜひやりたいところなんです．今カンファレンスのケース，ビデオで全部撮っているんですけども，千葉大だけで，もう2,000本弱のビデオがあるんですよ．研修登録医はそれを今，過去にさかのぼって，早送りで見たりもしてますけども．それをセレクトして良いケースをなんらかの形で共有しようとしています．今，出してるのが『外来診療のUncommon Disease』ですね．2週間に一度日本医事新報社に報告して，それを書籍にはしているんですけども，1症例当たり2ページなので，もっと完全な形で伝える形がないかということで，匿名化の作業とか，無駄な部分の短縮で，2,000あるなかの100例くらいはなんとかやったんですけど，この100本作るのに300万円くらいかかってるんですよね．でもいつかやりたいです，もうライフワークですね．もう定年が待ち遠しいというか，定年後にこれ全部なんとかやりたいと思います．

仲田　あと，今千葉大の総診がセカンドオピニオンに特化されてますよね．私も小さい病院ですけども一応院長をしてるもんですから，それで採算はいかがなんでしょうか？

生坂　はい．実はあまりにも採算性が悪く，ずっと問題にはなっていたんです．問題点がシンプルなウォークイン患者は選定療養費で5,000円くらいは取ってるんですが，病診連携の浸透でめっきり数が減りました．主に紹介患者を診ることになりますが，年々問題が複雑化して全員で検討しなきゃいけないということもあって，1日に初診患者さん6，7人でもう手いっぱいになるわけですよ．

結果，外来は2カ月3カ月待ちで．うちの医師1人当たりの年間粗利が150万円くらいなんです．とんでもないですよね．かたや心臓外科医は，年に1億6千万円稼ぐわけですね．100分の1しか診療報酬を稼げなくて，病院長からさすがに，「今のままだとポストを減らさざるをえない」と言われて，自費診療に変えたんです．変えたくて変えたんじゃなくて，やむをえずです．

今，毎回55,000円自費でいただいていますので，採算性は2.5倍になったかな？　診療の質を変えるわけではなくて，以前からの病歴を中心とした診療を継続しているんですが，自費の部分，55,000 円が純粋に上乗せされているので，採算性はずいぶん上がりました．

仲田　ふうん．

生坂　ただ問題は，この受診料だと断る患者さんがいらっしゃるんですね，それがやっぱりちょっとつらいです．もちろん緊急性が高い場合はそのまま保険診療でやります．こちらで検査が必要になりますし，多くは数年来の慢性的な症状で検査をやりつくされているので，追加の検査が必要なくて，紹介時点での情報だけでだいたい診断できますので，そういう患者さんはセカンドオピニオン向きだなとは思います．

仲田　ありがとうございます．

生坂　まあ，やむをえずですよね．病診連携でウォークインは今ほとんどいなくなりましたので．ですから，むしろほかの大学病院が総合診療の初診外来をどうされてるのか興味がありますね．

綿貫　生涯学習として，なにか読んでおられる雑誌とか書籍とかございますか？

生坂　いや，特にないですね．とにかく日々問題解決にあたらなければいけないので，『UpToDate』を症候とか疾患ごとに見てるという感じですかね．

綿貫　ありがとうございます．今後先生が診断に関してなにか目指されているところとか，もしくは今強く関心をおもちのことなどございますか？

生坂　今関心をもっているのは，総合診療専門医制度なので，ちょっと別の話になっちゃうかな．総合診療をなんとか普及させたいと思ってます．

AI 診断との向き合い方

綿貫　この頃毎回聞かれると思うんですけど，AI 診断の話が出てきて，人のできる部分が減ってくるんじゃないか，もしくは協働することでより向上できるんじゃないか，もしくはその診断サポートシステムみたいなものがたくさん入ってきて医者の能力が低下するんじゃないかみたいな話とかいろいろあるんですけど，生坂先生，このあたりのものとの向き合い方というかスタンスというのがもしあれば教えていただけますか？

生坂 はい．うちもAIのほうは，研究費も取りながらやっているんです．今スマホで症候から鑑別を挙げるイルネススクリプトを利用した診断ツールを作ってます．当初はビッグデータから診断を導くような方法がないか考えたんですけども，結局は診断に関する教師データが足りないんですね．

仲田 ううん．

生坂 千葉大の電子カルテには大量の記録があるんですけども，診断に関しては教師データがまったく足りない．結局，僕たちがデータを教える，そのアルゴリズムを作る感じになっちゃうんですよね．現状だと診断においてはビッグデータは使えないです．将来，使えるようになることを期待しますが，アルゴリズムでも良いものが出ると，診断の助けにはなりますよね．症候を挙げたときにたくさんの病名が挙がってもこれが診断に使えないのはご存じですよね．だから確率を見積もったものが必要なんですけど，そういうものがあったとしても，結局は医者が選ばなきゃいけないので，病態を理解しておかないとそれが正しいかどうかはわからないわけですね．

綿貫 はい．

生坂 AIだってバグはあるだろうし，『スタートレック』ではトライコーダーでスキャンして一瞬で診断していますけど，ああいう世界になるのは，数百年先じゃないですかね．いくらAIが進化しても，向こう20〜30年はやっぱり医者の共同作業が必要であろうと．医者がAI診断を確認して，病態と矛盾しないな，だからそれでいいだろう，というような形になるし，医者の判断能力を養うという意味では病態生理とか診断学の重要性というのは，一切損なわれないんじゃないかなとは思っています．

綿貫 ありがとうございます．私もお話を聞いてきた限りですと，病歴の行間であるとか，本当に病歴が言葉として合ってるのかとか，いろいろなところの置き換えが自動で行われる部分があるので，そのまま使えるかと言われるとかなり微妙な部分もあるだろうとは思っています．また，初学者を一段引き上げる部分もあると思うけれど，診断困難例に対してそれがそのまま使えるかと言われるとかなり難しいのかなと思う部分があるので，まだ人間の仕事は残るというところで考えています．

生坂　ただし common disease に関しては，米国なんかは資格のある看護師や薬剤師が診断治療するような社会ですので，今おっしゃったように AI でかなり診断できるところまで来ていると思います．中国ではブースに行って，診断を AI でしてもらって，横にその処方箋の販売機があるみたいな仕組みもできているようです．Common disease に関しては，そういう時代が来るでしょう．

綿貫　ありがとうございます．

生坂　Common disease に関してはそういう時代が来ると思うので，family physician としては，common disease を診断・治療できるだけでは生き残っていけないでしょうね．それは AI であったり薬剤師だったり看護師の仕事になると思います．

綿貫　ありがとうございます．診断がつかなかったリストを，たしか千葉大でストックされてるとお聞きしたことがあります．あれはどのように蓄積されて，振り返られてるんですか？

生坂　X ファイルですね．まったく診断がつかない例というのはそんなにはないんですが，それらを X ファイルに残して，定期的に振り返るんです．場合によっては電話を入れてみたりして，その後どうですかと．やっぱりフォローがすごく大切で，診断がついたと思ったケースでも本当はフォローしたいんです．そういう意味ではかかりつけ医がずっと診るというのは診断の正確さを確認する意味でも非常に重要で，ただ大学の場合は，初診外来中心でフォローがしにくいので，なんらかの方略がいる．その 1 つに X ファイルがあると思っています．

　これでうまくいったケースが，もうちょっと前になりますけど，家族性地中海熱です．今はもう家族性地中海熱はすぐに診断できるような病気になりましたけど，当時（1990 年代）はまだなかなか難しくてですね．どこに行ってもわからない，間欠的な熱と腹痛の若い人が来て，マリアンナに入院させたけどやっぱりわからなかったんですよね．そういうケースをXファイルに残しておいて，たまたま『New England Journal of Medicine』に hereditary periodic fever（遺伝性周期熱）が特集されていて，その患者さんといとこさんの2人がいっぺんに診断できたということですね．それを解決できると似たような患者さんが次から次にやっぱり出てきて，Xファイルに載っている人載っていない人も含めて，まとめて診断できるようになったというような御利益がありました[6)]．

ただ，それはかなり偶然に左右されるので，主な使い方はフォローですね．わからなかった患者さんは記録しておいて後でその経過を診ていくという，そのために使ってます．

綿貫 Xファイルとは関係ないのですけど，専攻医の先生たちに診断ログとか，例えば記録，症例リストなどをつけてもらったり，それをもとに教育をされておられたりはしますか？

生坂 えっと，科として？

綿貫 科としてです．科としてなにかそういう症例ストックとか，言わば診断のポートフォリオ的な，と言い方は変ですけど．

生坂 ああ．それは各人でつけています．教室として必ずやらなきゃいけないのは，週に2回のカンファレンスのサマリーと診断とポイントですね．それを，ファイルメーカーに残して，その中から外来診療の uncommon disease への連載症例を選んでいます．

綿貫 なるほど．わかりました，実際の診療現場の隣にプリセプティングがあって，あとは週に2回行われているカンファレンスでプレゼンテーションで出してきて，というような感じなんですね．

生坂 そうですそうです．

綿貫 このカンファレンスに出る症例というのは，どういう選択のされ方をしているんですか？

生坂 Take-home message が明確なケース，すべて出すべきだと私は思ってるんですけども．これ出したいという人がいっぱいいて，じゃあ今日はこれ出そう，みたいな感じで．症例がないということはないですね．

綿貫　なるほど．

生坂　もうちょっとカンファの数を増やしたいんですけどなかなか．すべてのケースがカンファの対象になる感じです，はい．

綿貫　なるほど．後期研修医レベルまでは外来プリセプティングをほぼ全例でやっているみたいな，そんなイメージでいいですか？

生坂　そうですね．後期研修医や専攻医はもちろんのこと，卒後何年目であっても当教室で2年以上の外来研修を終えるまでプリセプティングは全員強制です．

日本での外来教育を改善し，誤診を減らしたい

綿貫　最後に1つ，質問させていただきたいんですけど．1990年代に日本の大学で総合診療部をたくさん作ろうといって，なかなかうまくいかなかったという歴史があるなかで，先生が聖マリアンナ，千葉大と，外来診断学，外来教育というところにこだわって，それを30年近く続けてこられたというのは，ものすごく孤独だと思うんです．根気，熱意，もしくは強いこだわりのようなものがないとたぶんできないし，これが必要だというリーダーシップもないとたぶんできなかったことだと思うんです．なにが一番のドライブだったのかというのを最後にコメントいただけないでしょうか．

生坂　自身が受けた，経験した，あるいは自身でおかした誤診が，私の進路の分岐点になっていますが，SIDMの発表でもわかるように，誤診がものすごく多いですよね．蔓延しています．この現実を何とかしたいというのがモチベーションになっています．入院患者さんもさることながら，外来ですごく誤診が多いんですね．入院の場合は，皆が診てるし，これで誤診だったらしょうがないかなというところがあるんですが，外来教育が日本では特に遅れているので，ここに介入する価値は大きいと思うんですよ．もちろん病棟でもやり残された部分はたくさんあって，ここでの介入によって，死亡率を

減らすということは当然あると思うんですけども，外来は本当に手つかずの状態でした．

日本の場合は薄利多売と言いますか，外来の回転数を上げなきゃいけなかったり，点数が低いということで，なかなか指導する体制も構築しにくいということがあって，米国でもハードルが高いんですけど，日本ではもっともっと高いのですが，ここは，困難でもやり続ける必要があるだろうと．

それをやろうとすると総合診療科がベストなんですよね．ほかの診療科は診断がついてるものを治療するというのが，本分ですから．誤診を減らすという意味で，一番伸びしろが大きいところが総合外来だと思います．

ただ先生がおっしゃるように，非常にやりにくい．ハードルが高い．最終的にはもうちょっとできるかなと思ったけど，自費診療まで追い込まれているので，この千葉大で，私が在任中はなんとかこれで対処していきますけど，その後どうなるかはわからないので，できれば複数の医療機関で診断がつかない症例に限り，それを病歴診断する“高度先進”医療に指定していただいて，患者負担をなくし，将来的には病歴診断診療が保険収載されるのが夢なのですが，敗北で終わる可能性はあります．でもやれるところまではやろうと思ってます（笑）．

綿貫　ありがとうございます．令和2年度から初期研修のところに外来教育が必修になって，みたいなものは重要な出来事ですけれども，でもこの一里塚を突破するためにこれだけの時間がかかってるというふうなことを考えるとハードルは高いし，日本の保険制度のなかでどういうふうに外来診療や教育にインセンティブ（incentive）をつけていくのか，そこに価値をつけていくのかというのは，非常に難しい課題だと思うんですけれども．もうずーっと先生はそれに取り組まれてきて．

生坂　米国の学会みたいにやっぱりこれだけ誤診があるというのを，どこかで出さないと．外来では誤診だらけだというね．でないと誤診の共有ができないんですよ．例えばSAHの見逃しで救急に運ばれてきて，直前に診た開業医さんに誤診でしたよって，もう誰も言わないですからね．

綿貫　はい．

生坂　そういう誤診の共有ができていない．『日経メディカル』(2018年11月号の特集「忘れられないカルテ」) の調査でも，誤診したことがないという人が14%もいるんですよね．日本のお医者さんのなかでも．ありえないですから．毎日誤診しているのでは，と言ってもいいくらい僕も誤診してるわけで．外来がいかに危ういものであるかということを，国民で共有できれば，これ本当に難しいところなんですけど，なんとかせんといかんだろうと．コロナも大切だけど，日々の誤診でどれだけ亡くなっているんだというですね．このへんをデータで明らかにするしかないのかなと，だから国内でもSIDMみたいな学会を立ち上げていただいて，いかに日本の誤診が多いかというのを明らかにしないと，次の段階には行かないかな．うん．

綿貫　生坂先生のところでは正しい診断をどうやって追い求めるかみたいな話をされてるんだろうとずっと思ってましたけれど，先生ずっと誤診の話をされてきてるんですよね．

生坂　そうなんです．やっぱり誤診というのはなかなか言いにくいという，『見逃し症例から学ぶ日常診療のピットフォール』を出すときもそうだったし．

今でもなんとなくタブー視されているところがあるので，なかなか，いやもう僕らでもいつも誤診してるんだから，あなたたちもみたいなことは，やっぱり言いにくいんですよね，今もね．そういう文化が少しでも醸成されていけばいいかなとは思っています．ただ総合診療で誤診誤診というふうに言っちゃうと，たぶん潰されると思う．そういう危機感はいつも感じてます．

綿貫　はい．ありがとうございます．でも，患者安全の文脈でのクライシスマネジメントという観点もあるとは思うんですけど，質改善としてのクオリティマネジメントという観点は，総合診療のところで取り組んでいくべき課題なんだと思います．

生坂　まさにそう．患者安全は次の突破口になる．今，千葉大でも死亡例に関しては原則全員カンファレンスにかけて，私もその委員会に入ってやるんですけども，誤診だらけなんですよ．私ここ誤診そこ誤診というふうに言って煙たがられているんですけども，医療安全の教授のリーダーシップのもとでどの診療科でこういう誤診があったと出せるようになった空気というのは，少しずつ感じてます．患者安全という大義があると，これはもう良い御旗になりますよね．ここで突破していただければと思いますね．

綿貫 ありがとうございます．AAFP も SHM*もこのあたり米国で動きが同調してるというあたりを考えますと，日本でも診断をどうやって改善するか，どのように正しい診断をつけるか，どのように誤診を防ぐかというところで，なんとか進んでいければというのがこの先の未来なのかなというふうに私自身も思います．

仲田 いやー非常に面白くお聞きしました．本当にありがとうございました．

綿貫 はい，ありがとうございます．日本では，診断がうまくいかなかったときに病気に関して詳しく知らなかったから，不勉強だったから，みたいな話になっちゃうんですよね．

生坂 そうそう．

綿貫 それで，ジャストカルチャーの話の書籍で『ヒューマンエラーは裁けるか』（東京大学出版会）という本があって，やっぱり，スケープゴート（scapegoat）を作りたがるし，知らなかったその人が悪い，みたいになってしまうって，書いてあります．でもそれはそうではない．結局どこまでいったって間違えるときは間違えるし，それをどうにかできないかってところから話が始まるという先生の話があったと思うんですけど，難しいですね．文化的な部分というのもあるし．

生坂 そうそう．

綿貫 でもこれを結局，後付けでしか評価はできないけれど，どういうふうに，改善の文化につなげていけるのかっていうのは，まだこれから残されている課題だなと思いますし，それをどういうふうにオープンにしていけるか

*米国病院総合診療医学会（Society of Hospital Medicine：SHM）

みたいな話を先生がずっと話されているのは，ああつながってくるんだなというふうに実は今日お話を聞いていて思いました．

生坂　ありがとうございます．

仲田　ありがとうございました．

文献

1） ♪ In My Resident Life ♪指導医10人が語る“アンチ武勇伝”．医学界新聞，2007.01.15
https://www.igaku-shoin.co.jp/paper/archive/y2007/PA02715_01
2） Ikusaka M, Iwata M, Sasaki S, et al：Progressive dysphagia due to adult Chiari I malformation mimicking amyotrophic lateral sclerosis. J Neurol Neurosurg Psychiatry 60（3）：357-358, 1996
3） ACT for Better Diagnosis™：SOCIETY to IMPROVE DIAGNOSIS in MEDICINE.
https://www.improvediagnosis.org/act-for-better-diagnosis/
4） American Academy of Family Physicians：AAFP Supports ACT for Better Diagnosis Initiative.
https://www.aafp.org/news/health-of-the-public/20180914actbetterdx.html
5） 瀧澤美代子，志野原 睦，藤原秀憲，他：総合診療内科外来における尿膜管遺残症の検討．日本総合診療医学会会誌 6（1）：17，2001
6） Kim S, Ikusaka M, Mikasa G, et al：Clinical study of 7 cases of familial Mediterranean fever with MEFV gene mutation. Intern Med 46（5）：221-225, 2007

□ 編者要約

1. 福岡生まれ⇒鳥取大医学部⇒東京女子医大で内科全般⇒アイオワ大家庭医⇒聖マリ⇒千葉大教授に.
2. 農学部を目指したが，虫垂炎誤診受け医学部志望に
3. 医学生時，下顎痛あり診断不能，米国家庭医に三叉神経痛 Dx，フェニトイン著効．総合医に興味.
4. 三叉神経痛の原因が小脳橋角腫瘍だった．結婚式前に福島孝徳 Dr. の鍵穴手術で治癒.
5. 米国は訴訟社会．家庭医は common disease の診断と行動変容のみで，診断学はない.
6. 権威が診断の ALS に舌萎縮と攣縮なく疑問，MRI スカウト view でキアリ奇形 1 型診断，治癒！
7. 米留学のつてで聖マリ総合診療立ち上げ，誤診の共有で学内の誤診例提示増加.
8. 尿膜管遺残，家族性地中海熱等，診断可能になると地域の症例が連続して掘り起こされる.
9. 誤診例の積み重ね，共有で伸びる!!!!
10. 聖マリのカンファ⇒CareNet カンファ⇒NHK の『ドクター G』に発展.
11. 米国では初診に 15 分かけられるが，日本では膨大な外来数をこなさねばならぬ.
12. 千葉大教授選考戦は業績書類選考なし，OSCE＋研修医へのレクチャーで教授に.
13. 重症疾患の軽症例は診断できぬ！　良性疾患を極めるしか重篤疾患は診断できない！
14. 病歴診断は超重要，患者の言葉を医学的上位の概念（SQ：semantic qualifier）に昇華.
15. パターン認識がシステム 1，考えて結論にもっていくのがシステム 2(二重過程理論).
16. 最初に想起する疾患が重要，わからぬとき SQ でググる．VINDICATE-P は臨床で使えない.
17. 主訴の医学用語（SQ）変換は整理が楽だが，患者の言葉のままが核心に迫れることも.

18. なるべくシステム1で．SQが3つで鑑別浮かばぬときは2つの組み合わせでググる．
19. システム1の確証バイアスは強力なのでカンファで維持，棄却を繰り返しひたすら症例増やせ．
20. 前医が見落とした症例をなぜ診断できたかを言語化させて共有する．検討会で対話し，経験症例をひたすら増やす．
21. 千葉大総診をセカンドオピニオン外来とし，自費55,000円で採算回復，現在2，3カ月待ち．
22. AIには良質の教師データが必要でそれが問題．ゴミを入れたらゴミしか出てこない．
23. 診断不能例を時折振り返る．家族性地中海熱はこれで複数掘り起こせた．
24. 外来は誤診の宝庫．誤診例を共有して対話，言語化せよ．

大切なことの１つは
依頼医とは異なった視点から
画像をシステマティックに
見るということだ.

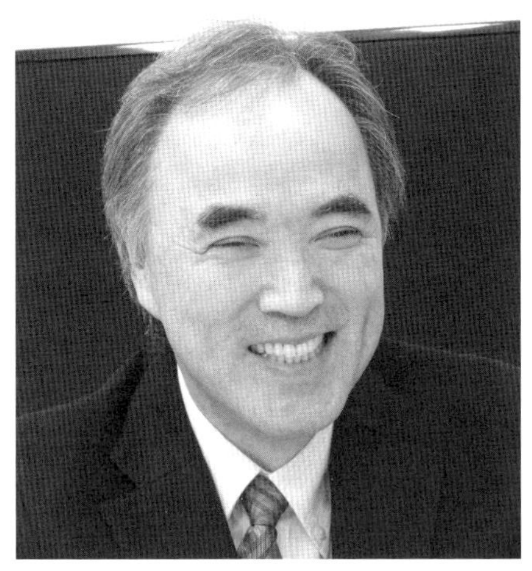

[放射線]

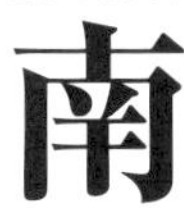
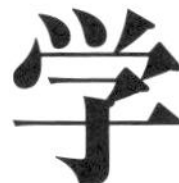

南　学

(みなみ まなぶ)

筑波大学　名誉教授（放射線診断学）
アジア腹部放射線学会　代表理事（2021 年）
1958 年 5 月 1 日大阪府泉南郡岬町生まれ.
1983 年東京大学医学部卒業後，同大学放射線科入局．大学病院や関連病院にて放射線科研修後，1986 年米国ウィスコンシン医科大学で短期研修（6 カ月），1994 年 MD アンダーソン癌センターで臨床フェロー研修（1 年 2 カ月）を行う．2004 年から筑波大学人間総合科学研究科放射線医学教授を務め，2016 年附属病院副院長を経て 2019 年早期退職，名誉教授となる．現在は，筑波大学や東京大学の関連研修病院にて，レジデント教育や診療に従事．専門は放射線診断一般，特に腹部・胸部，骨軟部腫瘍.

綿貫　今回，南先生にお声がけするきっかけになったのはこの書籍『画像診断を考える』（学研メディカル秀潤社，初版，2003年）だったんですね，僕のなかでは，診断が好きな人であれば，どの領域の人でもこの本からは大きな学びを得られると思っています．

南　それはどうもありがとうございます．第2版が出たとき，すでに初版が手に入らなくなっていたのでPDF形式で無料で配っていたんです．なかにダウンロード用のQRコードもつけていたのですが，サーバを維持するのがたいへんになったんです．

綿貫　それだけ反響が大きかったんですね．

南　そうですね．以前，『眼科の本の本』（清水弘一著，1982年）というのがあったんですよ．眼科学を勉強するのに著者がどのような本を読んできたかというものですが，これが着想の参考になりました．共著者の下野太郎先生と一緒に，「最近の若手はいろいろと迷うことも多いようなのでこんな本を作りませんか」ということで西村一雅先生にも加わっていただいて作りました．

綿貫　この書籍のなかで南先生がお書きになっている，「13のよりよい放射線科医になるコツ」が非常に印象に残っています．

南　若いときから若手の教育，上達過程，画像認識に興味がありましたし，またなぜ誤診するのかなどに関心がありました．ある所見があったら○○病，なければそれを否定する人がいますが，その論理はおかしいですよね．逆は必ずしも真ではありません．そこを間違うと簡単に誤診します．

画像診断はやはり影絵で100％正しい所見はないし，感度，特異度，陽性・陰性的中率，正診率を考えなければなりません．非特異的所見であっても，複数の画像所見を集め，さらに検査所見や症状・経過などを組み合わせていくことである程度特異的な診断が出てきたりします．しかし成書にはせいぜい1つの所見の尤度比しか書いてありません．そういう組み合わせを見つけるのも画像診断医の仕事ではないかと思います．

綿貫　そのような考え方の基となるベイズの定理，臨床診断学は私も卒前に学びましたが，2008年に野口善令先生や福原俊一先生の『誰も教えてくれなかった診断学』（医学書院）が出た頃に自分としては臨床の経験とも相まって，よりよく理解することができたと感じています．

南　私は，1985年にデビッド・L・サケット（David L. Sacket）の『Clinical Epidemiology』の本が出て，これらの考え方に関心をもちました．尤度比のノモグラムも知りました．SpPIn と SnNout の話です．

仲田　南先生が挙げられた本にモートン・A・マイヤーズ（Morton A. Meyers）の『Dynamic Radiology of the Abdomen』が入っていてとても嬉しかったんですよ．これを研修医のときに読んでめちゃくちゃ面白かったんです．

この初版が1976年に出て，私は78年卒で，こんなに面白い本があるのかと思いました．

これをわかってくれる人がいたと知って，本当に嬉しかったです．

綿貫　この書籍は恥ずかしながら初めてお聞きしたのですが，どういった位置づけの書籍なのでしょうか？　放射線診断学を学ぶための成書として出版されたものでしょうか？

南　そうですね．当時は腹部ではマイヤーズだったり，胸部はロバート・ハイツマン（Robert Heitzman）の教科書がバイブルでしたね．当時のCTは画像の分解能があまり良くなかったです．その過渡期に解剖学・病理学的知識とCT所見，単純写真所見，バリウム所見などをどう組み合わせるか．その相関解析が盛んになってきたばかりの頃で，先駆的研究でした．いわば想像力の塊ですよね．よくこの悪い画像からこんな病態まで想像できるなという感じで．

仲田　後腹膜が3つのスペースに分かれるのですが，これを解剖学的に明らかにして画像とつなげて論理的に書いてあります．読んでゾクゾクしますよ．今は第6版ですね．

南　そうですね．日本語も出たのですが英語のほうがいいと思います．

マイヤーズ先生はまだお元気なんですが，第4版からはチュシルプ・チャーンサンガヴェージ（Chusilp Charnsangavej）という私の留学先のボスも参加されてより高精細なCTやMRI画像が多数加わりました．チャーンサンガヴェージ先生は亡くなられて今後この教科書がどうなるかわかりませんけど．

綿貫　留学時代の話はあとで戻りたいと思いますが，画像診断学でのモダリティは，CTが実用化されて臨床現場で使われるようになったのは1980年代でしょうか．

南　全身スキャンが出てすぐいろんな部位で使われ，その後造影剤を用いて血流情報がわかるようになり，さらなるブレークスルーは3D情報が得られるようになった1990年代のヘリカルCTですね．

今はMDCT（マルチディテクター・ロウ・CT）を使えばもっと簡単に3Dデータが得られますし，心臓などの動きの機能解析も可能です．

これらによってステップアップされたんですが，画像と病理を比較する仕事は1985年頃までにかなりのことがされていました．

仲田　僕は1978年卒で，頭部CTが出たのがその頃でした．腹部CTはまだありませんでした．

綿貫　南先生の北米放射線学会参加記（1992年）[1)]があって，それによるとモダリティ発展の時代が80年～90年代前半ですね．遅れて日本にも入ってくるわけですね．

南　80年代には日本にもいろんな病院にCTが入りだし，私が研修を始めた83年には体幹部CTがありました．しかし5秒に1枚しか撮れませんでした．92年に北米放射線学会で銀賞をいただいたのですが，そのテーマが肺の3DCTで，肺腫瘍を三次元表示するんです．

通常の状態ではヒトは20秒程度しか息止めができませんが，酸素を吸って過呼吸すると若手の技師さんだと3分くらい息を止められました．

そのような方法で患者さんに1分10秒間息を止めてもらって3 mmスライスの連続画像を12枚撮るんです．すると3 cm以下の結節であれば3DCTが作成できます．それでHRCT（高分解能CT）とか3DCTを組み合わせて発表したら賞をいただくことができたのですが，米国人は日本人でなければこんなことはできないって言いました（笑）.

120名の患者さんに行って，呼吸が続かなくて撮れなかったのは2名だけでした.

放射線科医という選択

綿貫　南先生の生い立ち，放射線科医を選択するまでの経過をお伺いしてもよろしいでしょうか.

南　私は1958年に大阪に生まれました. 大阪の田舎で，最近まで水洗トイレもありませんでした. 家系に医師はいなくて塾にも通ったことがありません. 小中学校は地元です. 祖父が教育熱心で，よく米国の話をしてくれていて，子どもの私は海の向こうに見えるのが米国だと思っていたんですが，あとでそれが徳島とわかりました. 高校は灘高で，下宿して通っていましたが，大学の志望は最初は建築科だったのです. ただ物理があまり得意じゃなくて私が家を作ったら家が潰れるなあと思い，担任の物理の先生の勧めもあり，高い山を目指したいと思って東大の医学部に進みました.

放射線科を選んだのは，細かいことが好きで，全身を診る科がいいなと思ったからです. 全科をリストアップし，比較検討したらプライマリ・ケア，麻酔科，小児外科，放射線科，皮膚科などが残りました. 当時の放射線科教授だった飯尾正宏先生がアグレッシブで講義などで興味深い話をしてくださいました. 1982年にドパミンレセプターを核医学で描出できたとか，精細なMRI画像など最新の国際学会のスライドなども見せてくれました. 放射線治療にも興味があって，全身の癌が治せるのはすばらしいなと思いました.

だけど当時はまだ「デモシカ放射線」と言って，ほかに手がないから放射線治療でもするかとか，もう放射線治療しかないかというふうに考えられていた時代だったんです.

仲田　でも，米国では放射線科医って地位が高いですよねえ.

南　そうなんです. 米国のギルバート・H・フレッシャー（Gilbert H. Fletcher）の放射線治療の教科書を見ると，書いてあることと日本の現状がかなり違ったんです．適応に関して研修医1年目で依頼医師と喧嘩したりして，これはつらいなあと思いました．今は放射線治療の先生が頑張られたおかげで地位も上がり，適応も米国とあまり変わらなくなって本当にすばらしいことだと思います．放射線治療をやめて，次に教授の専門だった核医学に進みました．

しかし核医学はROI（region of interest）といって，関心領域を置く場所によって出てくる値がかなり違ったんです．これも満足できないと思い最終的に放射線診断に進みました．筑波大学の前教授の板井悠二先生という肝臓の画像診断の大家にいろいろと教えていただきました．自分の診断が正しかったかどうか結果を常に突きつけられる放射線診断は，厳しいけれどやりがいがあると感じました．人を助けたいという動機などがあって医者になったのではないので，非常にお恥ずかしいですけれど．

古典的放射線診断への憧れ

仲田　放射線診断のなかでもどの領域ですか？

南　全身に興味があって，当時ジェネラルの診断では大場 覚先生などが有名でした．将来的には米国で研修を受けたいと思ったんです．東大の放射線診断では，神経をやるニューロとそれ以外のノンニューロにしか分かれていなかったんです．板井先生はノンニューロのトップでした．ニューロの先生から「お前はニューロにはあまり向いてない」と言われました．神経系と違い腹部や胸部は非対称なので面白いと思ってノンニューロを幅広く選択することにしました．

仲田　大場先生には結婚式のとき，祝辞をしていただきました．金沢大学のご出身で浜松医科大学放射線科教授や名古屋市立大学の学長をされ，静岡県東静病院（現 静岡医療センター）にもいらっしゃいました．

研修医の頃，静岡こども病院で月1回X線カンファレンスがありまして，毎回，前に出されて所見を言わせられました．大場先生にマイヤーズの『Dynamic Radiology of the Abdomen』，ドナルド・レズニック&庭山 元

(Donald Resnick & Gen Niwayama)の骨・関節X線の本を勧められました.

大場先生は単純写真から深く読影していくものですから，ものすごく面白かったですね.

綿貫　当時は単純写真で勝負するという時代だったんでしょうか.

南　当時はまだそうですねえ．高名な先生方の読影は本当にかっこよかったです．実際読影は難しかったし感度や特異度はまだ低かったのですが，画像を隅々まで見てヒントを拾い上げるという職人芸のようなところがあり，ぜひ海外で勉強したいと思いました.

仲田　大場先生からレズニック&庭山の骨軟部の本も勧められたんです．病理とX線を対比した本で非常に面白かったです.

南　レズニックの第4版は5巻ですが，当時はまだ3巻本でした.

綿貫　解剖と病理病態，画像の関連はどう学習されましたか？

南　解剖アトラスを見るのが好きで，10冊以上の解剖書を持っています．解剖書を見ながら，これ画像で見えないかなあなんて思って眺めるんです.

例えば，胸腔穿刺で肋間動脈を避けて肋骨の上を刺せと言いますが，肋骨の前方では内胸動脈から出た肋間動脈は上下2つに分かれて肋骨の上下を通るんです．これは解剖のいくつかのアトラスにも示されています．ですから前から刺すときは上を刺しても出血する可能性があります．気胸では通常，前から刺すかと思いますが，肋骨の上を穿刺したのに出血したという経験をもつ先生は大勢いるかと思います.

仲田　えっ，そうなんですか.

南　医学の成書には下から刺すなと書かれておりそれは正しいのですが，上も前面は必ずしも安全ではないということです.

東京医科歯科大学の解剖学の佐藤達夫教授は，「疑問をもったら自分で解剖しなさい」と言われました．なかなかそういう時間はとれませんが，解剖書を見ているだけでも面白いです.

仲田　先生は腸管と腸管の間を見よと言われましたが.

南　マイヤーズの教科書(『Meyers' Dynamic Radiology of the Abdomen』)

のなかにある体幹横断標本や，韓国のマン・チョン・ハン（Man-Chung Han）教授が作られた人体断層アトラスでは，腸管と腸管の間に空気の入っているところがありますね．

腸管と腸管の間は患者さんのCTではあまり意識されてこなかったのですが，そこには漿膜下脂肪と腹膜がしっかりあるんです．あるときそれに気づき腹腔内の立体構造がわかってきました．ちょうどその頃画像も3Dになり，それが想像できるようになりました．

仲田　一番楽しい時代だったんでしょうねえ．

南　今よりも画像を楽しむ時間もあったんでしょう．

綿貫　仕事や学習の内容がモダリティの進化によって変わってきたようなところを見てこられたと思いますが．

南　そうですね．今の若い先生はまずCTやMRIを勉強しなければならず，単純写真や造影検査を勉強する時間がなくてある意味かわいそうですが，仕方がないですよねえ．

血管造影でencasementがあって腫瘍が圧排・浸潤しているのは，CTやMRIなら直接的にわかりますが，見えないものを想像する楽しみは減りましたね．

仲田　先生の勉強法で面白かったものに「これだけノート，これだけ教科書」というのがありますが，とても納得できます．ポイントだけノートに書き込むんですか？

南　出版社の方に言ったら怒られそうですが，厚い本を常に見ることはできませんよねえ．自分の知っているところはいらないですから，本を破ったりデジタル化したりして抜粋版を作るんです．以前は大事な頁に付箋を貼ったりしていましたが，今は自炊でPDFにしてそのコピーから500頁を20頁くらいにした抜粋版を作れます．そうすればオリジナルも残せます．

放射線画像診断をメインに

綿貫　放射線画像診断をメインにして，ノンニューロでなくお腹をテーマにされたということですが，海外への留学や学会参加はいつ頃からされていましたか？

南　卒後3年目に板井先生に初めて連れて行っていただいた北米放射線学会には毎年参加しています．参加者は5万5,000人くらいいて，世界一大きな学会と言われています．技師やメーカーの方も参加しますから，医師は3万人くらいかもしれません．

放射線の世界の広さにも驚きましたし，当時から女性の先生も活躍されていてすごいなあと思い，またその平等さが良いと感じました．卒後4年目からは毎年演題を出しました．学会の採択率は20％以下です．

仲田　先生の本では，米国の放射線科医は一日20～25例くらいしか読影しないけど，日本では50例くらい読まされるとのことですが，それは米国の放射線科医が多いからですか？

南　それはありますね．日本ではどうしてもオーバーワークになりますね．

綿貫　米国でいわゆるindicationを決めるのは誰になりますか？

南　もちろん受け持ち医ですが，必ずカンファでChoosing Wisely的に本当に適応があるのか，その検査で新たな情報は加わったかなど，見直しが常に入ります．また保険会社からの審査もあります．検査が高額なこともあり，患者自身の選択意思も強いです．

当時は日本ではCT撮影は1万円くらいでしたが，米国ではCTが20万円，MRIが40万円くらいしました．

仲田　値段を調べて驚いたのですが，日本で心臓のカラードプラをやると8,000円くらいですが，米国だと20万円くらいするんですね．林 寛之先生からお聞きしたのですが，胸部・腹部造影CTをまとめて撮ると200万円かかるとおっしゃってました．

南　かかった費用をすべて上乗せできるシステムですね．人件費，ドクターフィーなども施設によって自由に決められるんです．

アクセスという意味では患者さんにとっては日本がいいかもしれませんが，レポートがちゃんと書かれているかというとカルテに3行で済まされていたりもします.

綿貫　留学をされたのはいつですか？

南　卒後4年目ですね. 飯尾正宏教授が米国の奨学金を取ってきてくださり, 当時日本にもMRIが入りはじめ発展しそうだったのでその勉強を半年間するように言われたんです. しかし私自身は単純写真や関節造影, 嚥下造影などを見たりしていました.

綿貫　読影の仕方, 鑑別の仕方などは？

南　私が直接教わることができたわけではないですが, レジデントを教えているところを盗み見ると, 例えば胸部単純写真の読影では胸壁, 骨から見て最後に肺を見るんですね. そしてGamut（鑑別診断）を挙げます.

鑑別はよく絞って5つくらいが上限ですね.

それで米国の放射線診断レジデントになりたいと思い, 英文のレターを150カ所に出したんですが, 当時の競争率は50倍くらいで10カ所くらいのあまり有名でない病院からしか返事が来ず, 結局諦めました.

しかしやはり米国で実際に教育を受けたいと思い, 36歳のとき東大の助手でしたが, clinical fellowとしてMDアンダーソン癌センターに留学しチャーンサンガヴェージ先生の下で働きました. スタッフにならないかと誘われましたが, 結局日本へ帰ってきました.

綿貫　一度帰国され, その後36歳でclinical fellowで再度米国へ行かれたことには, たいへん勇気が必要であったことと思います. これ以前に大学院にも行かれたんですか？

南　いえ, 学位は論文博士です. 普段から米国留学したいと言っていたんですが, このときも板井教授から話があって給料もわからない状態で行くことを即決しました.

当時の米国の教育ではレジデントが部位別セクションごとに1カ月間ローテーションします. 1つのセクションをレジデントの間に3度か4度回ります. 胸部ですとまず朝に50～100例くらいの単純写真を技師が機械にかけてくれてレジデントがまず読影し, その後スタッフにプレゼンして1時間～1

時間半ディスカッションします．昼食のあと，レジデントがsystemicにdictationします．

午後はCT読影や肺生検などの実技があり，その頃にはtranscriberによるdictationができ上がり，それをスタッフがチェックします．翌日レジデントがそれを見て教育的症例はカンファで発表します．ですから重要症例には3回くらい触れて覚えます．1日80例とすると1カ月で1,600例くらいになります．その間に必読の教科書があり，1カ月に600頁くらいが義務になっていますから1冊は読めます．それが多くの病院で教育システムとしてでき上がっていてうらやましかったです．

日本だとレジデントは注射当番など雑用が多く，「適当にやっておいて」という感じでかわいそうです．CTだと1日3例くらいしか読まないかと思います．

仲田　米国に行ったら実力がつくわけですねえ．

南　外科も1日に3例くらいの手術をするわけで，いかに早く一人前の医師に育て上げるかというシステムとしてでき上がっています．

綿貫　期待をしていた以上のものを見せつけられたわけですね．

南　できる限り盗んできました．最初の留学のときはオブザーバーだったので文字どおり盗んできましたが，2回目ではclinical fellowでしたから教えてももらいましたけど．

ただ日本では病理と緊密な関係があったり手術記録にスケッチがあったり，日本のほうが良い点もあります．米国はdictationの文化が発達していますから絵はほとんど描きません．

日本の先生方は外科も病理もきれいな絵を描いてくれます．

日本では病理とのカンファが盛んで，マクロ，ミクロで画像と病理の相関がどうなっているかわかりますが，米国ではそれほどないですね．

新たな知識を得るために

仲田　例えば京都大学の伊藤春海先生の肺病理と画像の研究がありますが，

ああいったものはあまりないんですか？

綿貫　伊藤先生の研究とはどのようなものでしょうか？

仲田　病理から入るんです．間質性肺炎はどこにどういう病変があるからあのような画像になるのかとか，終末細気管支にこのような病変があるから tree-in-bud になるなど，病理から画像を説明しますから非常に納得がいくんです．

　南先生は新たに知識を得るにはどのようにされてますか？

南　下野先生はたいへん多読で，雑誌も毎月20冊くらいはチェックされていますが，私はそんなに真面目なことはできていません．マイヤーズの教科書も読みかけて，これ以上読んだらこの先生の思想に影響されてしまうと思ってやめたりしたんですが，あとになって自分が考えたことが全部この本に書いてあったことに気づいたりしました．

　他科の本はよく読みます．画像の本だけだと得られないことが他科の本から得られることが多いです．

仲田　研修医のとき，ベンジャミン・フェルソン（Benjamin Felson）の『Chest Roentgenology』を読んでシルエットサインなどを知ったのですが，その後，清水の結核病院の富士見病院（現 静岡県立総合病院呼吸器センター）に行ったとき，驚いたのは胸部 X 線の読み方がまったく違うんです．そこでは気管支の B3b が前に出て B6 が後ろに出ているから画像はこのように見えるという具合に解剖から入るんです．フェルソンの本ではそのような細かい解剖は一切なくて，読影方法がまったく違うということに驚きました．

南　放射線科に入る先生方には外科の手術習得と同じで，できるだけ多くの病院を回って上司と良い関係を築いて，可能な限りの手技や知識，考え方を教わり，あとでそのなかから良いところを採用するというふうにしていただきたいと思います．ローテーションのなかで先達の方法をまずは広く吸収してそのあとで吟味するのが大事です．

仲田　先生の本にも，Gamut*からたくさん鑑別診断を挙げるのはだめだと書いてありますね．

綿貫 米国で clinical fellow をされて，その後日本に帰ってからはどのようなキャリアを歩まれたのでしょうか？

南 その後は東大講師とか准教授などを経て45歳で筑波大学に移りました．筑波大学の板井先生が亡くなられたあと教室を引き継がせていただきました．

綿貫 筑波大学でどのように若手の教育システムを構築されたか教えていただけますでしょうか．

南 筑波は以前から general radiology を重んじ，フィルムも米国のように中央管理されていました．しかしレジデントにあまり人気がなく，茨城県は人口300万人なのに放射線科医は県下になんと32人しかいない状態で，一方 CT，MRI は400台以上ありました．

自分の専門の肝臓をやることもできたんですが，地域の将来のことを考えて米国のように教育システムをちゃんと整え general radiologist を育てたいと思いました．

当時，日本ではすでに放射線専門医の制度はできていたものの，教育体制は各大学バラバラでした．

筑波では3カ月ごとに MRI，超音波などをローテーションしたり，4年の間に必ず小児病院も回ることにしました．外国の有名な教育病院ではレジデントの枠が毎年4人などに決まっていますよね．その場合はプログラムを組みやすいんです．しかし筑波では毎年研修医の数がバラバラですから，少ないときはスタッフがカバーしたりすることにしました．

また日本では大学医局に入ると一生，関連病院を回りますよね．米国ではレジデント研修は A 大学，フェローは B 大学，そして C 大学のスタッフ，と移り変わるのが当たり前なんです．ハーバード大学の卒業生はハーバードのレジデンシーにはほとんど採用されません．あえて外に出します．むろん将来戻ってくることはあります．

筑波で研修したら一生茨城県といったら誰も来てくれませんから，レジデ

*放射線診断の鑑別診断の本『Reeder and Felson's Gamuts in Radiology』

ントを４年間，その後２年間関連病院か大学にいたらあとはどこに行っても良いということにしました．大学としては珍しいですね．しかしそのようにしても半分以上の人は残ってくれました．

綿貫　教育が労働資源の都合で歪まないようにということと，閉鎖的でなくキャリアが閉じないように，という２点を意識しているのですね．

南　そうです．医局を辞めてほかに移りたいというと，教授から「お前，そこで生きていけると思うなよ」と言われるんじゃなくて，うちは御奉公が終わったらきっちり「優秀な人です」という推薦状を書いて出しています．

綿貫　それだと途中から入ってくる人にとっても，入りやすいですよね．

南　筑波のレジデントは半分は学士入学でいろんなフィールドを経験してきた人が多くて，少し年齢の高い人でも短期間で鍛えられて学べ，好きな道を選べるということで集まってきてくれています．ただ残念なのは枠が毎年必ずしも埋まらないことです．

仲田　血管造影のようなテクニカルなものには上達にコツがありますか？

南　３カ月くらいすると基本的なテクニカルなことはある程度できますが，上の人がなぜあそこであのようにしたのかとか，カテーテルをひっかけるときにトルクのかけ方など細かい手技をどうしたのかとか，カテーテルのカーブと血管の径との関係はどうかなど，そういうことをどれだけ考えているかだと思います．その場での判断，パニックに陥ったときにどうするかを常にシミュレーションしたり考えていないとなかなか上達しません．それは読影においても同じなのですが．

綿貫　先生の本のなかで印象的だったことに，診断を決めないと合っていたかどうかわからないので，非定形であるとか，ぼやかしたりしないようにというところがありました．

南　大切なことの１つは画像をシステマティックに見るということです．何らかの診断をつけてそれをきっちり報告書に書き記録するということです．そうしないとあとで結果がわかったときに反省ができません．「○○も否定できません」というのを嫌がる人もいます．しかし，この病気だけは絶対に否定が必要ということは書くべきだと思います．画像は影絵ですから，画像だけで必ずしも確定・否定できるわけではありません．

放射線科医と臨床医側のコミュニケーション

綿貫　放射線科医と臨床医側とのコミュニケーションについてお聞きしたいと思います．

私は，基本的にはオーダーするときはなぜ撮るのか，どのようなindicationがあるのかをきっちり書き，わからないことがあれば放射線科まで足を運ぶようにと習って育ちましたが，放射線科の先生の側から見るとどうでしょうか？

南　病理の先生も同じと思いますが，他科の先生が読影室まで来てくれるとうれしいんです．米国では読影室にひっきりなしにいろんな先生がやってきて discussion をするんです．それを聞いているだけでも勉強になります．

しかし今はなかなか来てくれませんね．それは病理の先生もおっしゃっていました．

忙しくなったせいもあるかもしれません．電話でもありがたいですが，電話では画像の微妙な点が説明できません．

仲田　忙しいかと思って遠慮してしまいますね．

綿貫　Discussion することによりレポートの行間が満たされますね．

南　術後の結果を教えてくれる人には，私は冗談で「先生，緊急CTの券あげるね」と言うんです．

仲田　こんな依頼は困るというのはありますか？

南　例えば「直腸癌のスクリーニング」のように，保険病名なのか診断名が書かれているのかはっきりしない場合です．

これが直腸癌をCTで診断せよということなのか，すでに直腸癌とわかっていて転移をスクリーニングせよという意味なのかわからない．カルテをよくみると内視鏡もやっていなくて「下腹部痛」と書いてあったりする．直腸癌で下腹部痛だったらかなり進行した状態ですよね．

主訴，経過を書いてくれるとありがたいです．まだ病名が確定していない時点では「○○の疑い」と書いていただきたい．「肺炎」と書かれていて診断が決まっているのかと思うと，実は肺炎症状はなく肺胞上皮癌のこともあります．

綿貫　年次が若い研修医の頃はこのようなことについても，放射線の先生から指導を受けやすいですが，年次が上になるとなかなか厳しいフィードバックができなくなりますね．

南　上司から撮れと言われた研修医は，不必要と感じても撮らざるをえず，普通だったら造影しなければならないのに気休めにおざなりな単純 CT をオーダーしていたりします．

私は今は大学を退職していくつかの病院で教育しているんですが，いい病院だと放射線科が勧めるとちゃんとそれを聞いてくれることもありますし，そうでない病院はなかなかうまくいかず無駄な検査が増えてしまうこともあります．

仲田　先生が早期退職されたのはなにか理由がありますか？

南　筑波に行ったのは 45 歳でした．筑波ではレジデントが毎年 1 人か 2 人しか入りませんから，そうするとあと 5 年で自分が教育できるのは 5 人くらいしかいないなと思ったら寂しくなったんです．自分ができることはもっと若手を育てることだと思ったんです．

今はいくつかの病院を回っています．自分が読影するんじゃなくて，若手の先生が読んだものをチェックして教育指導をしています．

仲田　先生が書かれたものに，外国の医師の生活がたいへん豊かだとありますが…….

南　それは65歳過ぎからにしたいと思います．まだ若いのでもう少し頑張らないと．今は 4 つの病院での指導と，読影で 2 つの病院に行っています．

綿貫　もともとそのようなプランを考えていたのですか？

南　筑波に赴任したのが 45 歳でしたので，さすがに 65 歳まで 20 年筑波にいたら迷惑だろうと思いました．若手の優秀な人が教授になれません．それにあまり歳をとってからだと新しいことに挑戦できませんから60歳までには退職したいと思っていました．幸い（？）無事，早期退職できました．

綿貫　最近，読影レポートを出しても患者さんのところまで反映されず，診断の遅れが生じたという医療事故が起こっています．このあたりについてはいかがでしょうか？

南　臨床医がレポートを読んだのかをチェックするシステムを作るべきだという意見もあります．私は，これは危ない，レッドフラッグだと思ったら，医師に直接，電話するように指導しています．若手にも，嫌がられても電話しろと言っています．

綿貫　放射線科の先生から直接電話をいただければ非常にありがたいです．

南　ただその作業をマニュアル化するのには少し抵抗があります．

綿貫　見落としがあったときの工夫や対応などはありますか？

南　怖いのは，見落としたことに気づかないことです．見落としたときには，何月何日追加と入れたり，あとでほかの医師が読影して見落としに気づいたときにはカンファで共有できるようなシステムを作り，間違いを繰り返さないようにすることが大事だと思います．

仲田　読影はダブルチェックしますか？

南　研修医が読んだものはダブルチェックしますが，専門医が読んだものはチェックしていません．米国でもチェックしていませんでした．

AIと画像診断

綿貫　最近はAIが出てきました．2019年あたりからGoogleの論文も出てきました．このあたりはどうですか？

南　2016年にAIの大家，ジェフリー・ヒントン（Geoffrey Hinton）先生が，将来は画像診断はAIに置き換わると言いました．しかしその人でさえ今は，放射線科医の仕事をAIで置き換えるにはまだ時間がかかるだろうと言っています．AIをどれだけ業務のなかにうまく取り込むかという方向に変わっています．

数値化されたデータは AI で簡単に置き換えられますよね．麻酔でたくさんのモニターの数値データを監視するような場合は，いくつかの手術を麻酔科医 1 人で管理できるようになるかもしれません．

病変の部位が特定されているものを悪性か良性か判断するのは AI でできると思いますが，画像全体から判断するのはまだ AI には難しいと思います．肺のなかから結節を探したり骨転移を探したりするのを AI がやってくれればありがたいです．

CAD（computer aided diagnosis）の実用化は 1990 年代後半から始まり，米国ではマンモグラフィーはかなり CAD が取り入れられたのですが，日本ではあまり普及していません．

これは，CAD による診療報酬加算がつけられなかったことが関係しています．米国では CAD を併用すると値段は各病院が決められます．

また，日本では最終責任はなんでもかんでも医者がとることになっています．CAD で 10 の結節影がひっかけられてもすべて癌かどうかを診断するのは難しいし非常に手間がかかる．3 mm の結節影に癌の可能性が 1% あるかもしれない．それを診断するには経過を見るしかない．

CAD が間違えたことまですべて医師が責任をとるのだったら放射線科医はあまり使わないかもしれませんね．検診での肺の結節は AI が探して放射線科医は見ないということにしたら楽だと思います．

仲田　CAD が間違えたらどうなるんですか？

南　日本では医師が責任をとりますが，米国では AI を作った企業も責任をとらされると思います．企業は利益を得ているわけですから．そうしないとなかなか AI の技術は発達しないと思います．

綿貫　AI が感じる違和感を人間が認知できないのも問題ですね．

仲田　Dictation の技術は相当なものなんですか？

南　かつて IBM は人間の発音，文法などを分析して文字化しようとしたんですが，ほぼ失敗しました．2000 年くらいから日本のアドバンスト・メディアという会社が放射線科医の文例を 1 万件くらい集めて，似たような文例を探し出すという方法にしたら格段に向上，発展したんです．画面だけ見つめてキーボードに目を落とさずに dictation できます．

外科や病理の先生も手術や剖検時に手袋をはずさずに dictation できますし，顕微鏡から目を離さずに記述できます．米国ではみなそんな感じです．

しかし日本では，この音声認識による技術はまだ普及していません．外科手術で音声認識を使用している先生もあまりいません．

『癌取扱い規約』もよく使う本は PDF にして，コンピューター上に載せています．ただそうすると出版社に怒られますから，ダウンロードはできないようにしています．

仲田　これからは IT に詳しい人がいないと困りますねえ．

綿貫　いろんな病院を回って教育されているということですが……．

南　今の方法が続けられるんだったら続けたいです．「先生，もう古いですよ」と言われたらそのときが潮時だと思いますが，それからいろんな本を書いたりしたいです．最近の多くの画像診断の本は見開き本と言うんですが，項目が2ページに簡潔にまとまっているんです．診断名が書いてあって，代表的な所見が書いてあってという形式で個人的にはあまり好きではないですが，マイヤーズやレズニックの本のように原理原則が書いてあって，そこから想像力を発展させられるような本が書けたらいいと思います．

仲田　大場先生の胸部 X 線の本も，画像がなぜそのように見えるのかが説明されているのがたいへん面白いですね．

南　この所見のときに診断はこうだ，でなく，こう考えるといいというような本ができるといいと思います．

仲田　お勧めの本は？

南　解剖アトラスは3種類くらい持っていると楽しいです．実際の解剖写真もあるといいです．ヨハネス・ローエン＆横地千仭（Johannes Rohen & Chihiro Yokochi）の『解剖学カラーアトラス』（医学書院）などでしょうか．また，マクロ病理の本は好きですね．昔だとウォルター・サンドリッター（Walter Sandritter）などもありましたね．書籍に載っているマクロ病理の画像を白黒でコピーしてそれを眺めてCTでどう見えるか考えるんです．カラーだと邪魔なんですね．そのなかから血管がどこか考えて，それに色鉛筆で塗ったりします．プレパラートをグレースケールで反転してCTのようにしたりもしました．

綿貫　放射線画像にカラーをつけたり，現実のものと合わせて使ったりするようなことはないのでしょうか？

南　3Dのとき，例えば消化管の仮想内視鏡などに粘膜みたいな色をつけたりとかするんですけれど，結局は出血しているところはどこかがわからないので，のっぺりした橙色にしか見えなかったりもします．造影してよく染まってるところを赤くするとか，そういうことは可能ですけれど．画像診断ではカラーは分解能が高くない画像に使うことが多いんです．分解能が高い画像はグレースケールで勝負ですね．あと手術書とか血管造影の本をコピーして白黒になったものに塗り絵をしたりすることも，暇つぶしのようなものでしたが，ありました．血管がどれかなどを考えながら，自分で動脈を赤に塗っていくと構造の理解につながっていくと思います．

綿貫　そのように学習していくやり方もあるのですね．

南　あと，言葉の定義は私はあまりうるさく言いませんが，辺縁に凹凸がある腫瘤，なかに低濃度領域がある，静脈・動脈がある，胸膜陥凹があるなど，そういうことをすべて口で言うトレーニングをしないと画像を認識したことになりません．

綿貫　言葉で表現できなければ認識できていないということですね．

南　ほかには，個人的には手術書を買うことが割合多いですね．日本の雑誌『消化器外科』の増刊号とか，すごく良い手術書が出ています．私がどれだけわかるかはわかりませんけれど，それでどのように手術していくのかを知りました．外科だとロバート・ゾリンガー（Robert Zollinger），整形外科だとスタンリー・ホッペンフェルト（Stanley Hoppenfeld）の本とか．

仲田　私が研修医の頃，腹部単純写真のバイブルのJ・フリマン・ダール（J. Frimann-Dahl）の本がありましたが，もう絶版でしょうか？

南　そうですね．私も読みました．

綿貫　最近，若い先生方が本をあまり買わないし，読まなくなりました．

南　たぶん見開き2ページ本で内容がつまらなくなってきましたし，似たような画像はネットでより効率的に検索できたりしているからでしょう．そうでなく，原理原則を書いた本があるといいですね．

外国だと頻回にレクチャーが開かれてそこでスタッフから根本原理を教えられます．

仲田　フェルソンの原著もジョークがいっぱいでとても楽しいです．

“Hilum overlay sign”というのがありますが，レジデントが，冗談で女性がベッドの上に寝ている切り絵を作って「Madam なんとかの overlay sign」と書いてあるんですが，それをわざわざ教科書に掲載しています．また，フェルソンの子どもさんがいつも指を口にくわえているので「指を口に入れてはいけない」と注意したら「それじゃ，いったい指をどこへしまえばいいの？」と聞かれたなんてことまで書いています．またフェルソンが米国東部の病院の講演に招待され，講演前のカンファに出席したところ，レジデントが「ここにシルエットサイン（フェルソンが言い出した）がある」と言うのでフェルソンが「そのサインはいったいなんだ？」と聞いたところ「どこか西部のやつが言い出したサインだよ」と答えました．その後，講師として講演を始めたところ，そのレジデントが狼狽したとのことです．

私も本を書いたときは，これを見習ってできるだけ冗談を入れるようにしました．

今後かかわっていきたいこと

仲田　ぜひこれだけは伝えておきたい，今後の関心事などはありますか？

南　三次元のデータが画像検査で容易に集まるようになってきました．病理は破壊的検査で採取してしまうとそれで終わりですが，画像による三次元診断では，腫瘍が時間とともにどのように変化していくのか，周囲との関係がどのようになっていくのかがわかります．それが日本全国で追えるようになるといいですね．AIに関してですが，日本では画像はたくさんあるのですが，AIに教えてラベリングする教師データが圧倒的に不足しています．例えば超音波検査だとstructured reportと言って，検査技師が肝臓の所見，胆嚢の所見，腎臓の所見など，項目別に書くのが当たり前です．

しかし日本のCTのレポートでは皆さん忙しくて自由記載が多いんです．皆さんの能力は高く診断結果は合っているのですが．1日100件も読影するには項目別にいちいち書いていられず，臓器別のデータになっていないので教師データとしては使いにくかったりします．そのへんでいずれ中国やインドに負けてしまうのではないかと心配です．

また，長年続けているBody CT道場は続けていきたいです．腹部CTは1,000例以上蓄積しています．そこでの発言も貴重ですし，メモもあるんです．

仲田　それは本になっているのですか？

南　テキストにする話はいろいろあったんですが，テキストにするには普通，key imageが必要ですよね．その考え方自体にあまり賛成できないんです．たくさんの画像からkey imageを探し出す過程が大事です．大量のデータをどのように載せるかが書籍では問題になりますが，今ではwebなどを使えば可能なのかもしれません．

仲田　徳洲会グループには急性腹症のCTのサイトがありますよね．あれはすごいですね．

綿貫　遠隔での画像診断は，現在どのくらいの段階まできているのでしょうか？

南　画像の読影を外部に依頼して結果のレポートだけを読む病院から，外科などのある領域に特化した専門の先生と放射線科医がdiscussionしているところまで，さまざまなレベルがあります．ハワイで日本の夜間救急の画像を時差を利用して読影するところもあります．遠隔診断はdiscussionができるか，依頼内容に詳細に経過を書いてくれるか，放射線科医がカルテを参照することができるか，などの点が解決されているとたいへん有効なのですが，そうでないとあまり効果のないものになってしまいます.

仲田　米国で1件読影するのにどのくらいお金がかかりますか?

南　単純写真で1万円, CTだと5〜10万円です. もちろん安く請け負うところがあります. カリフォルニアだと撮影と読影付きでMRIが7万円なんてところもあります.

仲田　そんなにするんですか. 日本と桁が違いますね.

綿貫　病理では, よくわからないときは専門領域の病理医にコンサルトするシステムがあるとお伺いしたことがありますが, 放射線科医にも類似のシステムはありますか?

南　それは出ては消えています.

日本で長く続いていたものでは国立がん研究センターのものがありましたが, 手術前までに読影結果が出ないと意味がなかったりしますので, あまり普及していませんね.

米国と違って放射線科スタッフは数十人もいませんし, 文部科学省によって国立大学の医局はスタッフ数が限られて8〜10人ですから, 日本ではどうしてもその科の得意分野に凸凹ができてしまいます.

病理の先生方がえらいなと思うのは, 無料でコンサルテーションを受け入れているところですね. このようなシステムは有料にならないと続きませんが, 現時点では保険点数がほとんどつきませんから, それが課題ですね.

画像診断は病理と違って何割かの確率で間違えます. 正確な診断より, 次になにをすべきかなど, 診断に速さが求められます.

仲田　先生, これから豊かな人生に向かってどんなことを考えていますか?

南　65歳くらいまでは教育を頑張りたいと思います. それ以後はハワイで遠隔読影もいいと思います.

綿貫　豊かな生活というと, いわゆるプロボノというか, 医者の能力を使って社会に貢献するという意味でしょうか.

南　そういう人もいます. 海外の放射線科医には放射線分野に限らずいろんな趣味をもっていたり, 日本文化にわれわれよりも詳しい人がいたりします．人生いかに豊かに生きるかとか，休みのために頑張っているとかいう人がいます．日本人はなかなかそういう発想ができません．しかし留学して知ったのは，頑張る人は本当に昼夜頑張っていることです．

綿貫　結局のところ，海外でもエリート層は昼夜問わず働いているということですね．もう1つ，放射線を専門にしない医師へのメッセージをいただくことはできますか？

南　画像をシステマティックに見るというのは，自分だけではなかなか身に付けることができません．2〜3カ月放射線科を回ればそういう訓練を受けられます．

仲田　3カ月くらいやれば，かなりいいところまでいけますか？

南　そうですね．胸部単純写真でしたら10例までは上の先生と一緒に読み，診方を教わる．100例まではレポートを書いてチェックを受ける．1,000例までは自分で読影するけれど，疑問があればいつでもスタッフに気軽に聞ける状況にいる．そのためにはコネを作っておいて，疑問があれば読影室に相談に行くというふうにすればよいと思います．

画像はアーチファクトなど限界があります．撮像の原理も知らなければなりません．病理もそうですが，気軽に質問できる放射線科医をもっていると役に立つ，そういう体制さえ作ってしまえば読影力を保てると思います．カンファを継続的に行い，そこへ放射線科医を呼んでいただければよいと思います．

綿貫　日本だと各科で読影してしまって放射線科医のレポートを読まなかったり，信頼しなかったり，という事象を散見することがあります．この点，米国と違うように思いますが，いかがでしょうか？

南　海外ではフィルムの時代から中央管理をして，各科は画像を渡されず，レポートを見ることしかできませんでした．それに対応して，放射線科は頑張って人を増やして，整形外科の術後の写真などもすべて読んでレポートを付けてきました．しかし日本では放射線科医の数も少ないし，勢力も強くありません．

現時点で，画像をすべて読めと言われてもマンパワー的にできません．偶然レッドフラッグを見つけたら電話して報告するとか，カンファレンスで違った見方を提示したり，われわれも勉強させてもらうなどすることが大事になるのかなと思います．

綿貫 今日は先生の生い立ちから放射線科を選びキャリアを積み，臨床で感じられた問題や教育の方法，またモダリティの変化への対応など，たいへん興味深いお話を聞かせていただきました．ありがとうございました．

文献

1）南　　学：RSNA' 91 に参加して．映像情報 Medical 24（6）：51，1992

□ 編者要約

1. 大阪出身，灘高から東大医学部，放射線科腹部画像，MD アンダーソン癌センター留学，筑波大教授に.
2. 70 年代末に CT 出現，90 年代ヘリカル CT により 3D データが得られるように.
3. 解剖アトラスは 10 冊以上持ち，眺めて白黒画像で見えぬか考える.
4. 本は抜粋版を作り，「これだけノート，これだけ教科書」を.
5. 米国の放射線科医は 1 日 20～25 例読影，日本は 50 例以上.
6. 米国教育は胸部単純写真 80 例/日読影⇒スタッフのチェック，1 カ月で 1,600 例，教科書 1 冊/月.
7. できるだけ他科の本を読み，多くの病院をローテして良いところを吸収する.
8. 米国医学部では卒後医局に残らず，原則他の大学を回る.
9. カテーテルのカーブと血管径の関係を考える．パニック時を常にシミュレートする.
10. 画像はシステマティックに読影し，所見をきっちり報告書に記録する.
11. 臨床医はつねに放射線室に出入りして discussion を.
12. 読影依頼では症状・経過を書いたほうがより詳細な読影結果を得られる.
13. 読影でレッドフラッグは主治医に電話連絡する.
14. 米国でマンモグラフィーはかなり AI 読影，日本は報酬加算なく普及していない.
15. 米国で放射線，病理の所見記載は音声認識.
16. 単純 X 線読影は 10 例はオーベンと，100 例はレポートのチェックを受け，1,000 例は疑問時に相談できる環境が望ましい.
17. 推薦書籍：「画像診断を考える　第 2 版」(学研メディカル秀潤社，2014)

病理診断は，
ヒトの臓器の一断面を見て
全体を想像するツールだ.

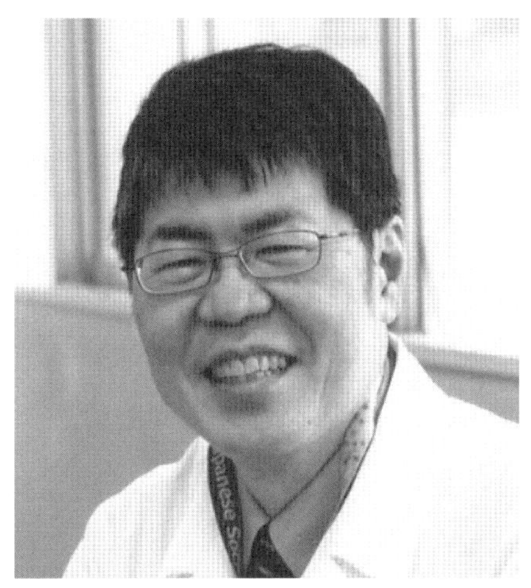

[病理]

砂川恵伸

（すながわ　けいしん）

埼玉協同病院臨床検査科　部長

1994年，琉球大学医学部卒業．沖縄県立中部病院で初期研修し，内科医として離島勤務後，国立国際医療センターエイズ治療・研究開発センターでエイズ診療．その後，日本大学などで病理・臨床検査に勤務．2020年より埼玉協同病院に入職．臨床検査専門医，病理専門医・指導医，細胞診専門医，総合内科専門医，感染症専門医・指導医，Infection Control Doctor（ICD），医学博士．国立感染症研究所感染病理部研究員．

離島で生まれ，離島の医師になる

綿貫　本日は砂川先生にお越しいただきました．砂川先生は沖縄のお生まれですよね．

砂川　はい，そうです．

綿貫　沖縄のどのあたりのお生まれなんですか？

砂川　沖縄県宮古島です．沖縄本島は離島ですが，そのさらに離島です．

仲田　青木 眞先生[†]がいらっしゃったところでしたっけ？

[†]青木 眞先生
1979年弘前大学卒．沖縄県立中部病院内科研修，米国ケンタッキー大学，聖路加国際病院感染症科，国立国際医療センターエイズ治療・研究開発センター医療情報室長を経て，2000年よりサクラ精機学術顧問．米国感染症内科専門医．フリーランスの感染症コンサルタントとして活躍．著書『レジデントのための感染症診療マニュアル』（医学書院）．
青木眞 Research Map https://researchmap.jp/idconsult
週刊医学界新聞：感染症臨床教育の充実をめざして─学生から専門医まで（https://www.igaku-shoin.co.jp/paper/archive/old/old_article/n2005dir/n2630dir/n2630_02.htm）

砂川　はい．1987〜1990年の3年間，沖縄県宮古島の国立療養所宮古南静園*に青木先生は勤務されました．私たち沖縄県立中部病院の臨床研修修了者はその修了後，離島勤務の義務があります．そこで私は自身の出身地である宮古島の県立宮古病院で働く機会を得ました．微力ですが地元出身者として貢献できたと思います．

仲田　琉球大学医学部を卒業されると皆さんそういう義務年限があるんですか？

砂川　いいえ，沖縄県立中部病院研修修了者のみです．戦前戦後を通じて沖

*国立療養所宮古南静園：沖縄県宮古島市に位置する国立ハンセン病療養所．1931年に開設された．（知っていますか？ハンセン病のこと：沖縄県人権啓発活動ネットワーク協議会：https://www.pref.okinawa.jp/site/kodomo/korei/shido/documents/chiikihokenka.pdf）

縄県は医師が少なかった時代が長く続きました（文献1のp37）.

沖縄県には6つの県立病院があり，そのなかで唯一臨床研修制度を設けていた中部病院は，その臨床研修が3年または4年修了した者は，1年以上離島勤務の義務があります.

仲田　そうだったんですか.

綿貫　本村和久先生†方が運営されている，いわゆるプライマリ・ケアコースなどのように，後期研修で中部病院以外の沖縄の病院を回るみたいな，そんなイメージでいいんですか？

> †本村和久先生
> 1997年山口大学卒．1997年中部病院プライマリ・ケアコース研修医．沖縄県伊平屋島診療所，中部病院後期研修，沖縄県立宮古病院内科を経て，2003年より沖縄県立中部病院総合内科勤務.

砂川　はい．私は中部病院で4年研修後，宮古病院に勤務しました．正確には後期研修ではなく，卒後5年目以降に離島の伊江島と宮古病院に県立病院職員として赴任しました.

綿貫　ああ，なるほど.

砂川　私は内科医として赴任しました．プライマリ・ケアコースは1996年から中部病院研修プログラムが開始されました（文献1のp195）．私が中部病院の3年目のときです．自治医大以外に離島に赴任する医師は不足していましたので，プライマリ・ケアコースは，自治医大のように，全科ローテートで修練したのち離島に行きます．私のようにプライマリ・ケアコース以外の医師は宮古病院も含めて県立病院に勤務します．一方，自治医大の離島勤務義務年限は9年です．プライマリ・ケアコースは自治医大よりも短く，約2〜3年です.

綿貫　初期研修を県立中部でされて，すぐに宮古病院に行かれたんですか？

砂川　いいえ．中部病院4年研修ののち，沖縄県北部に位置する伊江島の伊江村立診療所*1に1年間勤務，その後宮古病院に異動しました．これも，紆余曲折がありました．プライマリ・ケアコースは1996年に開始したのですが，第 1 期研修修了者がでるまでの 2 年間，伊江村立診療所に赴任できる医師がいなかったのです.

綿貫　なるほどなるほど.

砂川　プライマリ・ケアコースの 1 期生が伊江島で勤務できるまで中部病院で 2 年研修が必要です．私は感染症を含めた総合診療をやりたかったので，結果的に自分自身にとって伊江村立診療所での 1 年は勉強になりました.

綿貫　なるほど．そういう形だったんですね．じゃあ皆さんが診療所に行くとか，そういうわけでもなくて.

砂川　はい．沖縄県立中部病院の病床数は 560 床です[*2]．県内で 2 番目に大きな病院[*3]で，そのように医療機器が整った施設から離島の，それも県立病院ではないところに行くのは不安でした.

私は総合診療をやりたかったので，例えば消化器内科医の内視鏡検査や，循環器科医の心臓カテーテル検査のように専門手技を学ぶ科はローテーションしませんでした．それでも伊江村立診療所の勤務は不安であり，希望ではなかったのです.

綿貫　ええ，なるほど.

砂川　伊江村立診療所は沖縄県北部に位置する離島の診療所で，人口が 4,500 人です[*4]．橋は渡っていません．その診療所で 24 時間呼ばれました．診療所には入院病床はなく，CT，エコー以外の高度機器はありませんでした.

綿貫　なるほど．住民 4,500 人で医師 1 名って，配置上は少なめかなって印

[*1] 沖縄県伊江村立診療所：伊江村立診療所は，沖縄本島北部の本部半島から北西 9 km，周囲 23 km，人口約 4,500 人の離島に位置する．夜間診療・救急患者の対応を含め 24 時間体制で診療を行っている．ゆいまーるプロジェクト https://www.ritoushien.net/ie.shtml

[*2] 沖縄県立中部病院病床数：中部病院 HP：https://chubuweb.hosp.pref.okinawa.jp/information/outline/

[*3] 琉球大学病院の病床数は 600 床：https://www.hosp.u-ryukyu.ac.jp/overview/gaiyou2020/gaiyou06.pdf

象をもちますが.

砂川 正確には別にもう1人診療所所長がいて，2人体制でした.

綿貫 なるほど，2人なんですね．もう1人の先生っていうのはどんな方だったんですか？

砂川 その方は私とほぼ同時に赴任した50代の年配の方で，沖縄県外から来て伊江村立診療所長を務めていました．元病理医だったそうです．中部病院研修修了者は皆，「とりあえず全科を診ることができるようにしよう」という気概があります．看護師さんや診療所スタッフから相談を受けることは中部病院出身者の私のほうが多かったと自負しています．内科以外に簡単な外傷の縫合なども，できることはすべて対応しました.

仲田 県立中部病院の研修は，もう全科ローテートなんですか？

砂川 はい．1年目が内科，外科，産婦人科，小児科，麻酔科，救急科の全科ローテートで各科を1～2カ月回ります．2年目からは内科などの専攻科に固定されます．私は，感染症を専攻したかったので，各科をまんべんなく回りました．呼吸器科で気管支鏡を，その後も循環器科や腎臓内科を回りました．感染症科を含め総合診療で，将来的に役に立てられればいいかなと思いました．ジェネラルケアを目指す意味で，あえて，自分自身が目標とする感染症科でないところも多く回るようにしました.

仲田 宮古病院にいらっしゃったのは何年くらいなんですか？

砂川 卒後6～7年目の2年間です．離島は伊江村立診療所，県立宮古病院を含めると合計3年間勤務しました.

綿貫 少し前後してしまうんですけれども，琉球大学医学部の学生のときに，病院実習で喜舎場朝和先生[†]からお教えを受けて，っていうお話だった

[*4]沖縄県は沖縄本島，宮古島および石垣島に，橋がかかっていない離島は，人口の多い順に久米島（7,966人），伊江島（4,596人），西表島（2,398人）．久米島には公立久米島病院（入院病床40床）があり，西表島には県立八重山病院附属診療所が2つあるが，伊江島には村立診療所1つのみである．https://www.pref.okinawa.jp/site/kikaku/chiikirito/ritoshinko/documents/h31itigatuban1syou.pdf

と思うんですけど，県立中部には必ず行くんですか？

†喜舍場朝和先生
1966年京都大学卒．1966～1967年京大病院インターン．1967～1970年琉球政府立金武保養院（結核療養所）内科医師．1970～1976年米国で卒後臨床研修（フィラデルフィア総合病院インターン，ワシントンD.C.総合病院内科レジデント，ルイビル大学感染症フェロー）．1976年12月より沖縄県立中部病院内科勤務，1980年内科部長．1974年米国内科専門医，1976年米国感染症専門医．1990年日本内科学会認定医，1996年日本感染症学会専門医．

砂川　はい，そうです．琉球大学は，大学外に学生を実習に出す研修をしています．現在も学生実習保健所や近くのクリニックを回ったりしていると聞きます．その当時から琉球大学は大学病院外の医学部学生実習で，中部病院を学生研修施設としていました．内科系2週間，外科系2週間，合計1カ月実習します．内科を回ったときに，感染性心内膜炎（IE）の症例があり，喜舎場先生に指導していただきました．

綿貫　感染症内科の見学に行ったということではないんですね？

砂川　内科2週間で，学生は実習で希望の科を出します．私は感染症科実習を希望しました．

綿貫　そうなんですね．それは感染症に，もうその時点で関心があったとか，評判が良かったとか，どんな感じでしたか？

砂川　その当時，琉球大学を卒業した中部病院に勤める先輩医師から「感染症科は面白い」と聞いていました．それで学生実習のときに希望を出して，感染症内科を実習させていただきました．

綿貫　何年生くらいのときの話なんですか，それは？

砂川　感染症科を希望したのは5年生の秋です(笑)．当時琉球大学は5年生の9月から6年生の7月まで，病棟実習がありました．その期間に琉球大学病院内と，中部病院の内科・外科の実習をしました．

綿貫　なるほど．5年生の秋の感染性心内膜炎の症例で喜舎場先生との接点がってお話なんですけど，学生のこの見学実習のときに覚えてらっしゃる印象とかエピソードとか，なにかありますか，先生．

砂川　はい．とてもよく教えていただきました．感染性心内膜炎の症例から血液培養の大切さを初めて教えていただきました．

綿貫　なるほど．日々是血培と（笑）．

砂川　そうです(笑)．喜舎場先生は紹介されている写真イラストのままの方です〔週刊医学界新聞：感染症臨床教育の充実をめざして―学生から専門医まで（第2630号，2005.4.18)〕．その当時は恐れ多くてご本人のイラストとか写真はなく，後からできたものです．私が学生のころ，喜舎場先生は40代後半ごろで，お若かったです．当時の学生指導も大変熱心でした．

仲田　県立中部病院で感染症内科があったということなんですけども，感染症内科はそもそもそんなにあるところなかったですよね？

砂川　そうですね．

仲田　いつごろから存在したんですか，中部では？

砂川　喜舎場先生が米国で臨床研修され，感染症専門医資格を得て帰国したのが1976年です．当時は内科一般を診るチームの一員として勤務されていました．その後，ご自身の専門の感染症をグループとして診療開始したのが1978年です．

仲田　へえー，早いですね．

砂川　当時日本国内で感染症科として機能していた科はなく，中部病院が初めてです．

仲田　へえ，そうかあ．

砂川　現在，感染症医として活躍している方々には喜舎場先生の教えがあり，そのDNAが受け継がれていると思います．

仲田　岩田健太郎先生†もそうですしねえ．

†岩田健太郎先生
1997年島根医科大学（現 島根大学医学部）卒．1997年沖縄県立中部病院研修．1998年コロンビア大学セントルークス・ルーズベルト病院内科研修．米国内科専門医．2004年亀田総合病院感染症内科部長．2008年神戸大学大学院医学研究科教授（微生物感染症学講座感染治療学分野），同大学医学部附属病院感染症内科診療科長．

砂川　そうですね，はい．

仲田　宮古病院ではもう内科全般を診てらしたんですか？

砂川　はい．宮古病院に勤務していた当時は，呼吸器科医師として配置されました．中部病院の後期研修のとき，呼吸器科で気管支鏡のトレーニングをさせていただきました．呼吸器感染症をはじめ，結核や肺癌，その他感染症全般を診療していました．

綿貫　確か今宮古の人口，55,000人とかでしたっけ？　中部もそうですけど，宮古もかなり忙しいですよね．急性期病院として．

砂川　はい．宮古病院では平良正昭先生[†]という方によくご指導をいただきました．平良先生には「人口が55,000人いると，10万人当たり何人と表現される通常の疾患は，宮古病院に2年勤務したら，ほぼ網羅できるようになる，呼吸器科や感染症科にこだわらずいろんな疾患を横断的に診るように心がけなさい」と教えられました．

[†]平良正昭先生
1984年佐賀医科大学（現 佐賀大学医学部）卒．日本内科学会専門医，日本消化器病学会専門医．沖縄県宮古島市たいら内科院長．

綿貫　卒後7年目くらいに宮古で後期研修，感染症科を目指されて中部に行かれて，診療所経験も思いがけず1年されて．中部のローテートなどもまた，いろいろなもの，器を広げるようなローテートをされて，6，7年目に宮古に行かれてまたそれを実践するみたいな形で，研修の大括りみたいなことが，ここまでの流れになってくるんですよね．それで，このころはまだ，感染症内科医になる，みたいなところが目標というか．

砂川　はい．その当時，感染症科の副部長をされていた遠藤和郎先生[†]から，今後感染症医を目指すのであれば，中部病院に戻ってくれないかとお声を掛けていただきました．しかし当時，私は実力不足を痛感すると同時に，沖縄で診療する機会が少なかったHIV感染症を勉強したかったので，東京（国立国際医療センター）に出てくるきっかけになりました．

†遠藤和郎先生
1986年東京慈恵会医科大学卒．同年より沖縄県立中部病院で研修開始．研修終了後，国立療養所宮古南静園，沖縄県立宮古病院を経て，1993年から中部病院の内科・感染症グループに勤務．内科一般，感染症診療および感染管理に従事．2011年，永眠（享年50歳）．

綿貫　なるほど．

砂川　沖縄県のHIVの患者さんは，その当時はまだまだ少なかったと記憶しています．しかし東京に行って気づいたのが，沖縄県のHIVの患者さんは遠方（東京）まで薬をもらうために通院してる方がいらっしゃったことです．プライバシー保持や専門の医療機関を受診したいという希望があったのです．

綿貫　それは本土にってことですか？

砂川　はい，そうです．

仲田　へぇー．

砂川　その当時沖縄ではHIV症例に出会う機会は少なく，私は是非HIV診療をしたかったのです．そのため国立国際医療センターのエイズ治療・開発センター（現 国立国際医療研究センター，エイズ治療・研究開発センター）*に勤務しました．

仲田　診療所に1年いらっしゃったわけですけど，それはなにかお役に立ちました？

砂川　はい．中部病院での夜間・救急医療では患者さんの病歴と身体所見から，適切かつ最小限の検査オーダーで診療するように，と指導されました．中部病院は総合病院ですから夜間でもCT検査は行えます．伊江村立診療所

*国立国際医療研究センター，エイズ治療・研究開発センター AIDS Clinical Center（ACC）：1997年，薬害エイズ訴訟の和解をふまえ，被害者救済の一環として，国立国際医療センター病院（当時）に設置された．国内外のHIV感染症治療・研究機関との連携のもと，HIV感染症に対する高度かつ最先端の医療提供とともに，新たな診断・治療法開発のための臨床研究・基礎研究，医療情報提供や，医療従事者に対する研修を行っている．http://www.acc.ncgm.go.jp/about/aboutus.html

でもCTは撮れますが，中部病院の教えのとおり，最小限の適切な検査オーダーで，最大限の情報を得られるように努めると教えられました．

仲田　なるほど．

砂川　各診療所は沖縄特有の離島医療苦があります．県立宮古病院は人口が55,000人，病床は約300床*で，離島基幹病院として機能している中心的な施設です．一方，村立診療所は規模も小さく，さまざまな苦労がありました．東京など首都圏の「診療所」は大きな病院と地続きであり，重症例は他院へ紹介できます．しかし，離島では簡単に患者の移動ができません．

仲田　うん，いいですね．ヒストリーと身体所見と最低限の検査で，最大限の診断をするってことですね．なるほど．

砂川　現在も常々研修医を指導するとき，「できるだけ無駄な検査を出さない」，「検査は，検査前確率を考えて，必要な項目をオーダーする」と説明しています．オーダーする検査の感度・特異度，陽性率と陰性率を考える癖をつけるように指導しています．

仲田　だから血培2セットは必須ですね，感染症の場合は．それは絶対必須ってこと．

砂川　はい．必須です．

仲田　いいですねえ．

救急医療・感染症を学びたくて中部病院で臨床研修

綿貫　宮古ご出身で，ご家族のエピソードの話を少しお伺いしたいのですが．最初からもうお医者さんにやっぱりなりたい，こういうことがしたい，みたいなのがかなり明確だったっていうことなのでしょうか？

砂川　そうですね．幼いころから父の病気を目にしてきましたので，医師になりたいと思っていました．

---

*沖縄県立宮古病院は現在276床．HP：https://miyakoweb.hosp.pref.okinawa.jp/information/overview/

綿貫 なるほど.

砂川 父も医療職に就きたいとの希望がありましたが，病気のために断念しました．私自身は幼いころ父から「将来は医師になれ」と繰り返し言われました．また私が中学校のころ（1981年4月）に琉球大学医学部医学科が開設されました[*1]．沖縄県出身者が，沖縄に初めて誕生する地元の医学部に入学でき，地元出身の医師が生まれることが大きな話題になりました．私の父も含めて親戚や知人から医学部入学を目標にするようによく話をされました．

仲田 ご両親はお仕事なにをなさってたんですか？

砂川 父は弁護士です．母は専業主婦です．

綿貫 ご自身の子どものころからお父様のことを見ていて，なにか思われたこととかありますでしょうか？

砂川 幼いころは，父の病気がポリオであることは理解できませんでした．右足が不自由（筋萎縮している）ことは目にしていました．ポリオは小児麻痺と呼ばれ，沖縄県は戦前ポリオが流行した時期がありました[*2]．

その当時，ポリオワクチンは普及していませんでした．そのポリオの流行の時期に父をはじめ周囲の方々がポリオにかかったと聞きました．また風疹の大流行[*3]もありました．沖縄県には先天性風疹症候群（CRS）の児童が就学する北城ろう学校[*4]があります．ワクチンの予防医学もなく，また米軍統

[*1]琉球大学医学部は1979年10月設置，1981年4月から学生受け入れが始まった．琉球大学医学部 HP：https://www.med.u-ryukyu.ac.jp/category/faculty/history

[*2]沖縄県は戦前ポリオが流行．1929～1931年に大流行，その後も流行が続いた．那覇検疫所 HP：https://www.forth.go.jp/keneki/naha/history.html

[*3]風疹の流行：1964～1965年にかけて408人のCRSの児が出生（加藤茂孝：人類と感染症との闘い．モダンメディア 56（9）：219-227，2010）．

[*4]北城ろう学校：沖縄県立北城ろう学校．沖縄県中頭郡北中城村にある公立特別支援学校．沖縄県唯一の，主に聴覚障害者を対象とした特別支援学校．1964年，風疹の流行により，翌年の沖縄県内で風疹障害児が多数出生．1978年，沖縄県は当時の風疹障害児のためだけの独立した学校として新設し，140人が入学した．1984年3月に全生徒が卒業したため閉校．その後，沖縄県立沖縄ろう学校へ引き継がれた．

治下という特殊事情，離島医療苦なども重なりました．

また戦争マラリア[*1]の話も聞きました．私の父はポリオに罹患し，知人には風疹による聴覚障害の方がいました．さまざまな感染症で沖縄県民は苦労した，と子どものころ耳にしました．

仲田　沖縄の中部病院が昔から米国式の研修をやってたっていうのは，どういう経緯なんですか？

砂川　はい．第二次世界大戦で沖縄県民の4人に1人，約20万人が亡くなりました[*2]．戦争にかりだされた一部の医師も死亡し，医療が脆弱になりました．戦後，米軍統治下で医療・保健が改善されました．沖縄県立中部病院[*3]には米国の指導医が定期的に来沖して日本人の医師を指導しました．その研修を終えた中部病院出身者は米国に臨床留学をして帰国して，米国式屋根瓦式[*4]の教育を実践しました．

中部病院では，研修医1年目はインターン，2〜4年目の医師はレジデントと呼ばれます．インターンは各科の部署を2週間ごとにローテーションします．病棟では2年目医師の指導のもと，ローテーションした科の入院患者の

[*1]戦争マラリア：第二次世界大戦時の沖縄県で，有病地に強制疎開させられた一般住民や，駐留した日本軍の軍人等が罹患したマラリア．戦争という特殊な状況下で発生したマラリアであるため，平時のマラリアと区別して「戦争マラリア」と呼ばれる．八重山平和祈念館 HP：https://www.pref.okinawa.jp/yaeyama-peace-museum/toukannituite/index.html

[*2]第二次世界大戦で沖縄県民の約4人に1人，20万人が亡くなったとされる（沖縄県における戦災の状況：総務省 HP：https://www.soumu.go.jp/main_sosiki/daijinkanbou/sensai/situation/state/okinawa_04.html）．戦争にかりだされた多くの医師も亡くなった．

[*3]1946年，米軍統治下のもと，沖縄民政府が設立され，中部病院の前身である沖縄中部病院が米軍と密接な連携をもつ医療機関となる（文献1のp40）．

[*4]「屋根瓦式教育（Multi-Layered Education）」とは，“教えられた”者が次の者を“教えていく”という，先輩が後輩の学習を支援するという形式を“屋根に敷かれた瓦”に例えたもので，効果的な医師の卒前卒後臨床教育として取り入れられている．

病歴聴取と身体所見をとります．救急室では初期診療を任されます．インターンは先の病歴聴取と身体所見に加えて，限られた緊急検査項目をオーダーすることだけが許されています．私の研修当時，救急室でインターン単独による腹部エコー検査などの特殊検査は禁止されていました．腹部エコーが必要な症例は自ら検査を行うのではなく，必要だと判断した時点で上級医にコンサルテーションすることが義務づけられていました*．

綿貫　沖縄って戦後復興のなかで最初，確かGHQが医介輔の制度を作ったと思うんですけど，医師は，どういうふうに確保されたのか．例えば県外の医学部に行ってもらって，帰ってきて働いてくださいみたいな，そんな制度だったのかとか，なにかご存じでしたら．

砂川　はい，そうです．中部病院感染症科の喜舎場先生は，国費留学され京都大学をご卒業されました．

呼吸器内科で，元病院長の宮城征四郎先生†は新潟大学を卒業し，京都大学大学院に進まれています（喜舎場朝雄：宮城征四郎先生はかく語りき．総合診療 28（10）：1400-1402，2018）．その後，国費留学制度は廃止され，徳田安春先生†が琉球大学の2期生，私が8期生です．地元の琉球大学医学部を卒業した医師が，地元の医療を支えるという歴史が軌道にのりました．

前述の医介輔の方は，私が学生のときに離島に行ったとき，まだ現役でお

---

*中部病院における1年次研修カリキュラムで，救急室は，原則として1年次が主治医として診療し，1年次のみで処理不能の場合は，逐次，2年次，3年次さらに上級スタッフの対診が求められる．Consultationにより医療の責任はconsultantに移り，救急室内での観察症例や入院決定は2年次以上に委ねられている．救急室では病歴と理学所見が重視され，諸検査も時間外の制約を受ける．（中略）1年次に主治医の立場を保持せしめるとはいえ，患者にとっては最良の治療でなければならず，患者を犠牲にすることは許されない．ここに上級スタッフの指導が重要であり，救急室症例を教育に利用し役立たせる場合に，常に留意しなければならない点である．1年次の判断を放置すれば，それは教育ではなく態の良い労働力の提供にすぎないものとなる（真栄城優夫：医師　沖縄県立中部病院．病院 34（9）：24-27，1975）．

仕事をされていました．医介輔の方々は正式な医師免許をもっていませんでしたが，医師不足を補うために「沖縄の復帰に伴う特別措置に関する法律（Wikipedia：https://ja.wikipedia.org/wiki/%E6%B2%96%E7%B8%84%E3%81%AE%E5%BE%A9%E5%B8%B0%E3%81%AB%E4%BC%B4%E3%81%86%E7%89%B9%E5%88%A5%E6%8E%AA%E7%BD%AE%E3%81%AB%E9%96%A2%E3%81%99%E3%82%8B%E6%B3%95%E5%BE%8B）」で，簡単な一般診療，プライマリ・ケアは許可されていました．このように戦前・戦後の米軍統治下，国費留学制度，医介輔など，沖縄の僻地医療・離島医療を支えてくださった方々がいらっしゃいました．待望の琉球大学開設により，これらの制度も徐々になくなっていきました．

†宮城征四郎先生
1964年新潟大学卒．1969年京都大学大学院医学研究科博士課程中退（のちに博士号取得）．1969年WHOフェローとしてコペンハーゲン大学留学，その後米国留学．1972年より沖縄県立中部病院呼吸器内科勤務．1996～2003年同病院院長．2003年より臨床研修病院群プロジェクト群星（むりぶし）沖縄臨床研修センター長．2017年より同名誉センター長．
†徳田安春先生
1988年琉球大学卒．沖縄県立中部病院にて研修，同病院総合内科，聖路加国際病院一般内科，筑波大学水戸地域医療教育センター総合診療科教授，地域医療機能推進機構本部顧問などを経て，2017年より，群星沖縄臨床研修センター長．専門は総合診療医学，臨床疫学，臨床教育．Choosing Wisely Japan 副代表．

綿貫　県立病院群の医師の教育のところは，米国式の流れをやっていこうみたいなのは県の意向があったんでしょうか．

砂川　はい．前述のように，琉球大学開設の1979年以前まで，沖縄県の医療を支えていたのは沖縄県立病院，特に中部病院出身者でした．

私も東京で勤務してから気づいたのですが，日本の医療界は医学部および医師会の影響力が強いです．一方，沖縄県における県立病院の占める役割は大きく，今でも中部病院のほうが「私たちが沖縄の医療を支えている」という意識が強いと思います．実際に沖縄県の離島では救急医療ができる中部病院出身者が医療を担っているという現実があります．

近年，琉球大学卒業者も徐々に輩出され，ある一定の割合で離島に派遣されるようになりました．また開業される医師も増えてきて救急医療や離島医療だけでなく，かかりつけ医・家庭医療も充足されました．

先ほども申し上げたように，沖縄県の米軍統治下時代，本土の大学に行き，その後，米国に臨床留学をされて宮城先生や喜舎場先生のように中部病院に戻ってきて入職した方々が，沖縄県の臨床と教育を実践したのです．

私は琉球大学に1988年・8期で入学，中部病院の臨床研修開始は1994年・28期です．このように沖縄県立中部病院の歴史は長く，臨床研修卒業者も継続的に輩出しており，各基幹病院や離島に医師を配属してきました．その後，琉球大学医学部の卒業生が輩出されましたが，戦前・戦後の医師が不足していた期間も含めて，常に中部病院が中心でした．今でも米国を参考にした臨床研修を経験した修了者が，沖縄県の医療を支えています．

仲田　国費で留学されたって意味がちょっとよくわからないんですけど，国立大学に入るっていうのと意味が違うんですか？

砂川　はい．1979年の琉球大学医学部開学まで，沖縄県内に医学部はありませんでしたので，沖縄県出身者は日本本土の医学部へ入学する際に，琉球政府，育英会などが日本政府への働きかけで創設された支援制度を利用していました．それが国費留学制度です（文献1のp45）．国費留学制度は一般入試枠とは別枠で，沖縄県内在住の受験生に選抜試験を行い，試験に合格すると，本土の大学に入学が許可されます．学費は日本政府から支給され，大学を卒業後，沖縄に戻ってきて医師として勤務する学生を支援するシステムです．これは琉球大学が開設される1979年まで続きました．

医学に限らず，歯学，教育学などにも国費留学制度で多数の人材が育成されました．戦争で多くの分野の者が亡くなりましたが，この制度により沖縄の戦後は復興されました．

（早稲田大学百年史：
https://chronicle100.waseda.jp/index.php?%E7%AC%AC%E4%BA%94%E5%B7%BB/%E7%AC%AC%E5%8D%81%E7%B7%A8%E3%80%80%E7%AC%AC%E4%BA%94%E7%AB%A0）

戦後米国に占領された沖縄は，1951年のサンフランシスコ講和条約締結以後も米国の信託統治下に置かれた．1971年に日米間に沖縄返還協定が結ばれ，1972年5月15日に日本に復帰して沖縄県となるまで，沖縄は米国の統治下にあったのである．

その間，沖縄の学生が高等教育を受けようとする場合，沖縄の大学，例えば琉球大学（1951年開学）に進学するか，統治権を有する米国の大学に留学するか，日本本土の大学で学ぶかのいずれかであり，日本本土の大学で学ぼうとする学生が多かった．しかし，日本本土の大学で教育を受けると，沖縄が米国の信託統治下に置かれていたため，法的には「留学生」として扱われた．沖縄籍学生は，外国籍の学生が日本の大学で学ぶ留学とは本来的には異なるが，法的には同じ「留学生」として扱われた．

沖縄から本土への留学生には，「契約学生」「国費沖縄学生」「自費沖縄学生」の三種の奨学生のほか，琉球育英会が送り出す「私費留学生」があった．「契約学生」は米国政府が1949年から1952年6月まで米国本土の大学へ送った学生のことである．政府が学資・生活費の全額を給与し，学生は卒業後沖縄に帰って建設的な業務に就く義務を負った．1952年にこの制度が廃止されたため，琉球育英会が創設され，同会と日本政府とが費用を分担して行う「国費沖縄学生」の制度が1953年3月から実施された．これは沖縄の人材養成を目的とするもので，学部学生を対象として，選定した学生を日本本土の国立大学に配置し，授業料と入学金を免除したうえ，国費により一定額の給与が支給された．琉球育英会からは生活費の一部が補助されたほか，学校に納入する諸費用，被服費，旅費，医療費等までも支給された．彼らは卒業後，給費を受けた期間に相当する期間，沖縄に帰って業務に就かなければならなかった．

仲田　沖縄に帰ることが義務づけられてたってことですか？

砂川　はい，義務づけられていました．国から学生期間に援助を受けていたので，給付を受けた期間，4～6年を勤務する義務がありました．

仲田　なるほど．

綿貫　国費留学をされた方々は，琉球大学に戻る，じゃなくて，県立病院群に戻ることになっていたんですか？

砂川　実は1967年中部病院の臨床研修が開始される以前は県内に戻りたく

ても戻れない，という事情がありました．

琉球大学医学部1期卒業生の臨床研修が始まったのが1987年．国費留学生制度は琉球大学の臨床研修開始前の1986年まで続き，前述のごとく留学生は帰沖する義務があったのですが，1960年代後半でも留学生の帰還率は40%前後に低迷していました（文献1のp44）．これは卒後研修する病院が整備されていないのが原因でした．

1967年4月から中部病院卒後研修が開始されました．国費留学し本土の大学を卒業した後の卒後研修において，中部病院はその方々の受け皿となったのです（真栄城優夫：沖縄県立中部病院卒後研修20年の歩み．病院47（2）：177-181，1988）．

綿貫　なるほど．変な言い方ですが，卒後臨床研修の最初の人たちは特にフレームがないんだけど，実際に受ける側として最初に入ってきて，流れを自分たちで作ってというのが受け継がれていったっていうところなんですね？

砂川　はい．米軍統治下で米国の医師が沖縄に在留し，その指導を直接受けることができた時代がありました．喜舎場先生は国費で京都大学をご卒業され，その後沖縄に戻ってきて，結核の国立療養所（琉球政府立金武保養院．現 国立療養所沖縄病院）に1967年に勤務しました．しかしその施設では十分な臨床研修を受けられなかったので，3年間働いたあとに米国に臨床留学をされました．渡米6年後，1976年に中部病院スタッフとして着任されました．当初は中部病院の内科一般を診療する一医員でしたが，1978年からご自身の専門領域の感染症診療を開始されました（文献1のp299）．

綿貫　では今の時点での理解としては，全員が県立病院群に戻ってきて，要は実臨床医として働くようにという義務があったっていうわけではなかったんだろうっていうことですかね？

砂川　はい，基本的には医学部卒業後は沖縄に戻ってきて卒後臨床研修を受け，その後，上級医を目指します．卒後公立病院従事の義務が課されましたが，帰沖したものの再び本土に帰る者も多数いたと聞いています．これは沖縄の医療施設の不備，専門的臨床指導への不安および学位などの問題が原因だそうです（大城喜久次：沖縄の保険医療と病院．病院 32（1）：110–111, 1973）．

綿貫　要は，本当に現場に人が足りないので現場側に行ってくださいみたいな雰囲気がたぶん強かっただろうと．

砂川　そうですね．米国統治下時代でも，当時県立病院[†]の数は多くなかったです．

[†]県立病院の概要：県立病院の沿革：https://www.pref.okinawa.jp/site/byoinjigyo/kenritsubyoin/21155.html
沖縄県病院事業は，1972 年の日本復帰の日に琉球政府立病院を引き継ぎ，5 病院（名護，中部，那覇，宮古，八重山），総病床数 865 床でスタートした．

綿貫　ではそうすると，琉球大学医学部が作られたときに，もうすでに琉球大学医学部附属病院があって，たぶんそっち側に行きなさいみたいな感じではなくて，琉球大学医学部は卒前医療機関として成立していきながら研修はアウトソースしていて，たぶん時間が経っていって，病院も成り立ってきたという理解でいいですかね？

砂川　はい．当初琉球大学保健学部に併設された附属病院ができたのが 1970 年です（琉球大学医学部 HP https://www.med.u-ryukyu.ac.jp/faculty/history/296.html）．琉球大学医学部臨床研修が始まる 1987 年まで，環境が整うのに時間がだいぶかかりました．

現在，琉球大学医学部卒業者は約 50～60 名が沖縄に残って研修します．そのうちの一部が琉球大学医学部附属病院（現 琉球大学病院）で，別に中部病院を希望して研修する者がいます．地元の大学を卒業して，地元の研修病院を希望するわけです．中部病院の初期研修募集は約 25 名で，その半分が本土出身者，半分が沖縄県出身者で占められます．

綿貫　なるほど．砂川先生ご自身が 8 期で，6 年生で終わって初期研修どうしようかみたいな話のときには，琉球大学附属病院は形ができていたんですか？

砂川　はい．私の琉球大学卒業が 1994 年ですから，保健学部附属病院として

1970年・24年目，医学部附属病院として1981年・13年目にあたります．

綿貫 はい，なるほど．

砂川 そのころは医療スタッフは揃っていたと思いますが，不十分なところもありました．例えば，その当時琉球大学附属病院はまだ救急はやっていませんでした．

綿貫 なるほど．

砂川 私は救急医療も研修したいと思っていましたから，迷わず中部病院を進路希望しました．中部病院は選抜試験があり，幸運にもその試験を受けて研修をすることができました．

中部病院の臨床研修は1967年開設当時からハワイ大学臨床研修プログラムに基づいて招聘された米国人医師を中心に指導されました．1972年沖縄の本土復帰後は，米国留学を終え帰国した医師による指導も行われました（真栄城優夫：沖縄県立中部病院卒後研修20年の歩み．病院47（2）：177-181, 1988）（真栄城優夫：必要ない医師は自院で独自に育成する．病院55（2）：130-131, 1996）（上原哲夫：臨床研修の現状．現場からの報告10．沖縄県立中部病院外科．臨床外科61（6）：793-796，2006）．

私の卒業当時，中部病院の臨床研修プログラムに入るのは憧れでした．

仲田 私が若いときから，日本国内で米国式の研修をしたいって言ったら沖縄中部に行くか，それから舞鶴病院か，横須賀海軍病院の3つしかなかったですからね．

砂川 はい．中部は今も昔も，米国式の屋根瓦方式臨床研修をしています．医師1年目は2年目に相談し，2年目は3年目または4年目に相談する．1年目が2年目医師を飛び越えて直接スタッフ（中部病院では指導医のことをこう呼ぶ）に相談するっていうことはまずないのです．教育者として直接の上級医が下級医を教えることで自身の教育能力も向上します．1年目がスタッフをコールできるのは当直の2人体制や緊急のとき以外は基本的にありません．屋根瓦方式は双方向の教育の側面があります．

琉球大学医学部熱帯医学研究会から沖縄県立中部病院へ

綿貫　ありがとうございます．琉球大学医学部の学生時代のお話をちょっとお聞きしたいんですけれども，熱帯医学研究会は最初から入られていたのですか？

砂川　はい．入学当初からサークル・熱帯医学研究会に入会させていただきました．沖縄の歴史的な環境や家族・知人の病気といったことも併せて，感染症や熱帯医学に興味をもっていました．

当時，熱帯医学研究会（熱医研）の顧問だった方が細菌学教授で，岩永正明先生†とおっしゃいます．先生は長崎大学を1966年にご卒業されて，1983年に琉球大学医学部の教授をされました．サークルを通して，学生の面倒をよくみてくださいました．

私の大学入学直後のサークルの講演会で，岩永先生は「南に開かれた，極彩色豊かな東南アジアを主とした医療を提供するのが琉球大学医学部の使命」とおっしゃっていました．アジアをはじめとして，学生に海外に出て，見聞を広めることを先生は強く勧めていました．

岩永先生はWHOの国際医療協力にも貢献され，開発途上国における下痢症，コレラや病原性大腸菌の研究をされていました．海外に滞在していらっしゃった当時のご経験を語り，お写真も見せていただきました．「世界中で最も人，特に子どもが亡くなる原因の1つが感染性下痢症である．きれいな水を飲むことさえもままならない状況が，アジア・アフリカの各地域にはまだまだ残っている」ということを聞いて，衝撃を受けたことを覚えています．

†岩永正明先生
1966年長崎大学卒．1967年長崎大学医学部附属病院第二内科入局．1978年長崎大学熱帯医学研究所助教授．1983年琉球大学医学部教授（細菌学）．2006年琉球大学定年退職．

仲田　熱医研の学生，全部で何人くらいいたんですか？

砂川　約100人でした．しかし実際に中心で活躍している者は各学年で2〜3人，実質約20人程度です．当時お世話になった先輩たちは，今でも熱帯医学や感染症にかかわりをもってご活躍されていらっしゃいます.

仲田　ふうん，なるほど.

綿貫　この熱医研が具体的に行われていたことっていうのは，実際に現地に行ってフィールドワークをする，みたいな感じのものだったんですか？

砂川　いいえ，そこまでには至りませんでした．主にタイのチェンマイ大学を訪問し，現地の学生と交流をしました．交換学生制度と称して，われわれ熱医研の学生は夏に，彼らは冬にお互いの大学を訪問する．私たちは現地のプライマリ・ヘルス・ケアセンターを見学したりしました．こちらからは沖縄や日本の感染症医療状況をまとめて英語で発表し，タイからはプライマリ・ヘルス・ケア*の発表をしていただいて，お互いの理解を深める，そういった交流をしました.

綿貫　なるほど．その，岩永先生のすごい熱意というか，こういうふうにあってほしいなあみたいなものに対して，共感される学生さんたちが多くて，熱医研にかなり時間を注がれた，そういう感じなんですかね，学生時代は？

砂川　はい．また熱医研出身者で中部病院研修中の先輩医師が，サークルの会合によく参加してくださいました．その場で中部病院の研修の苦労や感染症科の話を聞くことができました．当時，私は喜舎場先生のことは存じ上げなかったのですが,「中部病院の感染症科は教育的で勉強になる科なので，学生実習で機会があればローテーションするといい」という情報が得られ，それでポリクリは感染症科を希望したのです．感染症科は学生実習でも印象的

*プライマリ・ヘルス・ケア（以下，PHC）は，すべての人にとって健康を基本的な人権として認め，その達成の過程において住民の主体的な参加や自己決定権を保障する理念であり，そのために地域住民を主体とし，人々の最も重要なニーズに応え，問題を住民自らの力で総合的かつ平等に解決していく方法論・アプローチである．PHC は,「すべての人々に健康を（Health For All by the Year 2000 and beyond)」をイニシアティブの目標達成の鍵としてWHO 加盟国によって承認された（WHO HP：https://www.who.int/health-topics/primary-health-care#tab=tab_1).

でした．

熱医研の先輩とは中部病院で上級医・下級医として研修する機会がありました．学生サークルの延長のようで，楽しく研修できました．

仲田　沖縄の中部病院っていったらものすごい難関だと思うんですけども，どういうような選抜をされてるんですか？

砂川　はい．私のときはUSMLE*に類似した英語の筆記試験と面接です．中部病院が独自で作成した試験問題に合格して，それで選抜されれば採用されます（上原哲夫：臨床研修の現状．現場からの報告 10．沖縄県立中部病院外科．臨床外科 61（6）：793-796，2006）．

私のときの採用倍率は約5倍でした．当時琉球大学の同級生も20数名受験して，合格したのは10名でした．

綿貫　中部病院の初期研修生活とか思い出というか，心に残ってることとか記憶とかなにかありますでしょうか？

砂川　はい．中部病院は1年目（PGY-1）がインターンと呼ばれ，全科ローテーションします．ローテーションは内科と外科を各12週間，産婦人科と小児科を各8週間，救急と麻酔科を各4週間です．救急センターにおける一次救急に対しては主治医権が与えられており，軽症の下痢，発熱などは自分の責任で診療にあたり，診断・治療をします．インターンは目まぐるしくローテーション科が変わるので，忙しかったです（真栄城優夫：沖縄県立中部病院卒後研修20年の歩み．病院 47（2）：177-181，1988）．

救急の初期診療，プライマリ・ケアはインターンが第一線で働きます．一

---

*米国医師資格試験（United State Medical Licensing Examination：USMLE）：USMLEとは，FSMB（Federation of State Medical Boards：医事審議会連合）とNBME（National Board of Medical Examiners：国立医療試験審議会）によって主催される，米国の医師免許試験．一般に米国内のメディカル・スクールの在学生・卒業生，および米国以外の医学校を卒業した学生が米国各州で医師免許を取得し，診療を行う際にUSMLE合格を必要とする．USMLE HP：https://www.usmle.org/

方，インターンは入院患者に対する主治医権は与えられていません．患者さんが入院すると，1年目は必ず2年目医師（ファースト・レジデント，PGY-2）と一緒に業務にあたり，レジデントの指示のもとで働きます．このインターン期間で病歴聴取・身体所見の取り方，グラム染色，血液培養採取，尿道カテーテル留置，挿管といった基本手技を繰り返し修練し，できるように努めます．

インターン期間はいわゆる「雑用」をこなすことが多いですが，2年目のレジデントから晴れて主治医として患者さんを担当する専攻科に配属されます．インターンで基本手技を習得したのち，レジデントは自信をもって主治医として患者さんに対応できる研修システムなのです．

2年間の初期研修のみで終了すると，離島研修義務はありませんが，内科専攻科は当時8科あり，各部署を2カ月間ローテーションすると内科8科すべてを回れない計算になります．また3年目（セカンド・レジデント，PGY-3），4年目（サード・レジデント，PGY-4）はICUやCCUの当直も担当する機会を与えられます．結果的に私は4年目まで研修し内科8科をローテーションしたので，多数の症例を経験し，さまざまな技術・知識が得られました．4年研修修了後，前述の伊江村立診療所と宮古病院に自信をもって勤務できました．

仲田　いや琉球大学にそういうふうな僻地の義務があるなんて，僕まったく知らなかったもんですから，非常に驚いたですねえ．

砂川　いいえ，琉球大学には僻地勤務の義務はありません．しかし，私は宮古病院勤務時代，琉球大学の医局から宮古病院に派遣された大学病院医師と一緒に働く機会がありました．彼らは琉球大学から半年～1年ごとに配属されます．しかし大学医局は医師派遣に種々の事情があり，そこから安定して医師が派遣されない場合もあったと聞いています．琉球大学からの派遣医をあてにできない事情もあり，沖縄県立中部病院の臨床研修システムが常に離島に医師を派遣しました（真栄城優夫：沖縄県立中部病院卒後研修20年の歩み．病院47（2）：177-181，1988）．

仲田　なるほど．自治医大の卒業者は皆確か中部病院で研修してるんですよね？

砂川　はい．自治医大からは毎年2人，プライマリ・ケアを中心に研修するプログラムのもとに配属されます．2年間の初期研修修了後，彼らは離島に派遣されます．しかし自治医大卒業者2人だけではすべての離島に医師を派遣するには足りません*．それで前述のプライマリ・ケアコースが設立された経緯があったのです．

仲田　あー，なるほど．

砂川　これまで中部病院後期研修4年目修了者は，各県立病院，特に宮古または八重山に派遣されていました．私は宮古病院に勤務を希望していましたが，当時，プライマリ・ケアコースを通して，医師派遣の契約を県立病院としていた伊江村に派遣されました．これは宮城先生から直接「君が行ってくれ」と説明があり，まさに青天の霹靂（へきれき）でした．

綿貫　それは砂川先生にとっては，いわゆる意気に感じる出来事だったのでしょうか？

砂川　いやあ（笑），半分半分です．臨床研修4年修了した当時の私は，総合診療，プライマリ・ケアで鍛えられたので大抵のことはなんでもこなせる，と自負していました．同期医師は循環器科で心臓カテーテル検査に専念したり，消化器に進んで日々内視鏡検査をこなしていました．私は感染症が好きで，自分自身の専門領域に進みたいという気持ちと，一方で総合診療もやりたい，と思っていました．自分の同僚たちと比較したとき，伊江村立診療所に勤務する・できる適当な人材は私しかいないだろう，という気持ちでした．今思えば，未熟でお恥ずかしい限りです．

---

*沖縄県の離島医療：沖縄県は全県を5つの保健医療機関（北部，中部，南部，宮古および八重山）に分け，医療圏ごとにその圏域の中核病院に県立病院が位置する．その県立病院に付属する17カ所の県立診療所を設置し，その他の町村立診療所を合計すると20カ所にのぼる（崎原永作：遠隔医療―沖縄県における離島医療支援情報ネットワークのかたちで．病院60（3）：260-262，2001）．

綿貫　内科医としての視野や器を広げるような形で，いろんな科を回ったほうがいいっていうふうなことを考えられたという視点がおありだったってことを考えると，3，4年目くらいのときにこういう経験をすること自体はポジティブに見える部分もあると思うんですけど，砂川先生のなかではいかがでしたか？

砂川　私は喜舎場先生や遠藤先生に，「感染症をやりたいのであれば，自分から一番縁遠い領域の医療を学びなさい」と指導されました．もし感染症を一生の生業（なりわい）にするなら，少々遠回りをしたとしても，その経験は無駄にはならない，と諭されました．内科・感染症科の対極にある外科など，さまざまな領域に興味をもって接するように私は心がけていました．その考え方が今の病理や総合診療にもつながっています．昔から「全科を診療したい」という気持ちは変わりません．

宮古島で初めて病理診断学に触れる

綿貫　宮古病院には確か，呼吸器感染症というようなところを中心に，少し専門の領域のことをやりましょうみたいな感じで赴任をされたという理解でいいんですかね？

砂川　はい．宮古病院赴任時，青木先生や遠藤先生がご活躍されていたエピソードを伺いました．私は「感染症科・呼吸器科」医師として勤務しました．宮古病院医局は琉球大学から派遣された医師が約半分，中部病院出身者が半分の割合でした．琉球大学派遣医師と比較しても，中部病院出身者は総合診療・臨床の経験が豊富でしたので，必然的に難解症例は私をはじめとした中部病院出身者が患者さんを引き継いで診療する機会が多々ありました．例として脳梗塞と心不全の合併例や不明熱患者など，横断的に患者さんを診療しました．

綿貫　肺炎，尿路感染症など，頻度的に高い，common な感染症の人たちと，あとはどんな患者さんを受けもたれてたのですか？

砂川　沖縄県は長寿で高齢者が多く，糖尿病・高血圧に伴う脳血管障害，寝たきり・褥瘡など高齢化に伴う症例が多かったです．各専門科に明確に分類できない，複数の合併症を抱えた“科と科のはざまにいる”患者さんを診療しました．

綿貫　お1人でされてたんですか？

砂川　はい．内科カンファレンス等で，同僚と症例を共有することはありましたが，基本的に1人で診療していました．当時，難解症例は中部病院出身の平良先生に相談し，病理診断学的視点からさまざまなことを教えていただきました．平良先生は私の指導医です．

綿貫　平良先生は，病理の先生なんですか？

砂川　正確には大学の病理学講座で学位を取得されたのち，内科に戻った経歴をおもちです．平良先生は宮古出身で，私より9学年先輩です．中部病院研修修了ののち，日本大学医学部病理学で病理診断をされ，同時に学位を取得されました．当時の日本大学には，ウイルス性慢性肝炎の肝生検例が多く，研究していました．平良先生は肝臓の病理を学びたいと希望され，日本大学病理学に進みました．病理学で学位を修めたのち，沖縄に戻られて，中部病院，その後，宮古病院に勤務されました．宮古病院で一緒に働く機会を得ました．

綿貫　そうすると，病理学で学位をとられているけれど，消化器科の先生として赴任されてきたってことですかね？

砂川　そうです．しかし病理診断学的視点から，消化器以外のさまざまな疾患の知識も豊富でした．病理で最も discussion に挙がる悪性腫瘍について，いろいろ教えていただきました．

綿貫　何年目くらいの先生だったんですか，その当時？

砂川　その先生はその当時は，卒後15年目でした．

綿貫　直属の上司じゃないんだけれど，ことあるごとにいろいろよく面倒をみてくれる中部病院の先輩みたいな感じだったのですね．

砂川　そうです．私たち中部病院出身者は離島に赴任しても，相談・連絡できる人は中部病院の先輩たちでした．中部病院の臨床研修を修了した者は，共通の見地からdiscussionできます．例えば，血液培養で大腸菌が検出されたら，この抗菌薬に効果がある，といった流れを共通認識できます．所属部署が異なっても，中部病院出身者は感染症科で基本的かつ教育方針が一定した指導を皆が受けているので，感染症医療に対する姿勢はおおむね統一されています．血液培養を採取し，痰や尿のグラム染色を実施して，想定される感染症に対して適切な抗菌薬を開始する方針は一貫しています．

平良先生は臨床的視点に加えて，病理診断学的視点から豊富な知識・経験がおありで，私の難解症例プレゼンテーションに対して，病態理解のdiscussionを適確に指導してくださいました．

綿貫 臨床の部分でのメンターというか，そういう形で良い部分ですごく共通したバックグラウンドがあって，いろいろなことを教えてくださったということはすごくよく理解できます．ただ，病理の話を，直接的に教わることがたくさん発生したのですか？

砂川 はい．難解症例について平良先生に相談する際に，平良先生は「この病気はこのような病態で起こる」と疾患の機序から病理学的に説明してくださいました．私が「どうしてそのようにわかるのですか？」と質問をすると，「病理診断学を勉強すると，その病気の組織像が頭に浮かんでくる」とおっしゃっていました．

綿貫 なるほど．症例でのdiscussionのなかで，そういうものが端々に出てくるっていうのが何度となく繰り返されたみたいな，そんな感じですかね？

砂川 はい．よく病態を図で描いて説明されました．「この疾患の肉眼像はこうなり，組織がこうなる」と詳しく図で説明する，つまり病理組織像を描いていたのです．宮古島で“臨床医”で，かつ病理診断学を臨床に実践している医師に初めて出会いました．平良先生から病気を理路整然と説明できる病理診断学が大切なことを教わりました．私がプレゼンテーションする症例を，平良先生ご自身は直接ご覧になっていないのに検査値，画像などから総合的に病態を判断して，“まるで見てきたように”アドバイスしてくださいました．とても衝撃を受けたことを覚えています．

綿貫　なるほど．この平良先生に出会うまでは，病理の話にそこまでの関心をおもちではなかったという理解でいいですか？

砂川　はい．実は私は医学部時代，最も苦手な科目が病理学でした．当時教えていただいた病理学に親しみをもてませんでした．当時の講義は病態を黒板の端から端に細かい字でいっぱいに板書するスタイルでした．図や写真の説明はなく，終始“文字での説明”でした．当時は理解できず，単位取得も苦労しました．今考えると，さまざまな病態生理を言葉で説明する手法は，平良先生と同じだったと，のちに理解できました．

仲田　スライドを使わなかったんですか？

砂川　スライドは使用しませんでした．病理の講義では説明のためにスライドを使用せず，板書のみの講義でした．

仲田　へえー．

砂川　病理学顕微鏡実習のときはスライドガラス標本を観察し，スケッチします．しかし残念ながら，学生時代は病理学の「文字の説明」と，病理診断学の「スケッチや図＝イメージ」を一致させることはできませんでした．

平良先生が改めて病理診断学を教えてくださったことで，初めて「文字の説明とイメージ」が一致しました．病理診断学を通じて臨床に役立てている医師を初めて目の当たりにしました．病理診断学の面白さを初めて教えてくださったのが平良先生です．

綿貫　これで，平良先生には機会があれば病理を勉強するといいと言われたとのことですし，憧れるというかこんなふうになれたらなみたいなこともあると思うんですけど．実際研修に行こうってなると，ちょっと大変ですよね．

砂川　はい．実は県立中部病院研修修了後の離島勤務義務は1年間だけです．だから伊江村立診療所勤務が終わったあとは「自由」で，もう離島勤務を続けなくてもよかったのです．しかし，出身地である宮古島の医療に貢献したいという気持ちが強かったこと，その後も県立病院で勤務を続けるであろう，と“ぼんやり”考えていました．平良先生に出会えたのは幸運でした．臨床を通じて病理診断学をご指導いただき，本当に感謝しています．

綿貫 なるほど．砂川先生ご自身は貢献をしたいっていうふうなことで，宮古に戻られてっていうときには，感染症内科医としてやっていきたいなっていうふうに思われてたけど，この次どういうふうにやっていこうかなというところに関して，平良先生にお会いになってアイデアを変えられたということでしょうか？

砂川 はい．病理診断学とHIV/AIDS診断を東京で勉強したかったので，沖縄を離れる決心をしました．

綿貫 なるほど．

国際医療センターでHIV/AIDSを学ぶ

砂川 その後，国立国際医療センター，ACCでHIV/AIDS診療を学びました．HIV/AIDS治療の基本は抗ウイルス薬，当時は多剤併用療法（highly active antiretroviral therapy：HAART），現在の抗レトロウイルス薬療法[†]（antiretroviral therapy：ARTまたはcombination antiretroviral therapy：cART）が確立されており，予後は改善しました．しかし抗微生物薬で日和見感染症をコントロールできても，最後は悪性リンパ腫やカポジ肉腫などでお亡くなりになる方を多く診療しました．ACCでは病理による悪性腫瘍の診断のもと，悪性リンパ腫の治療については血液内科医にご指導をいただきました．ACCでは腫瘍学や病理学の知識不足を痛感しました．その悩みやジレンマを平良先生にメールで相談していました．

[†]抗レトロウイルス薬療法：HIV感染症に対して，抗レトロウイルス薬療法は，1997年から多剤併用療法（highly active antiretroviral therapy：HAART）として始まった．これによりHIV感染者の予後は飛躍的に改善した．当時の多剤併用療法（主に3剤併用療法）が始まったときの命名が「大変よく効く抗レトロウイルス治療＝highly active anti-retroviral therapy：HAART)」から，その後2剤併用や単剤でより強力な抗HIV薬が開発されるに従い，「よく効く(highly active)」を取り除いて，近年，ARTまたはcARTと呼ばれるようになった歴史がある．

仲田 砂川先生がHIVに興味をもたれたのはどうしてなんですか？

砂川　はい，感染症診療をするなら，HIV/AIDS は決して避けて通れません．しかし沖縄県では HIV/AIDS 患者さんを診療する機会が少なかったです．ACC では多くの症例を経験させていただきました．感染症診療は，HIV 抗体陽性か否かで治療方針が大きく異なります．不明熱などでは，HIV 感染症は必ず鑑別診断の 1 つです．

特に免疫不全が進行した AIDS 症例で「CD4 陽性 T リンパ球数（以下，CD4 リンパ球）が検査値でゼロ」，つまり高度の細胞性免疫不全症例を担当しました．AIDS 進行例では日和見感染症と悪性腫瘍が複数存在する例もあり，治療に苦労しました．悪性腫瘍診療に関しては自信がありませんでした．

綿貫　ART（抗レトロウイルス薬療法）は確か 1996 年ごろに出てきましたよね．Pre ART の時代っていうのは本当に治療法がなくてたいへんな状況から，ART が出てきてようやく光明が見えてきたみたいな感じのところで，砂川先生が HIV に入られたタイミングって治療法自体はある程度出てきたって時期ですかね？

砂川　はい．2001 年から 2002 年まで，ACC で研修しました．ACC の設立は 1997 年で，不幸にも輸血等で HIV や C 型肝炎ウイルスに感染した血友病の患者さんたちを支援する目的がありました．現在 cART が確立され，CD4 リンパ球が維持されれば，HIV/AIDS は高血圧・糖尿病といった慢性疾患のようにコントロールできる時代になりました．

一方，「いきなりエイズ」*症例では，CD4 リンパ球がゼロで，日和見感染症と悪性腫瘍を複数合併し，cART を開始しても CD4 リンパ球がなかなか増加せず，焦りました．その間，不明熱が持続したり，ニューモシスチス肺炎

*いきなりエイズ：HIV 感染症は，自分から検査を受ける機会がなく，入院時・術前・内視鏡前・妊婦検診などのいわゆるルーチン検査，あるいは梅毒やクラミジアなどの性感染症をきっかけに検査されなければ，多くの場合は病気が進行し AIDS を発症して発見される．AIDS を発症して初めて HIV 感染症が判明する例を「いきなりエイズ」と呼ぶ（今村顕史：ホントに知ってる？エイズのこと．看護学雑誌 71（9）：844-849，2007）．

や非結核性抗酸菌症を治療していたら，悪性リンパ腫が顕在化して亡くなった，等の経過をたどった方もいらっしゃいました．

綿貫　ああなるほど．いわゆる「いきなりエイズ」で発症されて，日和見感染を叩きながらcARTを入れていき，免疫再構築症候群を起こさないように頑張ろうって言いながらやっていくっていう過程のなかで，リンパ腫が出てくるんですか？

砂川　はい．CD4リンパ球が50個/μL以下になると，悪性腫瘍，特に悪性リンパ腫を発症することがあります．日和見感染症の治療を継続しつつ，cARTを開始すると免疫再構築症候群が出てきて，途中でcARTを休薬する．悪性リンパ腫に対して化学療法を実施すると，骨髄抑制が助長され，さらに合併症で熱が続き治療が奏功しない，ということを何度も経験しました．

綿貫　なるほど．その，ベースラインの治療，cARTが効く，効かないで，すごい不安定な状況のときに悪性リンパ腫が出てきて，現病の治療とリンパ腫の治療をやっていかなきゃいけないときにやっぱりリンパ腫の治療がなかなか難しいというご経験が数多くあったということでしょうか？

砂川　はい．化学療法を行うと，好中球減少症，骨髄不全が続発します．すると，cARTで治療してもなかなかCD4リンパ球も上がらない．本当に，ジレンマでした．

綿貫　ジレンマですね．

砂川　はい．1つの感染症を治療すると，別の感染症が出てきて，患者さんがまた悪くなって，悪性リンパ腫の治療途中で亡くなったという症例を経験しました．

仲田　悪性腫瘍が出てきて，そこでどうして病理に関心をもたれるようになったんですか，また？

砂川　悪性腫瘍の確定には，病理診断が欠かせないと思ったからです．HIV感染症はCD4リンパ球が減少しても，しばらく無症状で推移します．AIDSと診断されるには23指標疾患†のうち，1つあるいはそれ以上を発症して初めて確定診断されます．悪性腫瘍のうち，HIV関連悪性リンパ腫は，

Epstein-Barr ウイルス（EBV），HHV-8 といった発癌ウイルスが，その発症に関与します．単に悪性リンパ腫に対する化学療法治療で改善するのではなく，cART を導入して CD4 リンパ球数を改善させないと，悪性リンパ腫と発癌ウイルス両者をコントロールできません．近年，非 HIV 患者の悪性腫瘍はさまざまな治療薬，例としてモノクローナル抗体療法，分子・遺伝子療法も進歩しています．しかし HIV/AIDS 患者の治療の基本は，cART の導入です．

† AIDS，23 指標疾患：AIDS は細菌，真菌，寄生虫などの 23 指標疾患の 1 つあるいはそれ以上を発症していることで確定診断される．23 指標疾患のうち，4 疾患は悪性腫瘍（カポジ肉腫，原発性脳リンパ腫，非ホジキンリンパ腫，浸潤性子宮頸癌）である．厚生労働省 https://www.mhlw.go.jp/bunya/kenkou/kekkaku-kansenshou11/01-05-07.html

綿貫　病理の話は平良先生がきっかけとなり，その一方で砂川先生としては，やっぱり HIV は感染症科医になるには避けて通れないからということで，病理の話はいったん置いておいて，とりあえず HIV の研修に行くっていうような方向で ACC に行かれたら，リンパ腫の話がたくさん出てきてということでした．そこで病理を学びたいと思ったのは，病理全般を学びたいというよりは，HIV 関連悪性リンパ腫を勉強したいというところで行かれたんでしょうか？

砂川　いいえ，HIV 関連悪性リンパ腫は病理を学びたいと考えたきっかけにすぎません．病理診断学は腫瘍以外に，肺炎といった感染症から，心筋梗塞などの血管障害，パーキンソン病などの変性疾患まで広い領域にわたります．HIV/AIDS は cART による治療経過中，脂質代謝異常や慢性腎臓病といった慢性疾患を合併します．また私が経験した HIV 関連悪性リンパ腫は，骨髄生検で非結核性抗酸菌（MAC）症が判明した例がありました．

感染症は総合診療であり，HIV/AIDS は悪性リンパ腫以外にもさまざまな病気を発症します．ACC 在任中に，悪性腫瘍診療の難しさを平良先生に相談したところ，「悪性腫瘍を学びたいなら，2，3 年病理診断学の経験を積んだら良いのではないか」と助言されました．学生時代からあった「病理学」に対する苦手意識は,「病理診断学」を学ぶことによって払拭できるのではないか，と期待したのです．当時，病理診断学を短期間（2～3年）学んだら感染症科に戻ろうと思っていましたが，病理学に異動したのち病理診断学の面白さを知ってから，病理専門医を取得して，それをライフワークにしようと考えたのです．

綿貫　感染症科医として，深みをもつっていう意味で考えると，これは病理をやっぱり勉強したほうがいいっていうふうなことを強くお感じになられて，病理の研修という流れで，そのなかにHIV関連悪性リンパ腫という1つのテーマがあったという感じで行かれたということですかね？

砂川　そうですね．しかし実際に日本大学病理学講座に進むと，HIV/AIDS症例にはほとんど遭遇する機会はありませんでした．ACCのようにHIV診療のために設立された感染症科がある施設やHIV研究をしている大学などに患者さんは受診します．実際に日大で病理診断をしていても，HIV/AIDS症例に遭遇したのはほんの数例です．しかし，その他の一般感染症を病理診断する機会が多数ありました．悪性腫瘍をはじめとして網羅的に多くの疾患を診断する機会を得ました．病理診断学に対する基礎ができ，感染症や悪性腫瘍に対して知識が深まりました．HIV/AIDS診療は一般感染症とは異なり，特化した感染症の分野です．特化した領域のみではなく，総合診療にかかわりたいと考えていました．平良先生の“病理診断学を基盤とした幅広い知識が憧れ”として，私のなかにあったので，感染症や悪性腫瘍をはじめ，横断的な領域の診療をしたい，と思っていました．

綿貫　病理のなかで感染症って大きいエリアではあるんですけど，やっぱり癌がメインじゃないかなって僕はちょっと思ってしまうところがあるんですが．これは病理に入られる前からわかっていたと思いますが，そのあたりの葛藤はなかったでしょうか．

砂川　はい．おっしゃるとおりです．病理学講座に所属して「病理診断学は悪性腫瘍全般を扱う分野なのだ」と改めてわかったのが正直な気持ちです．

しかし総合診療の立場から，悪性腫瘍に限らず，病理診断学全般を学んで損はない，と思いました．もちろん私自身，「感染症の病理」という分野に興味をもっていますが，それだけに特化した病理診断学はありえません．「感染症の病理」というのは病理診断学のなかでもマイナーな領域です．しかし感染症を病理で確定診断するためには，まず悪性腫瘍を除外し，その他さまざまな生体の変化，炎症，循環障害，そして病原体を推定・確定できる実力が必要です．その点で，病理診断学全般を学んで良かったと思っています．

病理診断学の面白さをもっと追及したくて，病理専門医資格を取得

綿貫　非常に情熱があるなかでのお話と思いますが，感染症科医を目指そうと思っていた方が病理を2年くらいの研修で始めたときには，かなりの負荷がかかるのではと思います．覚えなければいけないこともたくさんあるし，感染症に関係ないものもたくさんある．そのあたりの話をお聞きできればと思うのですが．

砂川　はい．中部病院での研修を経て，内科・外科を問わず総合診療医，general physicianとしての気持ちを常にもっていました．総合診療科・感染症科の医師として，活躍したいと思っていました．しかし平良先生から病理診断学を基盤とした知識の幅広さに衝撃を受けました．

感染症医として避けて通れないHIV/AIDSを学びたかった．HIV/AIDSを学んだら腫瘍学・病理学に対する知識不足を痛感した．そこで平良先生に相談したら「病理の全般的・網羅的な勉強をすれば，それが解決するのではないか」と助言を受けた結果，今に至ります．

私の知る限り，病理診断学と感染症診療を実践している医師は，また病理医で感染病理を専門分野にしている医師は少ないです．先に述べたように病理診断学は悪性腫瘍を確定する手段であり，感染症だけに特化した手法ではないので，それのみにとどまるわけにはいきません．

綿貫　難しいですよね．

砂川　病理学講座に異動した当初は右も左もわからず，またこれまで積み上

げてきたキャリアが“一度リセットされ”通用しないことが多々あり，苦労しました．病理に異動したときは「専修医」として雇用され，その後助手・助教として採用されましたが，県立病院に勤務していたころの収入と比較してだいぶ減りました．また病理診断学における感染症診断の利点を理解している方も少ないので，その孤独感にも苦しみました．しかし病理診断学を通じて，疾患を全般的に勉強し直すことによって，医師としての幅も広がったと実感しています．感染症に限らず膠原病などの自己免疫疾患を腎病理・皮膚病理で再履修する機会も得られました．

遠回りしましたが，病理診断学を習得でき，そこから得られた知識・経験は役に立っています．結果的にそれを学ぶ以前の私と，その後の自分を比較して「つくづく良かった」と納得しています．

綿貫　2年っていう研修で把握するには深すぎる深みがありますよね，当然ながら．それを何十年とやっておられる方々がいる専門領域なので，このあとたぶん感染症領域に戻られる予定だったけど戻らないことになったという話とつながっていくんだろうなとは思っているんですけど．

砂川　そうなんです（笑）．平良先生は，当初「将来，病理学講座に残らないのであれば3年が目途」とおっしゃっていました．しかし病理診断学を習得し知識・経験が増えていくのをだんだんと実感し，2年，3年やっているうちに少しずつ理解が深まり，「病理診断学を短期間勉強するだけでは後悔する」と思いました．最終的には，周囲の皆様のご指導のおかげで，病理専門医資格と学位を取得できました．

専門医取得後，臨床医と discussion している際に私の診断が病理医としての発言である，と実感したとき，病理医の責務を感じました．

綿貫　なるほど．

砂川　病理診断は比較的特殊な資格・領域であり，その専門的なコメントや助言は，意義のあることだと思います．

綿貫　病理の専門医資格を取得するまでは何年くらい必要なんですか？

砂川　約4年です．

綿貫　病理の業務がメインになったあとのことをお聞きできればと思うんですが．

砂川　病理に異動した当初は認識が甘く，病理診断学は2〜3年かかわった程度では理解できません．病理診断学，感染症の病理の面白味がわかり始めたときに，病理専門医資格を取得しようと決めました．病理診断学の面白い点は，ガラス標本を観察して，「炎症なのか，腫瘍なのか，はたまた炎症なら感染症でいいのか」とさまざまな鑑別疾患を思い浮かべます．ガラス標本は症状や病気を訴えてくれませんので，探偵のように探すのが病理診断学であると思います．その意味で，感染症・不明熱の問診に似ています．私の性に合っています．

仲田　今AIがだいぶ発展してきまして，今後AIの病理の診断っていうのはどういうふうになってくるんでしょうかねえ．

砂川　はい．現在，東京大学をはじめさまざまな施設でAIの病理診断[†1,2]を研究しています．悪性腫瘍のように悪性細胞の有無だけを同定する診断は，AIによる病理診断は病理医の診断能力を超えているという報告もあります．AIは「白か黒か」といった二者択一の診断では威力を発揮します．将来，悪性腫瘍の病理診断において病理専門医は不要になるのではないか，と危惧されている一方で，炎症や感染症といった領域はAIは不得手，と思っています．炎症のように複雑な情報を処理する診断は，人間にはまだまだ追いついていませんし，追い越せないかもしれません．

[†1]AIによる病理診断：病理組織標本をスキャンしてデジタル画像化し，それを人工知能（AI）により診断させること．一部のAI病理診断では，病理医に匹敵，またはそれを超える性能を発揮している．今後，AIによる病理診断は，病理医の負担軽減，診断の質の向上が期待されるが，個人情報漏洩，病理医の不要化論などが挙がっている．日本病理学会 HP：https://www.pathology.or.jp/ippan/AI-statement.html

[†2]AIによる病理診断研究：東京大学大学院医学系研究科 次世代病理情報連携学講座 HP：https://ngpin.m.u-tokyo.ac.jp/about

仲田　あの，先生もしかして藤田保健衛生大学の堤 寛先生[†]をご存じです？

> †堤 寛先生
> 1976年慶應義塾大学卒．2001年藤田保健衛生大学医学部（現 藤田医科大学）病理学教授．2017年同大学定年退職．

砂川　はい．存じ上げます．

仲田　たまたまですね，肺炎のちょっとした検索をしていたときに肺炎の病理の診断がネット（https://pathos223.com/study/naiyou/kansnshounobyouri.htm）で出てきまして．これがめちゃくちゃ面白かったもんですから．僕それまで，肺炎の病理像と，肺炎の画像診断を結びつけたことがなかったんですね．またそんな本なんてないですよね．それで，これが初めて画像と病理との関連を教えてくれてですね．

例えば，ウイルス性肺炎とかマイコプラズマ，クラミジア肺炎は，Tリンパ球の浸潤だからGGO*になると．一方，肺炎球菌は細胞外の寄生性病原菌だから，好中球浸潤（膿）である．だから普通の浸潤影になる．それからレジオネラはマクロファージが上昇するんだと．それから結核とかクリプトコッカスは細胞内の寄生菌だから，Tリンパ球とマクロファージが増える．だから肉芽腫ができていくんだと．僕にとっては初めて，目から鱗の話ばっかりで，なんて面白いんだと思ったんですよ．

だからこういうね，病理と画像との仲立ちをしてくれる方が今までいなかったな，と思うんです．そんな本もありませんでしたし．

砂川　はい．そのように放射線画像と病理標本はデジタルデータ化できるため，関連づけて論じることが可能です．

例えば研修医が「この患者さんは肺炎で治療中です」と私にプレゼンテーションした際に，「その肺炎の責任病原体はなんですか」と質問すると，病原体名まで同定されていないことがあります．胸部画像上，大葉性肺炎は肺胞

---

*スリガラス陰影（ground glass opacity：GGO）：放射線用語．肺野における内部の血管や気道の辺縁が認識できる程度の淡い高吸収域を指す．肺胞壁の肥厚する疾患（肺水腫や間質性疾患）から，肺胞腔内に少量の占拠性病変が存在する疾患（細胞や液体，あるいは蓄積物：初期の肺癌など）など多岐にわたる．

腔内に好中球が多数浸潤する，鑑別すべき病原体に肺炎球菌，*Klebsiella*，そして*Legionella*などが挙がります．今，先生がおっしゃった肺におけるリンパ球や好中球浸潤は，病理診断学で日常的に観察されます．ルーチンの生検，手術検体，病理解剖において，私たち病理医は特徴的な炎症のパターンを判定し，診断します．

仲田　今まで僕，肺の画像診断の本30冊くらい読んだんですが，こういう病理について書かれた本なんて1冊も見たことがなかったんですね．初めてこれで知ったんです．

砂川　私は病理学的な顕微鏡所見や臓器の肉眼所見が臨床における日常診療と同じだと思います．身体所見，画像検査から臓器の肉眼所見が思い浮かび，さらに顕微鏡の所見がイメージされるのです．

病理診断学をトレーニングする以前，私の症例に対する記憶する手段は，検査結果や画像所見にとどまっていました．

仲田　そうですねえ．

砂川　現在はそこに病理組織像が加わりました．症例ごとの肺炎の組織像が私の頭のなかに浮かびます．

仲田　なるほど．ぜひ先生そういう本を作っていただきたいんですけどねぇ(笑)．

砂川　現在，中外医学社発刊の雑誌で「感染症の病理」を連載しています．臨床医は病理診断学に日常的に触れる機会はありません．一方，病理医は臨床が苦手です．悪性腫瘍を診断している病理医は多くいますが，感染症の視点から情報発信している方は少ないです．私は臨床医と病理医の架け橋になれれば，と思っています．

仲田　先生，中外医学社の連載ってなんという雑誌ですか？

砂川　はい，『J-IDEO』（ジェイ・イデオ）*という雑誌で，連載のタイトルは「教えて感染症の病理」です．

---

*J-IDEO：Journal of Infectious Diseases Educational Omnibus. 中外医学社から隔月で刊行されている感染症総合医学雑誌．http://www.chugaiigaku.jp/item/list.php?tag=J-IDEO

臨床，病理診断と臨床検査を総合した医療を

綿貫　病理側のポジションの方だからこそできることがあると思われて診療をされておられるんだと思うんですが，具体的にどのようなことがあるのでしょうか？

砂川　はい．現在勤めている埼玉協同病院*では臨床検査科に所属し，臨床検査専門医と病理医，内科医として勤務しています．臨床検査医，感染症専門医として病理診断に加えて，異常値（パニック値）への対応，特に血液培養陽性者を全例把握して，臨床医に情報提供しています．

綿貫　血液培養に関してもコメントされているということなんですね？

砂川　はい．血液培養陽性の全例にかかわっています．具体的には各症例の血液培養陽性菌のグラム染色写真を撮影し，これを患者さんの診療録（電子カルテ）に記載します．さらに想定される菌名，適切な抗菌薬選択を助言します．後日菌名が確定し，抗菌薬感受性が判明したときに追加記載します．「グラム陰性桿菌」でも想定される菌名によって，投与すべき抗菌薬が異なります．綿貫先生もご存じと思いますが，例えば緑膿菌はグラム陰性桿菌である大腸菌などとは異なり，抗緑膿菌薬活性のある抗菌薬を選択しなければなりません．

また「グラム陽性球菌（GPC）」でも黄色ブドウ球菌とレンサ球菌では抗菌薬の選択が異なることがあります．グラム染色の染色性・形態だけでは伝わりにくい点を，さらに一歩踏み込んで助言しています．

綿貫　形態学的な違い，わからなければカバーを広めにっていうふうなのがたぶんセオリーになるんだと思うんですけど．こっち寄りだと思いますよーってコメントが入るパターンと入らないパターンがあるというふうに，自分では認識しています．

---

*埼玉協同病院：医療生協さいたま生活協同組合が埼玉県川口市に1978年に設置した．399床，22科を有する埼玉県南部地域（川口市，戸田市，蕨市，さいたま市）を中心とした急性期医療を担う中核病院．「差額ベッド代なし」を継続している．HP：https://kyoudou-hp.com/

砂川　はい．おっしゃるとおりです．

綿貫　コメントが入るパターンに関して，技師さんに「あ，これってどんな感じですか？」っていうふうに聞いたときに，技師さんが「これこれですよ」って言い切るのはたぶん難しいってことですよね？

砂川　難しいと思います．断言できる立場にないことと，また確たる証拠のない点で，コメントは控えられます．

綿貫　ですよね．同定されたものに関してコメントを入れることはできるし，形態的にこういうふうなことっていうのは言えても，例えば，これ寄りですとか，そのグラデーションがこっち寄りなのはかなり確定度が高いと思いますとかっていうふうに言いすぎるとダメなんですよね？

砂川　はい，おっしゃるとおりです．そこには医師の判断が必要です．例えばグラム陽性球菌，クラスターが認められれば患者背景により，メチシリン耐性黄色ブドウ球菌（MRSA）が挙がることがありますので，バンコマイシンが選択薬に挙がります．細菌検査室技師は主治医へ直接電話連絡を行い，私は電子カルテに細菌のグラム染色写真とコメントを記載します．

中部病院では研修医あるいは主治医が，検体のグラム染色をチェックしていました．本来，検体のグラム染色は主治医が検鏡し，確認するのが理想と言えますが，現施設ではその役割を私が担っています．

綿貫　なるほど．それを今の病院の規模で，先生の今のお立場だと，ご自分ですべてそこに関して介入していくことができるっていうことですね？

砂川　はい．臨床検査や病理診断について，一言コメントがあると臨床医として心強いと思います．特に研修医は，「この血液培養陽性結果にどう対処すればよいか」と迷うことがあります．そこに一言，専門医の立場からコメントしています．

仲田　いいですねえ．それで先生からいただいたデータですね．米国の病理医は，臨床検査の資格[†]をもってるっていうの，あれすごく驚いたんですけども．臨床検査だけでも膨大ですよね？

† 米国において，医師はレジデンシー卒業後，フェローシップトレーニングに入り，さらなる臨床トレーニングを受け，専門医資格を取得する．一般病院臨床検査部門においてポジションを得る場合，anatomic pathology（日本で言う病理学）と clinical pathology（同じく臨床検査医学）の両方の専門医資格が必要となる（真鍋俊明：臨床検査と病理検査（診断）の統合はなされ得るか—CAP の歴史と現状から見たその方向性—．臨床病理 68（5）：445-451，2020）．
AAMC https://www.aamc.org/cim/explore-options/specialty-profiles/anatomic-and-clinical-pathology

砂川 そうです．日本では病理専門医または臨床検査専門医は，そのどちらかの資格を1つのみ有している方がほとんどです†．

† 日本における複数の基本領域専門医取得について
日本専門医評価機構によれば，複数の基本領域専門医取得について制限を設けていない．最初に 19 基本診療領域中の1つの専門医を取得する．同時期に複数の資格取得は認められておらず，1つ目の基本領域専門医を取得後，2つ目の基本領域の専門研修を行い取得する．
2021 年 11 月 15 日現在の病理専門医数は 2,670 名，2019 年 9 月現在の臨床検査専門医数は 525 名，正確な数は不明だが両者の専門医を有するのは少数である（真鍋俊明：臨床検査と病理検査（診断）の統合はなされ得るか—CAP の歴史と現状から見たその方向性—．臨床病理 68（5）：445-451，2020）．
新たな専門医制度 Q & A：http://cmsc-kochi.jp/ymdp/senmon_qa.html
日本病理学会 HP：https://pathology.or.jp/senmoni/board-certified.html
日本専門医制度概報 https://jmsb.or.jp/wp-content/uploads/2020/01/gaiho_2019.pdf

綿貫 臨床検査の範囲は，病理だけでなくていわゆる血液生化学みたいなのもそうだし，生理検査とか．そういうのも全部って感じでいいんですか？
砂川 正直，すべての領域を網羅できているわけではありません．現職場では血液生化学，血清検査や生理検査は，機械による自動化が進んでおり，各部署の技師たちと相談しながら業務を行っています．一方，病理，細菌検査，そして血液骨髄検査は自動化が進んでおらず，いずれも人手がかかります．その検査結果の解釈について，専門医の立場から助言しています．

病理専門医試験と同様，臨床検査専門医試験も実技が課されます．臨床検査専門医受験のとき，私は感染症と病理の経験がありましたので，これらが役に立ちました．1つは細菌検査，もう1つは血液骨髄検査の知識です．

綿貫　かなり広いレンジで臨床にかかわっていけるってことですよね？

砂川　はい．おっしゃるとおりです．米国では，外科病理（anatomical pathology/surgical pathology）と臨床検査（clinical pathology）の2つのボード（専門医資格）をもっている医師が一般的です．外科病理のなかに，さらにhematology（血液内科学），neuropathology（神経病理学）といった細分化された専門領域があります．同じく臨床検査でも血液凝固や生化学，遺伝学のように細分化されています．私の医師人生は，内科・感染症領域からスタートし，そこに病理診断学，さらに臨床検査が加わりました．私は感染症や血液腫瘍学に，これらを包括した医療ができればと思っています．

綿貫　なるほど．日本だと両方やってる人ってあんまり多くないんですか？

砂川　病理専門医は約2,600人，臨床検査専門医は約550人です．さらに病理専門医と臨床検査専門医の2つの資格をもっている医師は少数です．

綿貫　はい．

砂川　私は病理専門医を2006年，臨床検査専門医を2011年に取得しました．両者の領域はうまく組み合わせて活躍しているという情報を耳にしません．それはこの2つの専門医取得まで大きな労力がかかること，その資格維持の難しさや，これら専門医が勤務する施設の多くは大学病院であるため，業務は縦割りで行われ，両者の専門医資格を生かした業務がしづらい，などの問題があります．

綿貫　臨床検査専門医資格をもっておられる方のバックグラウンドはどんなもので，またどんなことを中心にその方々は仕事をされてるんですか？

砂川　はい．臨床検査は専門医制度の19の基本診療領域の1つですが，その専門医プログラムに直接進む方は少ないです．なんらかの臨床医をしていた方々が，特にそこに特化した検査領域から派生して検査専門医資格を取られた方が多いと聞きます．例えば，血液内科専門医が，特に血液骨髄領域を主な業務としていた延長で臨床検査専門医資格を取得するなどです．末梢血液塗抹像や骨髄塗抹像を診断していた血液内科専門医が，臨床検査専門医や病理専門医を取得する場合があります．また内科・感染症医をしていた感染症専門医，感染制御部門で働いてる方が臨床検査専門医の資格を取得した例もあります．

綿貫　なるほど．なにかしらのスペシャリティをもっていて，その領域の検査に関しての習熟がある程度ある方が取られる資格として臨床検査専門医の資格があるという理解でいいんですかね？

砂川　はい，そうです．

綿貫　なるほど．例えば循環器でエコーが専門で，みたいな．

砂川　はい．放射線科医で，腹部超音波技術に優れた方が，生理検査室の責任者となり，その流れで臨床検査専門医を取得した方もいます．

綿貫　なるほどなるほど．いや，今のお話を聞いてよく理解ができました．砂川先生のやってることの特殊性であるとか，臨床検査専門医資格をもっておられることの意味合いとか，その全体像がだいぶわかりました．確かにそういう流れでやると，臨床へのかかわりも本当に深くなるし，先生ご自身の感染症の検査病理側ってところと臨床の橋渡しというところのつながりがうまくできるわけですね．

砂川　はい．また病理検査と臨床検査の間には壁があります．１人の患者さんから採取した骨髄検体を，塗抹検査と生検に分けて診断されているという現実があります．一般的に病理専門医は骨髄塗抹標本を，臨床検査医は骨髄生検標本を同時に診断していません．

つまり１人の患者さんから採取した検体なのに，異なる部門（病理検査と臨床検査）に提出されます．本来なら総合判定で１つの診断に到達するはずですが，別々の部署で処理されると異なる診断になってしまう可能性があります．

例として私が経験した癌の骨髄転移症例がありました．その際に病理部門に提出された骨髄生検標本には癌細胞を認めませんでしたが，臨床検査に提出された骨髄塗抹標本には癌細胞を認めました．病理診断は「癌の骨髄転移なし」，臨床検査診断は「癌の骨髄転移あり」となります．この例は両方の標本を，私が診断しました．しかし別の病理医であれば「癌の骨髄転移なし」の診断がなされます．最終的に，異なる部門がお互い正確な診断を下せれば問題ありませんが，1つの検体を両方の専門的視点から診断するのが理想と考えます．

綿貫　なるほど．サンプリングが同一の手技でされたものがあったときには，同一の評価者がやったほうがいいですよねっていうのが，現実はそうなってないということなんですね？

砂川　はい，そうです．日本では病理検査部門と臨床検査部門が統合された施設がほとんどないこと，1人の患者検体が異なる部署へ提出・処理されること，両方の専門医資格を有する者が少ないことなど，さまざまな現状があります．最終的には総合診断が必要です．

綿貫　はい，そうですね．

砂川　日本では病理部門と臨床検査部門は交流が少ないです．また専門医資格を両方もっていたとしても，一方の部門のみに業務が限定されていることがほとんどです．ボード（認定資格）の取得・維持，縦割りの業務などが関連していると考えます．

臨床医と病理医，お互いの歩み寄り

綿貫　砂川先生の立ち位置から見て，臨床医は，例えば臨床検査部門とか病理部門とどういうふうにやり取りをしてもらうことが望ましいと思われますか？

砂川　はい．本来，担当医がオーダーした検体は，担当医自身で結果を確認するのが理想と考えます．例として中部病院や宮古病院では，担当医がオーダーした細菌検体のグラム染色はほぼ主治医グループで，チェックしています．

しかし，現在医療は分業化・専門化が進んでおり，また縦割りシステムの問題など，一患者を総合的に診療し，すべての検体をチェックするのは難しいです．

私は病理と臨床検査としての両方の専門的な観点から，正確な情報を伝え，臨床医が正確に診断，理解ができるよう支援しています．私を通じて，病理標本やグラム染色が見える，臨床検査結果を正確に解釈できる，それが臨床医の診断・治療に少しでも役立てられればと思っています．

綿貫　臨床医側は，確かにすべての検体を見るべきなんだけど見られないという状況のなかで，どういうふうに病理とか検査側に対してアクション，アプローチしていくのがいいと思いますか？

砂川　はい．結果に対して疑問に思ったことは遠慮せずに質問してください．しかし，臨床医から「病理の先生は怖い」や「直接聞いても，病理診断の用語が難しくてわからない」と，よく耳にします．炎症や感染症はさまざまな臨床情報や画像診断結果を統合しなければなりませんが，「疾患の一断面しか解釈できない」病理標本のみの情報では，予想外の診断にいきつくことがあります．

よって病理医も臨床医もお互いわかりやすい情報を提供し，その専門家としてのコメントを引き出せるようにすれば良いと思います．例えば感染症診断において渡航歴や飼っているペット，動物との接触歴は重要な情報ですが，一般臨床医にとってはその重要性が今ひとつ理解されません．

「この情報は重要である」と認識しなければ，主治医もこれら病歴を詳細に聴取しません．感染症医にとっての常識は，非感染症医にとって非常識です．専門家が非専門家に対して，その領域の専門用語で説明をしても重要な情報は容易に伝わりません．それは逆も然りで，臨床医による臨床情報提供は，病理医は詳細に理解できていないです．

綿貫　どう適切に情報提供するかというところにおいて，どのくらい相手に意図が伝わってるかなということを，レポートが返ってきたときによく考えたほうがいいってことですよね？

砂川　おっしゃるとおりです．

綿貫　伝わっていない可能性に関して考慮して，見てほしいものが見られていないのであれば，もう一歩踏み込んでいったほうがいいってことですかね．

砂川　そうです．繰り返しになりますが，病理診断は悪性腫瘍診断に特化した領域です．最も求められる病理診断は，悪性腫瘍細胞の正確な判定です．

病理学的にも臨床的にも，感染症は幅が広い領域です．さまざまな背景を有する宿主の生体反応，治療歴があります．病理診断学において，好中球による化膿性炎症や，細胞性免疫によるリンパ球性炎症や肉芽腫性反応は，あくまで形態学でしかありません．病理医は「病理ガラス標本にある所見以上のコメントはできない」のが現実です．臨床医が膨大な病歴や培養結果を病理医に提示しても，病理医がガラス標本から得られる情報は限られます．病理医も臨床医も，お互い専門的視点から非専門家の相手に対して詳細な情報提供をしても，「実はよくわかっていない」のです．私は病理と臨床を行き来して，両者の立場からお互いのコミュニケーションが不足していると理解しました．

綿貫　そうすると，癌は白黒でいいと．だけど炎症とか，例えば肉芽腫系の病変だとかそういう系統のものが出てきたときに，これはなんだって話は，結局お互い歩み寄らないといけないんですよっていう話ですね？

砂川　はい．私の経験ですが，多くの病理ガラス標本は短時間で良性または悪性を診断できます．基本的に病理医はガラス標本上に観察できる所見はしっかりと捉えられます．しかし，適切な臨床診断に基づく，適切な病理検体提出がなされていなければ，より正確な診断には到達できません．

病理標本は自ら何かを語るものではないので，臨床医による適切な鑑別疾患を記載することで，病理医も一歩踏み込んで診断し，これらを診断できます．お互いがお互いを補い合うことが重要と考えます．

現状，臨床医による依頼文書は鑑別診断などの記載が不足していることが多いので，私は診療録を確認しています．私が検鏡した病理標本に炎症が観察されれば，それに合致する臨床情報や培養結果などがないかを全例チェックしています．

ほとんどの病理医は，依頼文書中の少ない臨床情報のみを頼りに病理診断をしています.「胃癌はありますか」という短い依頼文書に対しては，なければ「癌はありません」と短い病理診断文にとどまります.

綿貫　臨床医側が臨床情報をちゃんと全部提供できてるかは，でも実際わからないし，病理医側も形態学的な観点に関してのコメントは出しているけれど，病理標本に載っているすべての情報をレポートに書いてるかはわからない．その間を埋めにいくには結局，臨床医側だったら病理部門側に足を運んでこれどうですかと言わなきゃいけないし，病理医側であれば臨床側の情報を取りに行かなきゃいけないんだけど，それが現実に行われているかって言われるとなかなか難しいという理解でいいのでしょうか？

砂川　はい，そうです．直近の画像結果や検査値を確認することはありますが，長期にわたる病歴や検査結果を時系列で段階を追って評価することはほぼしていないと思います．難解症例や病理解剖例などは，比較的情報を確認することはあるかもしれません．しかし多くの病理医は「病理ガラス標本にある所見以上のコメントはできないし，行わない」のが現実です.「症例のある一断面の切り口しか見ていない」と病理医は割り切って，提出された病理検体に沿った診断を下すのが，自身の役割だと思っているからです.

綿貫　そこから裏になにがあるかまで，病理の先生方は病理標本から見抜くことができるみたいなことを，ちょっと思ってしまったりする部分が自分たちとしてはあったりするんですが.

砂川　個々の臨床医間には差があるのと同様に，個々の病理医にも差があります．質の高い病理組織標本を病理医に提供できれば，それに則った質の高い病理診断は期待できます．限定的な小さな病理標本しかなければ，病理医の診断やコメントは限定的になります．同様にすでに抗菌薬が開始され，適切な培養採取が提出されていない症例に対して，いくら優秀な感染症専門医でも，特定の病原体の確定は難しいです.

正確な情報結果を得たい場合には，適切な情報提供・収集によることは，臨床医にも病理医にも共通しています.

仲田　やっぱり，依頼するときは経過をきちっと書いて検査値もきちっと書けってことですね.

砂川　はい，そうです．また多くの病理医は“病理組織診断に基づかないコメント”は控える傾向があります．例として臨床医から提示された胸部画像の肺異常陰影について,「どのような鑑別疾患が挙がりますか」と質問されたら，病理医は「悪性腫瘍が鑑別に挙がるのであれば，できる限り病理組織生検を勧めます」と答えます．悪性腫瘍と炎症性疾患はお互いに似た画像所見をとることもあり，また腫瘍と炎症の合併もあります．

病理医は，自身の発言した内容が一人歩きして，思わぬ治療方針に進んでしまうことを好みません．病理医が「病理学的に癌を疑います」と病理診断報告したが，いつの間にか臨床医により「癌の疑い」から「癌の確定」に入れ替わっていることがあります．病理医の言う「癌の疑い」は，確固たる証拠はない，追加生検・手術をして確定してください，というメッセージが強いです．

綿貫　そこを一歩，私たち臨床の側からは病理医に対して踏み込んでいくべきで，病理の先生は病理の先生で，臨床側に対して踏み込んでいったらより良くなるんじゃないか，みたいな理解でいいですか？

砂川　はい．一般的に質の高い検体標本であれば，質の高い病理診断が得られます．しかし不十分な質の低い検体標本でも，より精確な病理診断が求められることが多いです．例として，特発性間質性肺炎の病理検体は，十分な肺組織量が含まれるVATS[*1]が推奨されています[*2]．しかし，患者に対する合併症が避けられる低侵襲性のTBLB[*3]を選択する呼吸器内科医が多いです．基本的に特発性間質性肺炎の病理診断はTBLBでは難しいのが現状です.「良い検体が得られればより良い診断ができるのに」と病理医としてストレスを感じることがありますが，お互い専門家として，責任をシェアしあっ

[*1]ビデオ補助胸腔鏡下手術（video-assisted thoracic surgery：VATS）

[*2]特発性間質性肺炎の診断・治療ガイドライン：https://www.jrs.or.jp/quicklink/journal/nopass_pdf/043030179j.pdf

た結果を出し合うと捉えています.

綿貫 そうですね. かなり現実には行われていますよね, そういうふうなことが. 病理医側から見たそういうジレンマに対して, 臨床医側と病理医側両方の視点をわかっておられる先生から見て実際どう思われますか?

砂川 私は, 情報が限定された病理組織検体なら割り切って, 正式な病理診断報告書には反映されなくても, 症例の臨床経過, 検査結果や画像診断をできるだけ把握して, 総合的に判断し, 鑑別診断を主治医に直接伝えています. しかし, それでも情報が不足している場合, 病理診断が決め手になるのであれば再生検を依頼するとか, 感度・特異度のより高い別の検査を推奨するコメントを付け加えています.

仲田 先生は, 後輩の指導についてはどのようなことに気をつけてらっしゃいますか?

砂川 はい. 中部病院はインターン, レジデント, スタッフ間の上下関係が厳しい施設でした. インターンはレジデントの指示には逆らえない雰囲気がありました. もちろん, 指導する側とされる側では実力差もありますから, 上級医の指示は絶対でした. 一方,「病理医は気難しい」とか,「病理医は質問しづらい」という意見を耳にします. 私は基本的な上下関係は保ちつつも, お互いが意見・質問をしやすい環境をつくるように心がけています. また相手の立場を尊重しつつ,「私が主治医だったらこういう情報が知りたい」と想像して, 病理医であっても患者に対して主治医観をもって, 情報提供しています.

---

*[3]経気管支肺生検 (transbronchial lung biopsy : TBLB)
(中山智子, 福田 悠:びまん性肺疾患の分類と診断 びまん性肺疾患の病理診断の問題点. 内科 99 (2): 208-217, 2007).
間質性肺炎の場合には, TBLB 検体では小葉内での分布, 線維化の時相についての言及は困難で, 見ている組織像が全体像を反映しているかの判断はできない. また, 組織上明らかな間質性肺炎の存在が確認できても特発性か, 二次性かの判断を TBLB のみで行うことは困難なことが多い. (中略) 正確な間質性肺炎の組織分類にあたって, より侵襲的ではあるが, VATS 下生検での診断が強く望まれる.

仲田　なるほど.

綿貫　すみません，それをしないほうがいいっていう病理医もいませんか？

砂川　います.

綿貫　病理医としては，もう書いてあること以上は言うなと．要は総合判断は臨床家がするんだから，もう病理のことだけ言っていればいいんだって．むしろそれを踏み越えるのは越権行為だみたいなコメントをする方もいるような気がするんですが.

砂川　はい．例として，*Helicobacter pylori* 胃炎の病理診断で，*Helicobacter pylori* は，胃潰瘍，胃癌や胃悪性リンパ腫などの原因の1つになります．よって予防医学的観点から原則，*Helicobacter pylori* 感染者全員が治療対象になりえます*.

胃組織中の *Helicobacter pylori* の菌体は，ギムザ染色という特殊な染色でよく観察できますが，菌数が多ければ基本染色の HE 染色でも十分観察できます．検診などで胃癌除外目的に施行した胃生検例で，たまたま無症状の"*Helicobacter pylori*"が発見されることがありますが，私の元上司は「胃癌の検診目的で行った胃生検中に，依頼目的ではない *Helicobacter pylori* が観察されても，病理学的なコメントをしてはならない」と指導していました.

Helicobacter pylori 同定に関して，特異性の低い HE 染色でコメントして，「もし誤診したら」という危惧からくる考えからでした.

それはもっともな意見です．病理診断における感染病原体の同定は，あくまで形態診断にとどまります．*Helicobacter pylori* 感染症は，尿素呼気試験や培養検査で確定されます．しかし病理学的な形態診断がきっかけで，より特異度の高い検査に導くことができる機会が得られます．形態学的な診断はそれはそれとして，許容範囲内でコメントするようにしています．その情報を得た臨床医が，もう一歩進んだ診断や治療に結びつければ，と思っていま

---

*日本ヘリコバクター学会ガイドライン 2016：https://www.naritaiinn.com/wp-content/themes/temp01_07/images/007/helicobacter_pylori.pdf

す．

綿貫　形態学的なコメントは病理で行って，臨床医側で判断すべき部分を臨床医側にさらに促されている，ということですね．

砂川　はい．しかし，提供する情報はできるだけ正確に伝わるようにしています．繰り返しになりますが，病理医は自身が診断した内容が“一人歩き”して，真逆の方向に進んでしまうことを好みません．前述のごとく，「癌の疑い」だったのにいつの間にか化学療法が，「結核の疑い」なのに抗結核薬が開始されたりした症例があります．形態学的な記載だけにとどめる，というのは，それら過剰な診断・治療を防止する利点があります．一方，私は根拠を挙げて鑑別疾患を記載します．必要に応じて主治医に電話をしたり，直接会って討議します．病理診断報告書として公的記録に残る内容と，報告書の文面だけでは伝わらない診断の裏に隠れたニュアンスを分けています．これらニュアンスが正確に伝わらない場合，ときに患者さんや主治医にとって不利益になるようなこともあるからです．

綿貫　なるほど．わかりました．また別の観点なんですけど１点お聞きしたいのが，レポートの確認とか，評価とかのミスコミュニケーションみたいなものが，このごろ特に放射線診断領域では話題になっています．病理側も同様の問題をもっていると思うんですが，このあたり，コメントいただけると嬉しいんですが．

砂川　はい，これは大きな問題です．前職の施設では，最終病理診断が報告されると，その検体を担当した医師が電子カルテにアクセスした場合に，結果が報告されるアラート（警告）が出ました．良性・悪性にかかわらず，その病理診断報告を既読にしなければ，次のステップに進めないようになっていました．例として，上部消化管内視鏡を行い，“胃潰瘍疑い”で胃生検をしたが，“胃癌”で病理診断報告されている．特に担当医が“良性”と内視鏡診断した場合は，この予期せぬ結果が見逃しにつながる場合があります．放射線画像読影と病理診断は，“第三者によってなされた報告”ですので，共通するインシデントの要素があります．そこは機械的にシステムでアラートをかけなければ，これら“見逃し”はなくなりません．

また１人の患者さんにたくさんの医師が関連していると，責任の所在が曖昧になり，「誰が主治医なのか」という判断が難しくなります．私自身は，どのような患者さんに対しても「主治医観」をもって接することが重要と考えます．基本的に私は自身がオーダーした検査は，すべて自身でチェックしています．診療録の情報は，それを利用する医療従事者全員で共有するものと認識しており，自身がオーダーした検査によって異常値が見つかった場合は，その都度診療録に結果とアセスメントを記載する．これらの情報を，その患者さんにかかわった医療従事者全員で共有し理解できるように努めています．

綿貫　病理側から見て，そういうシステムを整備するというところで，先生今なにか具体的にされていらっしゃることなどはありますか？

砂川　はい．アラートシステムの構築は病院業務全般にかかわる問題です．アラートを導入している施設は良いですが，前職でこのようなアラートシステムを採用していない施設もありました．しかしアラートシステムの欠点は，主治医が電子カルテを開かなければ，いつまで経ってもそのアラートに気づきません．院内のアラートシステムの有無にかかわらず，私は悪性腫瘍の病理診断をした場合には，診療録に記載または主治医に報告しています．その報告手段は院内メールであったり，ときに直接電話することもあります．

仲田　綿貫先生のところも，そういった癌が出たりすると電子カルテにアラートが出るようになってるんでしょうか？

綿貫　病理の担当の先生方のご尽力で，臨床医側でレポートが確認されたかどうかをチェックするボタンがシステムに追加され，ボタンが押されていない場合にはある程度の期間のあとにリマインドが飛んでくるようになっています．また，臨床医側が良性と考えていて，実際には悪性疑いの結果が返ってきたときには，病理側の判断で連絡が入るようになっています．この前あったのは，尿細胞診を出して，だいたい Class Ⅰ か Class Ⅱ で返ってくるんですけど，Class Ⅲ 以上で再検が必要ですみたいなときに，病理の担当医から確認に関してメールが飛んできたっていうのはありましたね.

仲田 当院の電子カルテはそんなシステムになってないもんですから，いやすごく驚きました，今.

砂川 日々，多くの患者さんを診療していますので，機械で自動的に処理されるアラートシステムの導入は必要ですね.

綿貫 そうですね.

砂川 病理医として病理診断，特に悪性腫瘍の診断にかかわってから，腫瘍診断の重要性を改めて認識しました．中部病院・宮古病院で主に内科・感染症科だけを診療していた時期は，悪性腫瘍の症例を直接診療する機会は少なかったです．一方，国立国際医療センターに勤務した際には，「AIDSの患者さんは，悪性腫瘍の合併が多い」と，これまでの感染症科の責任を改めて感じました.

一般的に総合内科医は，直接悪性腫瘍の診療にかかわる機会は少ないと思います．肺癌は呼吸器科，胃癌・大腸癌は消化器科が担当します．総合診療や感染症科だけでは，悪性腫瘍に対する知識は不足している，と思います．現在，直接悪性腫瘍の治療にかかわる立場にはありませんが，病理学的見地から研修医や臨床医をサポートできるよう，心がけています.

綿貫 砂川先生がされている研修医教育とかそういうシステムのなかでのカンファレンスみたいなものではどんなことをされておられるのでしょうか？

砂川 はい．主に研修医が救急室や病棟で担当した症例のカンファレンスを開催し，研修医の皆と指導医で共有しています．一般的なカンファレンスの進行形式で，症例の病歴，身体所見，検査と進み，鑑別診断を挙げます．私は感染症，病理そして臨床検査の3つの視点から発言しています．病理学的視点は平良先生がおっしゃっていたことを思い出しつつ，その利点，さらに臨床検査や感染症学的視点を織り交ぜながら，これらを総合して助言しています.

診断に到達困難なときは，病歴と身体所見に立ち返る

綿貫　診断がつかないとか診断困難な状況に対して，どういうふうに向き合っていくのがいいかというところに関して，先生なりのコメントをいただけないでしょうか．臨床と病理両方を見ておられて，臨床検査も見られてる先生から見て，診断が困難なときにどういうアプローチをするのがいいかみたいなものがあればお願いいたします．

砂川　病歴と身体所見を大切にしています．例として不明熱の場合，種々の鑑別診断が挙がります．喜舎場先生は詳細な病歴聴取を重要視し，身体所見は患者さんの頭の先からつま先まで見るように指導していました．特に病歴聴取は，既往歴，家族歴はもちろんのこと，ときに趣味やペットの名前まで聴取する．肝心な点は「自身の受け持ち患者に“興味をもって”対処する」，これらが主治医観をもつことにつながるとおっしゃっていました．日常の忙しい外来ですべてを実現するのは難しいですが，優先順位の高いものをまず聴取し，必要と思われる情報は段階的にその都度，追加するよう心がけています．

検査は検査前確率に基づき，必要性・特異性の高い検査を優先して行う．

そして病理．“Tissue is issue”（病理組織診断が重要だ）で，病理診断による確定が必要であれば，患者さんに対する侵襲性があっても，組織生検する．

悪性腫瘍は鑑別診断の上位に挙げ，優先順位を高くする．

国立国際医療センターでは一般患者さんの不明熱の鑑別に必ずHIV感染症を挙げることを学びました．

病理診断の経験を積んでからは，患者さんの身体所見や画像検査が，病理組織像と連動して，頭に浮かぶようになりました．

病理生検1つから，全体像を推測する．例えば，病理診断は「動物の尾を見て，全体像を想像し，動物名を当てる」のに似ています．病理診断は，ヒトの臓器の一断面を見て全体を想像するツールだと思います．私にとって病理診断は，より良い医療を実践する手法の1つです．非腫瘍性疾患において，病理診断を100％疑いなく信用するわけではありません．病理診断の限界を

知りつつ，患者さん全体で把握する．病理医は直接患者さんにお会いすることはありませんが，病理診断を通じて，チーム医療の一員として患者さんの診療にあたる．前述の「主治医観をもつ」ことに通じると思っています．

綿貫　繰り返しになってしまうのですけど，そのような視点をもてない私たちは，やっぱり出た結果に対しての評価を専門家である病理医の先生方とコミュニケーションを取って深めていくしかないのかなと思うんですけど，そのあたりいかがですか？

砂川　病理医の「病理診断についての専門家」としての意見は尊重しますが，それがすべてではありません．前述の病理医が「ヒトの臓器の一断面を見て全体を想像する」には実際，限界があります．

病理医と臨床医にはお互いを理解し合えない「深い溝」があるのが現実です．主治医として患者の現状を病理医にプレゼンテーションしつつ，病理医の専門的意見を客観的に評価し，お互いの溝を埋めていくしかありません．臨床医は病理診断も検査の一部と考え，苦手意識をもたずに興味をもって，結果を把握するのが第一歩と考えます．医療は常に患者さんが中心にありますので，まずは自身の患者さんの病理診断結果を理解すべきと思います．

綿貫　そういった意味でこういった書籍〔『正常と異常が一目でわかる総合診療のための病理診断ケーススタディ』（医学書院）〕であるとか，あとブログ（感染症の病理学的考え方：http://blog.livedoor.jp/garjyusaiga/）ですよね．そこで，情報発信をされていると思うんですけど，そのあたりに関して思われることがありましたら，コメントいただけないでしょうか．

砂川　はい．私が著した書籍は，病理学的視点から病理組織をわかりやすく説明することに努めています．書籍『正常と異常が一目でわかる総合診療のための病理診断ケーススタディ』は，病理を専門にしている方々が対象ではなく，病理診断になじみの薄い研修医，臨床医が対象です．私が初めて病理に進んだときに，病理専門用語を理解することに苦労しました．病理医は「臨床医は病理学的専門用語を知らない，または理解しがたい」という前提で，discussion することが重要と考えます．病理専門用語は，臨床医が理解しやすい言葉に言い換えるよう，努めています．病理の説明が終わったら，最後に「なにか質問はありますか？」と確認を怠らない．質問しやすい環境を普段から整備する．基本的な質問に丁寧に答える．説明によって新たな疑問が生じれば，さらに表現を変えて説明する．その繰り返しです．説明しても，結局相手が理解していないのであれば，説明する側の技術が不足している，と考えます．「5歳児でもわかるような説明を心がけよ」と教えてられました．

綿貫　青木先生のブログ（感染症診療の原則：https://blog.goo.ne.jp/idconsult）を知って情報発信をされるようになったというお話を別にいただいていたのですけれど，青木先生も感染症の情報発信をされているんだと思うんですが，沖縄県立中部の先輩としてとか，いろいろなところでそのような形でつながっているのでしょうか？

砂川　そうですね．私が書いているブログは，私自身が疑問に思ったことを書いています．私が著した本も，私が学生時代あるいは臨床医のころにわからなかったことで，「こういったことが書いてあればもっと理解しやすいのに」という気持ちから，書きました．書籍やブログだけでは理解できないので，それらがきっかけになって，理解が少しでも深まればよいと思っています．

綿貫　ありがとうございます．すごい情熱というか，すごい分量なので，思いがなければこのようなものは続かないだろうというふうにいつも思って拝見させていただいてるんですが，ご自身にとってあったらいいのになあと思ったものを作られてきているということなんですね．

砂川　はい，そうです．

病理診断は正確な診断を下すためのツールの１つである

綿貫　どのように生涯学習的なこととかを続けてこられているか．現状でチェックをされている書籍とか，そのようなものなどがありましたら教えていただければと思うんですけれども．

砂川　はい．論文や書籍を通読する際には，私にとって親近感のある病理組織像の説明や写真を一読します．病理診断は「百聞は一見にしかず」で，1枚の図や写真で理解ができます．

綿貫　なにか生涯学習のために，例えば定期購読されているような雑誌などは，ありますか？

砂川　『The New England Journal of Medicine』[†1]の症例検討，『Case Records of the Massachusetts General Hospital』，『The Lancet Infectious Diseases』[†2]などは心がけて読んでいます．やはり病理診断に興味があります．

[†1]The New England Journal of Medicine：査読制の医学英文雑誌．医学雑誌のうち世界で最も長い歴史を誇り，また最も広く読まれ，よく引用され，影響を与えている医学系定期刊行物．https://www.nejm.org

[†2]The Lancet Infectious Diseases：査読制の医学英文雑誌．The New England Journal of Medicineと並んで世界で最もよく知られる医学雑誌の1つ．https://www.thelancet.com/journals/laninf/home

綿貫　病理の内容のアップデートはどんなことでされておられますか？

砂川　はい．日本病理学会が開催している診断セミナーに参加したり，「癌取扱い規約」[†1]という書籍は通読し，悪性腫瘍の病理診断はこれに準拠しています．世界的にはWHO分類[†2]やAFIP[†3]シリーズをよく利用しています．

[†1]癌取扱い規約：金原出版が発行している医学書シリーズ．各種癌の診断，治療，統計などに際して用いる用語等が記載された書籍（https://www.kanehara-shuppan.co.jp/books/search_list.html?d=08&c=01）．

[†2]WHO分類：WHO Classification of Tumours．ヒトの腫瘍の組織学および遺伝子型決定を扱うWHOの腫瘍分類シリーズ．腫瘍の診断・分類について最も優れている（南江堂：https://www.nankodo.co.jp/r/rWHO/?gclid=CjwKCAiA_omPBhBBEiwAcg7smSEujFnJKFiogphSi0HYhww3JjjyUDUEyrjl2cWSIBI6_CALrVLH_BoCX1gQAvD_BwE）．

[†3]AFIPアトラス：米軍病理研究所（Armed Forces Institute of Pathology）のデータベースを基に編集された腫瘍および非腫瘍病理アトラスシリーズ．WHO分類シリーズと並ぶ標準書（南江堂：https://www.nankodo.co.jp/r/rAFIP/）．

綿貫　はい．

砂川　これら世界標準のテキストは，定期的に改訂されます．病理診断をはじめ疫学，臨床，分子・遺伝子学も詳細に記載されています．

綿貫　なるほど．ではこの AFIP のテキストであるとか，WHO の例えば“Classification of Tumours”とかに目を通して，アップデートをしていく，というふうなところなんですかね？

砂川　はい．歴史的に病理診断は形態学のみで診断してきました．その領域の権威ある“偉い人”が「これは癌だ」と言えば癌と診断される，そんな時代が長く続きました．それも概ね正しかったのですが，1990 年代後半から分子・遺伝子学に基づいた悪性腫瘍の病理診断がなされるようになりました．エビデンスに基づいた病理診断は，経験の浅い若手でも利用でき，みながその有効性を認めています．

綿貫　このあたりにも，世界標準と日本でのラグがあるんですか？

砂川　はい．WHO 分類が改訂後，遅れて癌取扱い規約が改訂されています．また，WHO 分類の内容がすべて癌取扱い規約に反映されているわけではなく，日本独自の表現や分類が残っているものもあります．日本の癌取扱い規約の分類を，そのまま英文にすると乖離が生じる場合があります．今後の課題と考えます．

綿貫　砂川先生，最後に伝えたかったけど触れられてないことなど，なにかありましたら，お願いいたします．

砂川　はい．私は病理専門医を取得してから，さまざまな点でやっとスタート地点に立てたと思っています．病理医をしながら，諦めずに同時並行で内科・感染症，臨床検査の経験を積んだことも糧になりました．患者さんを診療したり，論文・書籍を読む際には，病理学の知識・経験を基にして，疾患をより理解できるようになりました．私にとって病理診断はなくてはならないものです．

　論文や書籍に掲載されている豊富な病理写真を理解できるようになったことに喜びを感じます．また1つの病理標本から，多くの情報を得られるので，病理診断は優れたツールです．患者さんにとって，私はチーム医療の一員として臨床医に病理診断を伝える立場にあります．私の病理学的視点を通じて，臨床医がより良い診断に近づくよう願っています．卒後，臨床医は病理診断を勉強する機会は少ないですが，まずは自身の患者さんの病理組織検体を理解し，「どのような意味があるのか」「この病理学的形態がどのように患者さんに反映されているのか」と興味をもって学んでいく，日々模索し続けるのが重要と考えます．

綿貫 本日はありがとうございました．

文献

1）安次嶺 馨：良医の水脈―沖縄県立中部病院の群像．ボーダーインク，2016．

□ 編者要約

1. かつて沖縄は医療脆弱で感染症が流行，医学部がなく国内国費留学で医師を確保.
2. 米軍統治下で米国医師が，中部病院で米国式屋根瓦式教育を始めた.
3. 中部病院の教育の要諦は，「病歴と身体所見を詳細に，検査は最小限に行う」.
4. 診断困難時，詳細な病歴（趣味も），身体所見（頭から爪先まで），特異性の高い検査を.
5. 中部病院出身者は全員，救急が可能，感染症は血培・抗菌薬使用法も統一されている.
6. 中部病院は研修4年後に離島勤務義務あり，伊江村立診療所，宮古病院に勤務した.
7. 琉球大学の学生時代に熱帯医学研究会，卒後は宮古病院で感染症を勉強しつつ病理に関心.
8. 発熱患者は血培2セット必須！
9. 国立国際医療センターでHIV勉強，その後，日本大学で病理専門医と臨床検査専門医に.
10. 臨床医は病理医に十分な臨床情報を伝え，よくコンタクトを取れ.
11. 病理医は病理診断の一人歩きによる過剰な治療（癌治療，結核治療）を恐れる.
12. 病理診断報告書の見逃しのないよう電子カルテにアラートが必要.
13. 物事は5歳児でもわかるように説明せよ.
14. NEJMとThe Lancetは必ずチェック.
15. 病理組織写真や図は「百聞は一見にしかず」．苦手意識をもたず，理解できるように努めよう.

自分と異なる
能力をもつ人々を束ね，
“あいまいなもの”
に立ち向かう．

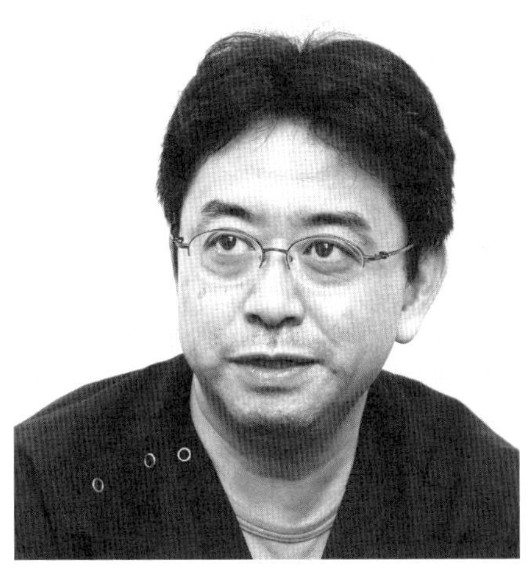

［救急］

岩田充永

（いわた　みつなが）

藤田医科大学救急医学・総合内科学講座　主任教授

1973年9月12日　愛知県生まれ．1998年名古屋市立大学卒業．卒業後，名古屋市立大学病院，名古屋大学病院，みなと医療生協協立総合病院にて麻酔科，老年科，内科を研修．名古屋掖済会病院救命救急センターにて救急医として勤務．2012年より藤田医科大学に異動．2014年より現職．藤田医科大学病院副院長，高度救命救急センター長を併任．

綿貫　岩田先生，最近はCOVID-19（新型コロナウイルス感染症）の話ばかりとお聞きしましたが，だいぶ落ち着きましたか？（2020年6月28日収録時点）

岩田　だいぶ落ち着きましたが，対策を打ち出すより戻すほうが大変ですね．職員全体に周知したりフローを戻すほうが大変です．

綿貫　対策を緩めるのが大変ということですか？

岩田　感染者が増えているときに，厳格な対策を打ち出すことをしますよね．でも感染状況が落ち着いたら，緩和しなければいけない．

そのタイミングを判断すること，対策を変更したときにそれを最前線の医療者にもれなく周知すること，再度，感染状況が厳しくなってきたら対策を厳格化すること……．「撃て」「撃ち方止め」のタイミングの判断と共有は本当に難しいと実感しています．特に「撃ち方止め」の判断と周知は本当に難しい……．

ものすごい数の診療科がありますから，現場の疑問を集約する相談センターの仕事をしていてなかなか大変です．DMAT*の災害医療だと災害対策本部を作って3週頑張ると先が見えてきますからアドレナリンで頑張れます．しかしCOVID-19は長期戦ですから，なかなかたいへんです．

仲田　COVID-19の患者は皆岡崎の新病院で診られているんですか？

岩田　あれはダイヤモンドプリンセス号の患者を2020年2月17日から受け入れたのですが，3月8日で終了しました．3月7日から藤田医科大学病院で県内の患者を受け入れています．

それが5月15日で治まったら，そのあと海外からの帰国者が7～8人陽性になってそれを受け入れています．

医師になる動機と老年科

綿貫　まず生い立ちと医師を目指された動機をお願いします．

---

*災害派遣医療チーム（Disaster Medical Assistance Team：DMAT）

岩田 僕は愛知県の江南市で生まれて小学校1年で春日井に移りました．

両親は薬剤師です．医師になってほしいという期待があったんじゃないかと感じていました．

名古屋市内の中高一貫校の東海高校に行きました．全国で医学部に行く人数が一番多い高校です．そこにいると強い意思をもっていないと医学部以外を受けにくいんです．友人は皆医学部を受けるのでなんとなく受けてしまったということです．

ただ高校1年のとき，ノンフィクションライターの柳田邦男の国立がんセンターを舞台にした『ガン回廊の朝（あした）』（講談社）を読んで，癌に立ち向かう医師はかっこいいなと思いました．

仲田 僕も昔それ読みましたよ．

岩田 しかし今は癌とは正反対の仕事をしていますが．

綿貫 愛知県出身で，大学に入られたあとはどんな生活でしたか？

岩田 めちゃくちゃでしたね．2年の教養と4年の専門に分かれていました．オーケストラ部に入ったのですが24時間音出しが可能で，部室には布団もあって寝ることもできました．

私はオーケストラ部が楽しすぎてほとんどそこに住んでいました．授業には本当に出ていないです．今でも学生の出席を取るのに罪悪感を感じます．医学とは離れた生活をしてました．

仲田 先生は指揮をされていたんでしたっけ？

岩田 そうです．途中から指揮もやらせてもらい，本当に楽しくなってしまいました．

5年生くらいになっても特定の臓器に興味をもてないんです．なんとなく救急ができて老人が診られれば，こんな自分でも医者としてどこかで雇ってくれるんじゃないかと思いました．

綿貫 先生が1998年に卒業された頃は，まだ救急医のキャリアは学生からは見えにくかったのではないですか？

岩田 まったくそうでした．ちょうどテレビで米国テレビドラマ『ER緊急救命室』が放映されていた頃で，それが最も医者に近い姿だと思いました．しかし先生方に聞いても，そんなの日本じゃ無理だよ，専門があってなんぼやという感じでした．

仲田　その頃はちょうどPTLS（Primary-care Trauma Life Support，JATECの前身）が始まった頃ですか？　箕輪良行先生たちが大宮で始めたPTLSの第2回に私は参加しました．

岩田　卒後2年くらいでPTLSができました．卒後すぐ箕輪先生たちに出会ったのはラッキーでした．僕も大宮で参加しましたので，重なっているかもしれませんね．

綿貫　まだ初期研修制度の前だと思いますが，卒後どのようにされたのですか？

岩田　自分で就職先を考えるなんてまったくありませんでした．母校で探すと，当時全身管理を言っていたのは麻酔科教授だけでした．麻酔科の授業だけはなぜか私出ていたんですよ．

それで麻酔科に入りました．手術室，ICUで患者の循環，栄養を含めてトータルにケアをするんですが，患者さんとコミュニケーションをとることが術前説明以外にまったくないんですよ．内容は面白いんですがちょっと違うぞと思いました．

探していると，当時，名古屋大学医学部附属病院に老年科がありました．見学に行きますと認知症の人の心不全とか，呼吸不全の糖尿病とか，いろいろな患者さんが入院していて，また先生方もやさしくて患者さんと話すのが好きな人が多かったです．

医者になった年の9月に麻酔科を辞めて，老年科にお世話になりました．

仲田　どうして老年科なんですか？

岩田　どこでも雇ってくれるのは救急と高齢者医療だというイメージがずっとあったんです．高齢の方とコミュニケーションをとって勉強するなら老年科かなと思ったのです．

綿貫　老年科の研修自体はどうだったですか？

岩田　いや本当に楽しかったです．入院患者は30人いて研修医は僕1人でした．先生方は大学院と掛け持ちでしたから，一日中病棟にいるのは彼らにとってもありがたいんです．

僕も頼まれるのが嬉しくて，一日病棟にいて『ワシントンマニュアル』，『ハリソン内科学』，当時出始めた『UpToDate』など読んでいました．

仲田　老年科は特にどういう疾患を診るのですか？

岩田　糖尿病の教育入院，心不全，脳梗塞，カテーテルの適応のない心筋梗塞，肺炎，高齢者の複合疾患，認知症ですね．

仲田　西伊豆町の高齢化率はいま51％で静岡県一位ですから，うちの病院はほとんど老年科です．

岩田　そういうところが医師の目指すべきところだと思っていました．

老年科で半年お世話になって，上司からもう少し内科の勉強をしたほうがいいと言われて2年目から協立総合病院で内科，外科，整形外科，産婦人科を1年半やって，そのあと専門にfixするというのを名古屋大学でやっていました．それに倣った研修をしました．

仲田　なぜ協立総合病院だったのですか？

岩田　あまり深い意味はないんですが，規模が400床で内科のくくりはあっても内科各科の垣根がないんです．呼吸器，循環器で受け持った患者さんをそのまま自分の外来で診る．ほかの科にいても自分が受け持った患者さんは自分が責任を持って診るという制度でした．自分は何科だったっけと思うくらいでした．そういう病院はいまだに少なくて，とても良い研修ができたと思います．

仲田　卒後半年麻酔科，半年老年科のあと卒後2年から，2年のローテーションに入り，計3年協立総合病院にいらしたんですね．

岩田　そこの救急外来当番がとても楽しくて週3回くらい当番をやっていました．そのうち救急外来だけやる医師でもいいかもと思ったんです．その頃，たまたま隣の医師の机に『研修医当直御法度』を見たんです．これを当直中に無許可で読んで「これだよ！」と衝撃が走ったんです．

綿貫　宮内さんは『研修医当直御法度』の編集を三輪書店でされたんですよね．

宮内　1996 年頃の第 1 版～4 版までかかわりました．

岩田　僕は第 2 版を買いましたが以降全部あります．三輪さんにお話ししたら第 1 版を送ってくれました．改訂のたびにすべて読んでいます．

仲田　『当直御法度』は何部くらい売れたのですか？　医学書は 2,000 部売れればよく売れたほうですよね．

宮内　『当直御法度』は 10 万部近く売れました．

綿貫　寺澤秀一先生が沖縄中部病院で作ったマニュアルを三輪書店で出版されたんですよね．私の病院でも各科の先生方が若い頃にあの本を読んでいて，病院で寺澤先生の講演を開催したら眼科の先生が来てサインを求められたりしていました．

岩田　それぐらい衝撃的，革新的な本でした．どこの本にも書いていないような，僕たちが本当に困っていることが書かれています．徐脈をみたら高カリウムを疑えとか，片麻痺をみたら低血糖を疑えなど，今となっては当たり前ですが，その着眼点がすごいと思いました．

低血糖なのにMRIが撮られたり，徐脈だからと循環器が呼ばれて調べている間に高カリウムがわかったりします．

綿貫　その本を手元に置きながら現場で活躍されたと思いますが，指導してくださる先生はいらしたんですか？

岩田　指導医はいましたが，救急外来に対する系統的な指導は受けたことはありません．

2 年目の最後に上司が，「そんなに救急が好きなら有給休暇を活用して外の救急を見てきたら」と言いました．

どこを見に行けばいいかまったくわからなかったので，名古屋大学老年科の井口昭久教授にお聞きしたら救急の武澤 純教授に相談してくださり，船橋市立医療センターの箕輪先生を紹介してくれました．

箕輪先生は三宅島の診療所で働かれたあと，船橋におられました．

そのころ箕輪先生たちは救急医療の標準化を進めていて，そこで ACLS (Advanced Cardiovascular Life Support) とか PTLS (Primary-care Trauma Life Support) コース，多発外傷の標準化を進めていました．それで PTLS コースに参加させてもらいました．重症外傷は標準化で戦えるんだ．プライマリ・ケアに加えて重症外傷の初期対応を身につければかなり自分の幅が広がります．

仲田　箕輪先生は 2000 年の三宅島の噴火で全島避難のときに活躍されたんですよね．

岩田　その PTLS コースに『御法度』の林 寛之先生が来られたとき，私は医師 3 年目だったんですが「僕は先生方のような医師になりたいんです」と『御法度』を見せながら箕輪先生，林先生に相談しました．

そうしたら林先生は，「実は『御法度』の内容は米国の救急の本から書いたんだよ」と言われてそのリソースや寺澤先生のメールアドレスを紹介してくださり，そこで寺澤先生とつながりました．

仲田　『御法度』が出てから医学書の流れが変わりましたよね．あのようにわかりやすい医学書が出始めましたよね．

岩田　僕は協立総合病院で出会った日々の救急症例を「僕はこうしたけどどうしたら良かったでしょうか？」とメールで林先生や寺澤先生に相談しました．するとお忙しかったでしょうけど，林先生も寺澤先生も，文献までつけて教えてくださいました．また「僕はこうしようと思ったけど上級医は別だった．僕は上級医に失礼にならないようにそれに従った．それは正しかったでしょうか？」と通信添削のように相談しました．すると寺澤先生が特にコミュニケーションについてよく指導してくださいました．

仲田　そのへんの上司への気の遣い方がこの本（『ER のクリニカルパール』医学書院）に書いてありますね．

岩田　この本は寺澤先生の受け売りです．

4 年目は協立で内科救急をやりながら循環器と内科全般をやっていました．心筋梗塞が来たらカテ，吐血の人が来たら呼んでくださいとか，緊急透析が必要な患者は僕が主治医をやるなどしてました．

そのうち名古屋大学老年科にそろそろ戻ってこないかと言われました．

しかしもう少し救急をやっていたいと思いました．協立総合病院から3 km ほど離れたところに名古屋掖済会病院があり，そこで救急医を募集していました．そこは通常ならば大きな大学の医局人事でなければ入れないところでした．

そこで寺澤先生に相談したら「高齢者救急はどうですか？　高齢者救急は日本ではだれもやっていないけどとても大事なテーマですよ」と，すごい助言をくださったんです．

仲田　なかなか思いつかないテーマですね．

綿貫　高齢者救急というテーマは世界的にもないんですか？

岩田　あまりないですね．最近ようやく『Geriatric Emergency Medicine』（Springer, 2018）という本が出始めましたが，米国でも救急のボードを取ると，toxicology，pediatrics や trauma に行くわけです．

岩田　あと1年救急をやらせてくれと名古屋大学の井口教授に言ったんですが怒りながらも認めてくれました．大学院の研究は polypharmacy（多剤併用）があると救急の予後がよくないとか，せん妄があるとよくないとかいう論文を 2006 年に書きましたが，掖済会に入り浸っていましたね．

綿貫　Beers criteria や STOPP/START criteria などが有名ですね．その 2005 年，2006 年の頃，日本で polypharmacy は話題になっていましたか？

岩田　ありませんでしたね．センスの良い人は「これ薬を出しすぎじゃね？」と言っていましたが．

老年科の先生は憎めない先生が多いんです．井口先生も午後5時を過ぎると医局でぬるいビールを飲みながら話してるんです．皆研究したいからできるだけ避けるんですが，僕がつきあうと，「お前な，病気になった医師はいても老いを経験した医師はいないんだ．だから老年科は想像とやさしさの産物なんだ．老いを想像しながらやらないといけないんだ」なんてちょっとグッとくるような話をするんです．

今になったら「俺そんなこと言ったっけ，俺いいこと言ってるなあ」なんて言うんです．医者にとって必要なことを教えていただきました．

綿貫 polypharmacy のテーマ選定はご自身がなさったんですか？

岩田 いや，なにが1年後の予測因子になるか調べていてたまたま見つかったんです．

仲田 掖済会には何年いらしたんですか．

岩田 救急をやりたくてしかたがなくて，大学院時代を含めて8年になります．

綿貫 私が岩田先生の名前を知ったのは山中克郎先生の『ER の哲人』（2006年）でした．

私はそのとき卒後3年目で，上司に勧められて読みました．Common，critical, curable ですね．

岩田 山中先生に声をかけていただき，三輪社長と3人で面談し，ER での教育用にシービーアールから出版しました．3カ月くらいで原稿を書いたんですが，とても楽しかったです．

週2回昼に出勤し24時まで救急をやりました．夜のほうが救急は多いですし，研修医から質問を受けることを本にしました．

仲田 なんで哲人なんですか？

岩田 山中先生が付けたんですが，脳幹反射じゃなくて考えることが大事なんだという意味が込められていると思います．2018年に第2版が出ました．掖済会救急ではまだこれに準拠していると思います．

仲田 山中先生が岩田先生に白羽の矢を立てたのはどういう経緯ですか？目が輝いていたんですかねえ？

岩田 山中先生も掖済会で研修された経歴があり，私は大学院のときに山中先生に一度会いにいきました．山中先生はとても懐が深くて，訪ねてくる若者を必ず覚えてらして執筆のチャンスをくれるんです．出版社から依頼があると，自分は後ろに回って書くチャンスを与えてくれるんです．そのへんは福井大学の林先生と似ています．

綿貫　掖済会での6年間はどんな6年だったんでしょうか？

岩田　当時はまだまだERだけで働くなんて馬鹿じゃないのという厳しい見方がある一方で，研修医や病院長など上層部からはありがたがられ，そういうところから仲間を増やしていけたと思います．

綿貫　一次～三次までのERで，ICUももつような救急ですね．

岩田　いやスタートはERだけでした．まずERに誰かいるということが大事で5人のスタッフが集まって始め，そして集中治療など少しずつ広げていきました．

今ワシントン大学から藤田医科大学に戻ってきてくれた渡瀬剛人先生や西伊豆健育会病院に行った野々上 智先生，トヨタ記念病院に行った西川佳友先生など，ソロがチームになりました．老年科で診るような高齢者の不明熱や原因不明の意識障害とか．皆，コアはERでどんな患者も診てその安全は担保しますが，まだ病棟までは手が回りませんでした．

救急外来での「曖昧なものへの接し方」

綿貫　救急外来での診断をどう捉えておられますか？　派手な診断がつくときと，はっきりしないときがあって実際には後者が多いんです．

岩田　僕は『御法度』には影響を受けていますが，これを読んで診療が怖くなった時期がありました．それを寺澤先生に相談し，寺澤先生が当直のときに見にいきました．福井大学病院ではそんなに救急患者は多くなく，重症も多くはなく協立病院と同じような患者さんたちでした．

寺澤先生は病歴をむちゃくちゃ，丁寧に聞くんです．今の胸痛を聞くんじゃなくて朝から昼，その一日をどういうふうにしたか再現ビデオのように聞くんです．農作業で自転車で行こうとしたときに胸痛が始まったとか，その目撃者の話も聞いたりとかして，突然発症であることがわかるというような診療でした．即座に検査を開始するんじゃなくて，そのスタイルは目から鱗でした．ローレンス・ティアニー（Lawrence M. Tierney Jr.）先生もhistory，historyでした．

仲田　現病歴を徹底的に聞くことと，ほかにはどんなことに感銘をうけましたか？

岩田　患者さんの希望に共感するという点です．エビデンスはこうなんだけど，違う選択をしても害にならなければそのような選択をするんです．子どもが転んで頭を打って CT は必要なくても，お母さんがとても心配しているとか家に帰って姑が心配するとか，そこまで考えて，皆がハッピーになるなら CT を撮ってあげるなど，ということです．抗菌薬の使用についてもそうでした．もちろん害のあることはしませんが．

綿貫　寺澤先生の外来をみて，『御法度』を読んで怖くなったことは解決されたんでしょうか？

岩田　患者さんはむちゃくちゃ高度なことは求めていないんだ．致死的なこと，明らかに患者さんの予後が変わることは絶対に逃してはいけませんが，それを見つけるには history なんだということがわかりました．

Common とわかったら，家族の背景にまで思いを巡らせるんです．林先生は，軽い病気とわかったら患者さんを笑わせて帰してやろうとおっしゃっていました．それは寺澤先生の教えに通じるものですよね．曖昧な疾患に対処する術を教わった気がしました．

綿貫　寺澤先生のところに行く前は，帰してはいけない患者と，帰してもよい患者との区別が言語化されていなかったということでしょうか？

岩田　まったくなかったですね．「なんだったんでしょうねえ」と曖昧なままで終わっていました．その曖昧なものへの接し方を学んだ気がしました．

綿貫　帰してはいけない患者さんを帰してしまう事例が結構あって，それを共有したほうがいいわけですね．

岩田　それをなくすことが ER の課題だと思っています．

仲田　失敗例の教訓をどのように皆で共有されていますか？

岩田　自分が失敗したことは医局全員の掲示板で共有していますし，最近は失敗例をカンファに出してくれるスタッフが増えています．そのとき雰囲気が悪くならないようにするのが僕の仕事です．僕は今，4 つの病院で症例検討会を定期的にしていますが，失敗例は自分の病院に持ち帰って共有しています．また月 1 回は，「やらかしてしまった症例」を「誰でもやるから気をつけましょう」と共有しています. これはお互いの信頼関係がないとできません.

仲田　いいですね.

綿貫　長谷川耕平先生と M & M（mortality，morbidity）の症例を出されていましたが，その立ち上げのときになかなかわかってもらえないことはありませんでしたか？

岩田　今でも病院全体のカンファはすごく難しいです．無意識にネガティブなことを言うスタッフは必ずいます．それを救うのは林先生のような司会者のユーモアですね．それがすごく求められます．誰かが責められそうな話をするときは，殺気立たないようなユーモアが必要です．先日，ある科の病棟で腹腔内出血の発見が遅れた M & M があって，「なんで CT を撮らなかったんだ」と殺気立ったとき，私は「きっと CT が壊れていたんですよ」となごませて引き戻したんです.

仲田　私の病院では毎週朝礼をやっているんですが，問題になったインシデント報告を共有する場合は，「インシデント報告を上げてくれてありがとう．これにより大きな事故がなくなります．これで個人が責められることは絶対ありません」と言ってから共有します．インシデントを上げたことを絶対に非難しないことにしています.

綿貫　失敗を共有することにより絶対に改善につながるんだという強いドライブをもった人がいないと，なかなかうまくいきませんね．岩田先生も仲田先生もそれをやっておられるんですね．なんでこんな面倒なことをやるのという人もいますが，それが大事なんですね.

岩田　数年前の救急学会の論文では，過去40年で訴訟になった疾患は多い順に多発外傷，イレウス，心筋梗塞，くも膜下出血，急性喉頭蓋炎，大動脈解離なんです.

結局，過去 40 年でこれは変わっていません．失敗する疾患，パターンは決まっているんです．つまずくところはみな同じです．受験勉強と同じで入学試験で皆がひっかかる問題を出題され続けるのと同じです．特にSMA*塞栓は心筋梗塞などと違い，年間２万人の救急患者が来る病院でも年に１人くらいしか来ませんが，失敗しやすい疾患なんです．自分が失敗するまで待っていられなくて，人の失敗を共有することが重要です．一流の芸術家，アスリートほど人の失敗をよく見て教訓にします．

うまくいかないことを共有することは成長の早道

岩田　広島交響楽団で音楽総監督をされている下野竜也さんという，日本有数の指揮者がいます．以前，彼と対談[1)]したんですが，彼が大阪フィルハーモニー交響楽団の朝比奈隆先生の下で副指揮をしていたとき，練習でなにを注意して見ていたか伺ったところ，うまくいったところではなくて，彼がうまくいかなかったところを特に注意していると言うんです．こんな名だたる指揮者が，うまくいかないことは自分もやらないほうがいいんだという発想なんです．うまくいかないことを共有することは成長の早道のような気がします．オーケストラをやっているときからそういう発想がありましたから，それは今も生きていると思います．

綿貫　私自身もとても大事だと思ってます．寺澤先生に卒後１年で沖縄で開催された“ERアップデート”という勉強会で出会って，先生の言うことを皆に伝えることはできるけどぜんぜん重みが伝わりませんから，皆に聞いてもらいたいと思って寺澤先生に10年間来ていただきました．失敗を共有するという強い自分のドライブ，覚悟がないと失敗事例の共有ができません．なぜ岩田先生はそこにこだわってやっていらっしゃるのかを聞きたかったのです．

岩田　綿貫先生と私の共通点は医療安全を勉強したことだと思います．医療安全とERが似ている点は，何回も同じ失敗を繰り返すところです．ほかの人の失敗はだれでも繰り返します．

---

*上腸間膜動脈（superior mesenteric artery：SMA）

「自分の失敗は組織の財産なんだ」ということを共有したいですよね．たまに失敗になんの自覚もなくて，殴ってやりたくなる奴はいますけど．まあそれはどこにもいますからね．

綿貫　Unprofessionalの人の振り返りは難しいですね．M & Mで取り上げられません．頑張ろうとしてやってしまったことはなんとかしてあげたいと思いますが．

頻度が低いけどやばい疾患がある，頻度が高くても非典型なパターンがあります．そういったものを覚えていくというのは大事だと思います．診断がつかない場合がありますけども，安全な対応の仕方があるのではないかと思います．

岩田　過去にERから帰して1週間以内に死亡した事例の解析があります．急激なADL低下，急に動けなくなった，食べものが食べられなくなった，よくわからないけど呼吸苦がある例などはリスクが高いとされます．そういう人を帰すなというと，現場では，そういう人を何科に入院させるんですかということになります．そういう患者を総合内科に入院させます．藤田医科大学は1,400床ありますがコロナで1,250床しか病床が埋まらないときに，安全管理のために入院閾値を下げることは病院経営的にもいいだろうと思います．

綿貫　帰宅させた後のフォローの仕方，例えば，翌日必ず外来に来てくださいとか，電話再診，カルテのチェックアップとかはどうでしょう．

岩田　寺澤先生の診察の仕方は，予想される経過をキチンと説明するんです．

急性胃腸炎なら，「今嘔吐，下痢が始まり，このピークは今晩で，明日からは良くなり下痢の頻度も減り，トーストを浸したものなどを食べてください．夕方にはかなり良くなり明後日には学校にも行けるでしょう．もしこの見立てが違ったら必ず再診してください」というような説明をされるんです．様子を見てくださいじゃなくて，予想される経過をキチッと説明するんです．これって胃腸炎をたくさん診ている人でなきゃできないと思います．われわれもまた研修医が診た患者のカルテチェックをして，大丈夫かと思ったときは電話再診しています.

また, 当院では, 放射線科がすぐ画像を読んでくれます. それを見て電話再診をして, 心配なので外来に来ていただけますでしょうかと説明します. そうすると患者さんも, とても丁寧に診てもらったと安心します.

仲田 寺澤先生は電話再診をして, 過去一度も訴訟にあったことがないとおっしゃっていました.

岩田 寺澤先生の名言で大好きなのは「いい医者に診てもらったと錯覚させなさい」というものです. とてもブラックですが, 結果を見落としていても感謝されますから, 電話再診はとても重要なツールですよね.

綿貫 history をちゃんと聞いて, 予想経過を説明して, はずれたら来てください. 有事再診じゃなくて, ちゃんと説明してカルテを書く, 翌日レビューして, 放射線科読影が入ってチェックする. 問題があるときは電話再診する. それをやらないとどうしても抜けるんだろうなと思います.

ER は一期一会なんだけど, 安全にするには, やり方があるんじゃないかなと思います.

岩田 仲田先生の書かれた『外科手術に上達くなる法―トップナイフたちの鍛錬法』(シービーアール) ですが, すごい外科の先生は一つひとつの処置が非常に丁寧だという印象を受けました. 止血が甘いとあとで再手術になったりします. そのあたりいかがでしょう?

仲田 一番印象に残ったのは名古屋大学医学部胸部外科教授だった上田裕一先生です. 手術の見学をするとき, 手術の流れだけ見ている医師がいる. それはだめなんだと言うんです. 僕がまさにそうだったんです.

上田先生は微小血管外科で血管をつなぐわけですが, 血管を持ったとき左手の鑷子で血管のどこを持ち, 右手の針をどこからどの向きに入れたかを見るんだと言うんです.「神は詳細に宿る」なんですね.

また感動したのは, 手術でないときにどれだけ手術のことを考えたかが重要なんです. そこが伸びる, 伸びないの差なんでしょうね.

例えば, ルーペをかけて手術をするんですが, hand-eye coordination を鍛えるためにご飯を食べるときはルーペを着けて食べていたというんです．手術の前は必ず1時間以上かけて頭のなかで予習されていました．

岩田　目立たないけど重要なポイントがあるんですね．患者を診るのにstrategyを立てることが重要なんでしょうね．

綿貫　先を見通し予想することで余裕がもてるんでしょうね．検査を出す前に見通しを立てるということですね．

名古屋掖済会病院から藤田医科大学病院へ

綿貫　掖済会から藤田に移られるときの思い，経緯はどうだったんですか．

岩田　掖済会は楽しかったですしERで一緒に働いた研修医たちが5，6年残り，中堅，専門医になっていくと相談もしやすいですし，専門医の中堅の先生方ともチーム感をもって働けました．しかし救急は自信がありましたがERが充実するほど総合内科，集中治療に得意な人がいれば救命できた症例もあったのではないかと思うようになりました．その頃に植西憲達先生が京都から山中先生のいる藤田に来ることを聞きました．自分と同じ年齢の植西先生みたいな優秀な先生と働いてみたいと思ったんです．

山中先生にこれはだまされたと後でわかるんですが「先生，大学から日本の救急総合診療を一緒に変えていきませんか？」と言われたんです．掖済会では後輩たちも育っているし，藤田で集中治療，総合内科も仲間と一緒ならやっていけるかもしれないと思いました．僕がきらいな言葉は「この人がいなくなったらこの科はつぶれるでしょう」です．掖済会は絶対につぶれないという確信がありました．

逆に山中先生がいなくなったら藤田終わりだよね，とは絶対に言わせないぞと，植西先生も僕も思っていました．

綿貫　1回藤田に伺ったんですが，藤田の救急総合内科はかなり大所帯ですよね．

岩田　いえ，藤田に移って驚いたのはERには5，6人くらいしかいないんです．これって大学病院ですか，という感じでした．しかしすばらしいと思ったのはこんなレベルでも絶対に救急を断らないんです．逆にいとおしくなるくらいでした．患者を断ると院長室に呼ばれるんです．掖済会では自分がいなくても100%安心できました．

綿貫 収益的に軽症，中等症の救急を断らないことは重要だと思います．経営的なこともあったんでしょうか？

岩田 リーマンショックの後で大学でもそういうことはあったと思います．僕，10月に赴任して翌年6月の大学の運営協議会で院長から「ERは人ばかり集まって経営に貢献していない」と言われて，僕はブチ切れたんです．売り上げに貢献すれば文句はないだろうと，それから意図的に入院のハードルを下げたんです．以前は藤田に入院する患者の20%がER経由でしたが，今は28%，4人に1人になりました．私立大学ですから経営で数字を示すことは大事だと思います．

山中先生の人を集める才能は素晴らしかったですね．結局教授の仕事は人を集めるか，金を集めるかだと思います．

仲田 先生はどのように医師をリクルートされていますか？

岩田 藤田ではER，総合内科，集中治療の場を与え，専門科は専門の仕事をしてください，ジェネラルでできることはジェネラルがやる集団，win winになる集団にしようと思っています．ですから他の病院とはかなりカバー範囲がずれていると思います．

大学病院でも必要とされる集団だと思います．それでどこまで医師を集めるかが課題です．

仲田 先生が大学に赴任するにあたり，どのようなERにしようと思われましたか？

岩田 ERは外傷も重症も来るけど，集中治療でも，どのような場面でも基本は内科診断学が重要です．ですから基本は総合内科の集団を作りたいと思いました．

仲田 内科診断が基本ということですね．

綿貫 以前，岩田先生と名古屋でお話したとき[2)]にideologyにこだわらなくていいんじゃないかとおっしゃったのが印象に残っています．好きな領域があっていいけど，なんでもかかわってもらいたいわけですよね．

岩田　そうですね．今COVID-19の対策本部でもミッションを掲げていますが，これはうちの仕事じゃないと言ったら罰金1,000円ということにしています．

綿貫　うまくなれなくても打席には立ってもらいたいということですね．現在先生が関心があることはなんですか？

岩田　今，全国の救急から見ても，僕たちがやっていることはかなり異端だと思います．また，今専門科目が19領域にきっちり分けられてしまいましたから少し苦しいですね．でも皆，うちの集団はとても楽しいと言ってくれます．

チームで働くと自分のもっていない実力をほかの人がもっていることがわかります．患者の安全にとっても大事です．今回のCOVID-19は日本が初めて接した国難です．DMAT，感染症の専門家だけじゃだめで感染症と災害医療の専門家がタッグを組んで初めて対応できます．そんなことは誰も予想していませんでした．今のうちの感染症の土井洋平教授は，私の中学高校の1年先輩ですごく尊敬しているし信頼しているんです．自分と違う能力をもっている人に敬意をもって接して仲間を広げていきたいと思います．

これから先，未知のことに出会ったとき，自分と違う能力をもっている人に敬意を払ってチームで対応すればいろいろなことに対応できるんじゃないか，そういうことを伝えていきたいと思います．

綿貫　自身の枠を軸に，できることがなにか考えながら，その枠を越えた人とチームを作れば自分も組織もさらに成長していけるのではないかということで，今回のCOVID-19がそれを教えてくれたということですね．

最後にもう1つお聞きしたかったことがあります．大学でオーケストラの指揮をされていましたよね．それはご自身でやりたかったんですか，それとも流れでそうなったんですか？

岩田　学年からトレーナーという練習時の指揮者を選ぶんです．僕はチェロをやっていたんですが指揮者は伝統的に男が選ばれるんです. 僕の学年で弦楽器は, 男が僕だけだったんです. それで僕が選ばれました.

管楽器から1人, 弦楽器から1人トレーナーを選ぶんです. やってみたらとても奥が深くて, 自分が音を出さないのに, 指揮者によって全然異なった音が出るのにとても驚いたんです.

綿貫　その指揮者の経歴はマネジメントに役に立ちましたか？

岩田　むちゃくちゃ役に立ちました. 今でもそのとき使った頭と同じところを使っています. 自分がバイオリンや, ホルンができないのにこういう音, こういうタイミングで出してほしいと言うんです. これは今, まさに多発外傷のときに役に立っています.

「先生の技術をもって, なんとかこの患者を助けてください」「先生, ここは preperitoneal packing で」とか, 「IVR を 30 分で終えてください」といったように, 夜中の2時に「お前が手術できねえくせに, そんなこと言われたくねえよ」と言われないような言い方ってありますよね.

僕の今の仕事のかなりの部分は学生のときの指揮を学んだ経験が役に立っています. ドヴォルザークの『新世界より』ってシンバルは1カ所だけなんですが, それで奏者を軽んじていいかと言うとそうではありません. 救急でも, 地味だけど重要な仕事ってたくさんあります. 点滴が終わったら次に替えてくれる人, 大量輸血中に「今何単位目です」と言ってくれるとか, 血管造影室に行くとき, エレベーターのドアを開けて待ってくれている人とか. そういう人たちにも敬意が必要です. この人を助けたいと皆が同じ方向で思うことが1つになって協力するのは, 救急以外ではあまり感じたことがないんです.

「俺の仕事を増やしたくねえ, それは俺の仕事じゃねえよ」という人は大勢います. オーケストラでも団員が100人いれば, 考え方が異なる人もいます. しかし本番のときは, 皆真剣に協力します. 多発外傷のときととても似ています.

綿貫　先生の指揮者の経験はきっと救急で役に立ったんだろうなと思ってい

たんですが，やはりそうだったんですね．こういったフィールドは救急以外にも使えるんだろうなと思います．プライマリ・ケアや外科でもそうなんだろうと思います．

岩田　今のCOVID-19対策本部でも同じですね．オーケストラの経験がこんなに人生に役に立つなんて思いもしませんでした．

綿貫　COVID-19の対策はどのようにされていますか？　ここは自分が入っていかなければならないと思ったのはいつですか．

岩田　私がやるしかないだろうなと思いました．藤田医科大学岡崎医療センターでダイヤモンドプリンセス号の乗客を受け入れたときも，学内に「なぜ藤田が受け入れるんだ？」という声もあったんでしょうが，そういうことに立ち向かう大学なんだと意気に感じました．

COVID-19対策本部は私の人選ですが，私と感染症の専門家，安全管理に長けた安全看護室の看護師長，彼女は24時間電話を受けてくれています．COVID-19院内対策室を設けて，現場がCOVID-19で困ったことがあったら必ずここに電話します．彼女に最初お願いしたときは「えっ，私COVID-19のことを全然知りませんよ」と言われたんですが，「いや，看護師長さんは現場が困ったときに24時間いつも対応してくれるでしょ．その能力を発揮してくれればいいんです．マニュアルはあるからそれに沿って説明してくれればいいし，わからなかったら僕が対応します」と言いました．

事務方は，何時何分に情報や物品が入ってきてどう対応したかをクロノロ（chronology）と言うんですが，DMATのlogisticsの有資格者を集めました．計5人でやっています．いろいろな能力をもった人を知っておくというのは大事です．難曲に立ち向かうオーケストラみたいで好きですね．

京都府立医科大学の山畑佳篤先生が励ましてくれたんですが，宇宙戦艦ヤマトの歌詞の「誰かがこれをやらねばならぬ，期待の人が俺たちならば」ですね．

綿貫　岩田先生がCOVID-19のイニシアチブをなぜ取ったか，理由がよくわかりました．

仲田 いやあ，たいへん感動しました．いいインタビューでした．

文献

1）下野竜也，岩田充永：指揮者×救急医 プロフェッショナルのなかで求められるリーダーシップ．レジデントノート 14(3)：514-517，2012／14(6)：1094-1097，2012
https://www.yodosha.co.jp/rnote/pro_discussion/index.html
2）岩田充永（監），近藤貴士郎，綿貫 聡（編）：専門外でも不安にならない救急外来「はじめの一手」．南山堂，2020

□ 編者要約

1. 愛知県江南市生まれ，両親は薬剤師，東海高校から名古屋市立大学，オーケストラ部で指揮.
2. 卒後，半年市立大学麻酔科（人と接しない）⇒半年老年科⇒2年目協立総合病院.
3. 2年目に協立総合病院で内科，外科，整形，産婦人科.『研修医当直御法度』で救急に目覚める.
4. 船橋医療センター箕輪良行 Dr.⇒林寛之 Dr. 寺澤秀一 Dr.とつながり．日々の救急症例をメール相談.
5. 病気する医師はいても老いを経験した医師はいない．老年科は想像とやさしさの産物.
6. 掖済会病院時代，山中克夫 Dr.と『ER の哲人』発行.
7. 寺澤 Dr.は病歴を再現ビデオのように詳細に聞く．患者の希望，家族背景にも思いを.
8. 患者に予想される経過を話し，診察後気になる場合は患者宅に電話する.
9. 失敗例の教訓を共有，決して非難しない．うまくいかないことの共有は成功の早道.
10. 過去 40 年，訴訟多いのは多発外傷，イレウス，心筋梗塞，くも膜下出血，急性喉頭蓋炎，大動脈解離.
11. 上腸間膜動脈塞栓は症例少なく誤診しやすい.
12. COVID-19 は感染症と災害医療の専門家がタッグを組んでうまくいく.
13. 自分と違う能力をもつ人に敬意を払い，チームで対応すると幅が広がる.
14. 救急の指揮は音楽の指揮と同じ．各専門家にベストを尽くしてもらい協働する.
15. 「誰かがこれをやらねばならぬ，期待の人が俺たちならば」.

医学的診断と,
家庭環境の
苦しさの評価は
同等の価値をもつ.

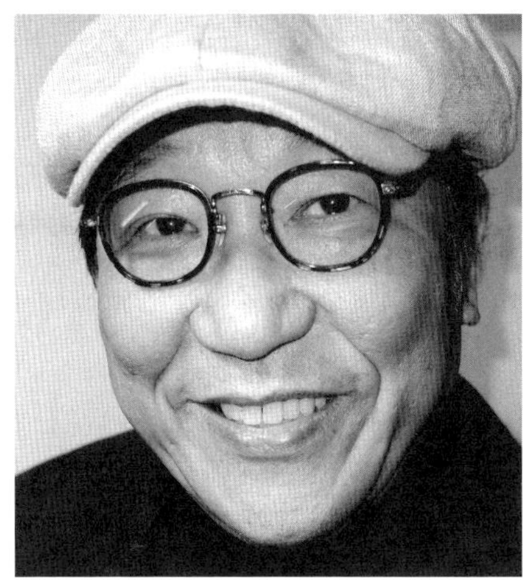

[プライマリ・ケア]

藤沼康樹

(ふじぬま やすき)

生協浮間診療所/日本医療福祉生活協同組合連合会家庭医療学開発センター　センター長

1956 年 12 月 1 日　東京都板橋区で生まれる.

1983 年, 新潟大学卒業. 卒業と同時に王子生協病院内科研修医.

その後東京都老人医療センター血液科等を経て1993 年, 生協浮間診療所初代所長.

2005 年, 医療福祉生協連家庭医療学開発センターセンター長.

2011 年, 武見奨励賞受賞.

一貫して家庭医療学を基盤とした都市部のプライマリ・ケアに従事し, 学生・研修医教育や地域診療所のネットワークによる研究活動を行っている.

綿貫　本日は,『診断に上達くなる法』の対談ということで, 藤沼康樹先生にお越しいただきました.

藤沼　番組っぽいですね (笑).

綿貫　番組っぽいですか?　いや一応ここでカット入れておかないと, と思って.

藤沼　ああそうですか, わかりました.

板橋生まれで中学受験, 獣医学部を中退して医学部へ

綿貫　診断とはなにかといきなり言っちゃうと話が深まらないので, ゆっくり始めていきたいと思うんですけど. まずはライフヒストリーからということになっていまして.

藤沼　ライフヒストリー? (笑).

綿貫　先生お生まれってどちらなんですか?

藤沼　生まれはね, 東京の板橋です.

仲田　あ, 板橋ですか.

藤沼　板橋区の都立豊島病院で生まれました (笑).

仲田　私の子どもたちがですね, 上板橋に住んでたもんですから.

藤沼　そうですか, 僕, 大山なんでね.

仲田　大山, あーそうでしたか, へえー.

綿貫　商店街が長くて, 日大板橋病院の近くの.

藤沼　ああ, そうです, そうです.

綿貫　どんな子ども時代だったのでしょうか?

藤沼　そんなことを話すんですか (笑). 僕, 結構やっぱり家風呂のない時代に育っているので, 家に風呂ができたのだいたい小学校５年生のときかな? 一軒家ではあったんですけど, だからずっと銭湯通いとかしてきて. 周りは畳屋とかですね. いろんな, 刺青の入ったおじさんとかたくさんいてですね. そういう人と一緒に銭湯に行ったりしてましたけど, そういう生活で (笑).

ただ母親が, うちはもう両親とも全然, なんていうかもともと勉強とは無

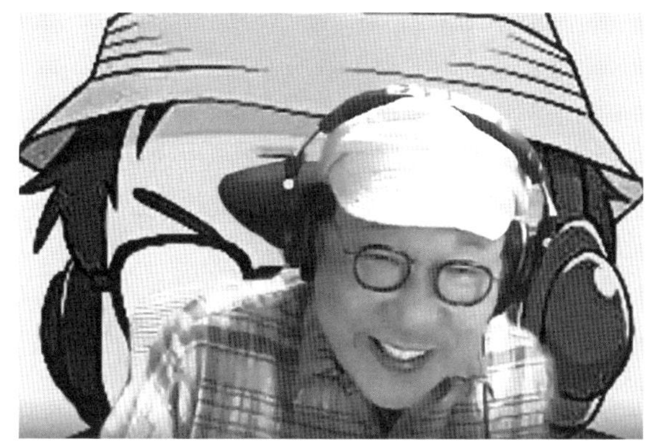

縁の人なんですけども，親父は中卒なので．どうしてもこう受験をさせたいっていうんで，中学受験の走りみたいな感じで塾に行かされ始めましたね．あんまり勉強好きじゃなかったんですけど，ええ．

綿貫　いつから塾に通われたんですか？

藤沼　えっとねえ，４年生の冬くらいかな．四谷大塚っていうとこに通ってたみたいですよ．それで，なぜかそういう道に入らされて，それまでは本当は漫画家になりたかったりしたんですけど，『石ノ森章太郎のマンガ家入門』とか買ってですね（笑）．Ｇペンとか買って，こうやって漫画描いて，学級新聞に漫画とか描いていたんです．

仲田　その後ろの絵（**写真**）は，先生が描かれたんですか？

藤沼　あ，これは違います．これはうちの娘です．娘が，漫画家なんですよ．

仲田　ええ！

藤沼　まあ結構な受験勉強でしたね，小学校後半は．でも周りは本当に庶民的なところだったので，友達はそういう人ばっかりでしたけどね，大工の息子とか．仲良かったです．

綿貫　お父様お母様はどのようなことをされておられたのですか？

藤沼　親父はねえ，当時の国鉄．国鉄の信号検査保安とかで，いつも線路上を歩いてる人ですね，ずっと．信号を見回っていくっていうの．お袋は，専業主婦ですね．

綿貫　なるほど，そうなのですね．中学受験をされたのは何年くらいのことですか？

藤沼　あのねえ，1968年くらいかな．だからかなり走りですね．

綿貫　その頃に小4から塾通ってる人って，そんなにいないですよね．

藤沼　あんまりいないです．クラスに3，4人だと思います．そういう趣味があったみたいですね，母親に．

綿貫　お母様の影響が大きかったという感じなんですかね，そうすると．

藤沼　影響っていうか，人生上はなんの影響も受けてないですけど（笑）．単純にすごい，とにかく塾に行くことによって帰りに西武デパートの地下の，スタンドみたいなところでチーズドッグっていうのを食べさせてもらうのが楽しみで行っていたみたいな．時間があれば池袋で弁当を買って食って，帰りにチーズドッグを買うみたいなそういう，物につられてですね．そういう感じでした．これ診断とつながるんですか本当に（笑）．

綿貫　いや大丈夫です．中学はどちらだったんですか？

藤沼　僕はね，東京学芸大学附属大泉中学校っていうところなんですよ．やっぱり僕は板橋の割と庶民的なところから，あっちのほうって割と良いとこのお坊ちゃんお嬢ちゃんが多いようで，言葉遣いにすごいカルチャーショックがあって，「僕は」とかって言ってるのが信じられなかったですね．だから「僕は」「私は」とか，「君はどこから通ってるの」なんて聞かれて「え，俺⁉」みたいな感じだったんです（笑）．だからそういうのはカルチャーショックはありましたね，すごく．

綿貫　あれ，石神井公園とかと，大山って路線同じでしたっけ？

藤沼　いや同じじゃないっす．だから僕，池袋まで出てそこから西武線乗り換えるから，中学のときは40分くらいかけて通学してたんですね，電車通学．

綿貫　ああなるほど．じゃあ路線によってちょっとカラー違うみたいな，そんな感じですか．大泉学園とか，石神井とかの人たちのカラーと．

藤沼 ああ，そうなんですよ．全然違う．やっぱり文化人が多かったというか，西武線の石神井公園あたりとかって文化人みたいな人が結構いて，だからその，自分の同級生も結構あとで考えると文化人の息子とかいたんですよね．『舟を編む』って映画知りません？

綿貫 あ！ 辞書作るやつですね．

藤沼 あれのモデルの見坊豪紀っていう人がいるんだけど，要するに国語辞典の大家みたいな．それの娘さんって僕の隣の席だったんですよ．それはずっとあとまで知らなかったです．あとお能の金春（こんぱる）流の家元の娘さんとかですね．そういうまったくわからない世界ですよね．だから，彼らに合わせねえとやべえみたいな感じありましたね．自分の育った文化をどう捨てるかみたいな．でもなかなか捨てらんないんですよねー．みんなお弁当もきれいだしね，隣の女の子が持ってくるお弁当とかめちゃくちゃカラフルなパックに入ってて，で僕とか，でかいアルマイトの弁当箱にご飯と鮭！とかですね．ご飯と鮭と海苔！みたいなのを出して．それを開けるのが恥ずかしくてですね．少しずつ開けながら食べてました．こうやって端から．そういうのを思い出しますけどね．

仲田 え，部活はどうされてたんですか？ 部活は．

藤沼 部活はでもね，剣道部だったんですよ．だから結構中学は割とね，部活に打ち込んでいました．

仲田 あの，有段者です？

藤沼 有段者？ まあ有段者ですけどね．ただ高校行って挫折するんですけどね．高校は桐朋（とうほう）高校ってところに行くんですよ．

綿貫 国立（くにたち）ですか？

藤沼 よけい遠くなっちゃったんですよ．ちょっといろいろあって（笑）．

綿貫 なんか，また違う文化圏じゃないですか．中央線沿線のなかの学園都市で，三角屋根のところの南口からずーっと歩いて行く．

藤沼 そう，桐朋高校って一橋大学の隣にあったので，雰囲気がありました．

ただ，ものすごい遠いんですよ．もうねえ，ちょっと寝坊するともう行く気しなくなっちゃうんですよ，遠くて．だから，すごい遅刻とか欠席が多くて，卒業近くになって「君はもう社会じゃ通用しないよ」って言われましたよ．「君みたいに欠席の多い学生は採ってくれないんだよ，これからは」って言われてですね．「へえ，そうなのか」みたいな感じでしたけどねえ．

綿貫　その後，医学部に行かれることになったと思うのですが．どんな流れだったのでしょうか？

藤沼　僕ね，医学部とかまったく興味なかったんですよ．注射が嫌いなんで，とんでもないみたいな．ただ，生物学にはすごい興味があって．特に，当時やっと遺伝子とかいろいろ出てきたとこで，バイオテクノロジーみたいなものをやりたいなと．

それで東京大学の理Ⅱと，あとね，当時一期校二期校ってあったんで，東京農工大学を受けたんですよ．東京農工大学っていうのは府中にあるんですけど，国立から近かったのでよく知っていたので．現役のときに受けて理Ⅱ落ちてですね (笑)，農工大の獣医学科に入ったんですよ．やっぱり遺伝子系に興味があったんです．遺伝子というかバイオテクノロジーとかに．まあ同じかなと思って．農工大の獣医学科，それはそれで楽しかったんですけど，やっぱりね，医者っぽいんだよね．学問っぽくないんすよ (笑)．獣医学の実習とかってやっぱり犬の解剖とかやるんですけど，だからちょっと，「これじゃねえんだよなあ」みたいな感じで，もういっぺん受け直そうかなと思って，1 年通ったところでちょっと休学．

綿貫　はい．

藤沼　それで，休学して予備校行ったらものすごく成績が上がって，東大にも入れるなみたいな感じだったんだけど．ただその予備校の進路指導に「いやバイオテクノロジーとかだったら医学部でも同じじゃないか」って言われて．医学部ってバイオテクノロジーなのかって，あとでそれはフェイクだっていうことがわかるんですけど (笑)，じゃあ医学部でもいいかな，みたいな感じで．東大にまた落ちると面倒くさいなあ，みたいなのがあったんで．科目がちょうど僕の受験科目に合うところが新潟大学医学部だったんです．それで新潟を受けたんですよ．

綿貫 獣医学部に入って，ちょっと合わないなっておっしゃいましたが，なにが合わなかったんですか？

藤沼 農工大の獣医学部って対象がペットとか競走馬が多いんですよ．僕が最初に見たのがチワワの副鼻腔炎の手術で，めちゃくちゃマイクロサージャリーなんです．「これは自分のやりたいこととは違う」みたいな感じで．府中競馬場の近くだったし，競走馬とかの診療もしてたんですけど，やっぱりお医者さんなんですよね．生物学研究者ではなかったっていう．で，よりそのことを後悔するのは医学部入ってからですけどね（笑）．

綿貫 なるほど．面白いですね，獣医学部に入られて，医者っぽい仕事がいやで辞めて．バイオテクノロジーがいいからっていって医学部に入って，っていう話になるんですね．これはつらいですね．

藤沼 いやめっちゃつらいよ．だからもうさすがに医学部をまた休学するのも親も許さないし，ちょっともう行くしかないなみたいな感じで，最初の2年くらいはもう本当に死にそうでしたね．

仲田 予備校の先生もわかってなかったわけですね．

綿貫 医学部って，今は本学のところと教養科目の部分の境目がだんだんあいまいな状況になってきてますけど，最初は教養科目から始まってきますよね．

藤沼 完全に教養科目です．昔は2年間完全教養科目で，専門科目はなかったですね．だから英語・ドイツ語とか，物理とか，まったく面白くなかったですね．今考えると，例えば数学っていうとなにやってたかって，重積分とかやるわけ．あんまりこれちょっと興味ねえなあみたいな．生物学はなんかね，クレブス回路を丸暗記して，全部紙に書かないと通らないとかですね．そういう世界なんですよ．哲学はさすがに科学哲学とか勉強したいなとかって思ったら，インド哲学史かなんかの先生でですね．この流派がこう変わっていったみたいな話をずっとするわけ．いまだに僕，その夢を見るくらいです.「あっ今日試験だ！インド哲学史の試験だ！」みたいな.

綿貫　なるほど．バイオテクノロジーをやりたいなって入って，噛み合わない一般教養が展開されてあんまり面白くなくて．がっくりきたところで，じゃあいよいよ本学に入っていって，どんな感じになったんですか？

藤沼　あーあのねえ，解剖学というか，肉眼解剖学はあまり面白くなかったんですけど，組織学はむっちゃ面白かった．組織学で顕微鏡をのぞいて絵を描くのはすごい好きでした．組織学の藤田恒夫先生がいて．『標準組織学』を書いていた人で，講義自体がめっちゃくちゃ面白いんですよ．

仲田　僕もその教科書持ってました．

藤沼　『標準組織学 総論』を見ながら勉強するのは，それ自体は面白かったですね．すごい，「あ，大学っぽーい」みたいな感じで．

仲田　クラブはどうしてたんですか？

藤沼　部活はですねあのね，さすがに大学入ったらちょっと知的な活動したいと思って探してたんですけど．教養とか終わるとみんな体育館のほうに行くんですよ(笑)．だからなんでみんな運動やってんのかなみたいな感じで，今さら運動じゃないんじゃないかみたいな感じでですね，文化部を探してたんだけど自分と合うものはまったくなくてですね，自分で作りました(笑)．そういう，読書会みたいなやつとか．ちょっと今につながるんですけど．勉強，文化，もうちょっと教養つけたいよね，みたいな人がいたので．そのときに一緒にやってた人は今結構，偉くなっちゃってますけど．

仲田　どんな読書会なんですか？

藤沼　それこそ分子生物学から哲学までみたいな感じで．そのときはたまたまその，保健管理センターの先生が精神科医で，顧問やるよーとかって言ってくれてですね．その先生はすごい教養があってですね，いろんな本を紹介してもらったりして読み合わせたりしてましたね．

仲田　え，もう１人のすごい方っていうのはどなたですか？

藤沼　今も仲よくて，当時一緒にサークル立ち上げたのは中島孝君っていいます．ロボットスーツ HAL® って知ってます？　強化スーツですね．リハビリに使うんですけど．腰痛の軽減とか，介護腰痛の軽減とかにも使えるんですね．筑波大学の山海嘉之先生っていうロボット工学の先生と一緒に研究してます．

仲田　なるほど．

藤沼　あとね，僕一番医学部の講義や実習で好きだったのは病理なんですよ．病理学はもうめちゃくちゃ面白くて，病気の生化学じゃなくて，肉眼病理っていうか，組織の全体見て決めるところがあるじゃないですか．一つ一つの細胞を見ないで．ああいう構造を見るのがすごい面白くて．それで，「あ，病理面白いな」みたいな感じはあって，それでおそらく医学部ドロップアウトしなかったんだと思います．病理だけは面白かった．生化学とかねえ，生理学はいまいちピンと来なかったんです．結構，生化学も当時分子生物学やってた先生だったんですけど，ちょっと講義自体はそれほど面白くなくて，まあおそらくもうちょっとたってからものすごく進歩したんで，そのとき聞いていたら面白かったと思うんですけど．むしろ古典的な病理学が面白かったのと，あと内科の系統講義は結構面白かったです．結構影響受けました．

綿貫　なるほど．

藤沼　実は，僕が一番好きだったのは臨床講義ってやつで，特に第一内科ってとこがやっていた臨床講義は今考えるとめちゃくちゃよく演出されていて，実際に患者が来たりするんですよ．当時は，まあおそらくそういう時代なんですよ．患者さんが来て，教授が診察してさあどうするみたいな，なにを考えるみたいな感じでやっていくので．最終的にこう診断，確定診断に至った病態，メカニズムとか全部やるっていうのが，それはね，すごく面白かったですね．それは地元の出版社から本になってて，『内科臨床講義』っていう本だったんですけど，それ4巻本で，全部4，5回読んだと思います．すごい好きでしたね．それとの関連で言うと診断は実は非常に好きで，特に神経内科が好きだったんです．神経内科の『メリット神経病学』ってあるじゃないですか．僕あれ通読しましたからね(笑)．だから結構意外に医者っぽいんですよ．内科臨床講義っていうのは，血液と循環器と，内分泌代謝の教室だったんですね．第一内科って，そこはすごい面白かったですね．

仲田　そのへんからこの家庭医療学とはどういうふうに結びついたんですか？

藤沼　いや全然結びついてないですよ（笑）．

綿貫　まだしばらく先ですかね．このあとベッドサイドに出てこられますよね？

藤沼　実習ですか？　ポリクリは全然面白くなかったですね．地蔵って言われてましたからね，僕ら．地蔵のように，だから六地蔵って言われてました．地蔵が並んでるようにじーっとこうやって立ってる．インタラクションがほとんどないので．患者を受けもって，ちょっと診察してカルテ見てレポート書いて，途中でちょっとミニレクチャーがあって，みたいなやつばっかりだったので．あとやっぱり，まだ各科平等に回るっていう時代なので，コアカリキュラムとかないですから．それがちょっと苦しかったかなあ．

綿貫　なるほど．4年くらいからの系統講義はまあ楽しかったけれど，5年からベッドサイドに行って，楽しくなくて，結構揺さぶられてますよね．本当に医者になるのかな，みたいな話も出てくるのかなって．

藤沼　いやそのとおりです．知的な展開としての診断っていうのはめっちゃ面白かったんだけど，実際，例えば回診とかで教授が診察してるのを見ても，なんにも感動しなかったっていう（笑）．で実際にその，講義で受けたような派手なことって起きてないわけですよ．普通に実習してる分には．地味だな，みたいな感じでしたね．知的な部分での，診断とか神経学とかのほうが面白くて，その実体はあんまり面白くないみたいな感じで卒業を迎えましたね．

綿貫　卒業を迎える時点では，まあ病理医はあり得て，内科の知的診断学は楽しかったけど，実際の現場での臨床医の活動はたぶんそんなに楽しくなさそうだともう見切っていて．

藤沼　まったく面白くない（笑）．

臨床医スタートの王子生協病院での出会い

綿貫 でもみんな医学部で一応国家試験は受けるからまあ受けとくか，みたいな流れでいき，臨床医としての仕事に突入していきますよね？

藤沼 いやもうねえ，はっきり言ってお金ですね．生活が苦しくてですね(笑)．生活が苦しいっていうのは仕送りが当時は4万円くらいだったかな．それで，生活費で3万円くらい出ていっちゃうんですよ．だからもうとにかく早く社会人として自立したいっていうのが一番大きかったです．とにかく，好きとか嫌いとか言ってらんねえなみたいな感じで．ただまあみんなと同じように俺もみたいなのはいやだったんで，まあ東京に研修で戻ろうかなみたいな感じがあったんですよ．当時は9割くらいは大学に残るので,「お前どこの内科行くんだ」みたいな「なに内科行くんだ」みたいな感じの話ししかしないので．まあちょっと東京行って，いくつか病院でも見学してみるかーみたいな感じ．それは早くて6年生になる直前かな．もうその頃には東京の病院で研修っていうか，トレーニング受けたいなとは思ってました．

綿貫 なるほど．これがだいたい，1970年代の後半くらいですか？

藤沼 82，3年ですね．

綿貫 この頃に東京で初期研修病院っていうと，えっと，虎の門病院か，三井記念病院か，みたいな．聖路加国際病院もですかね？

藤沼 聖路加ボロボロでしたけど，ありました．

綿貫 他にも研修病院として有名なところを見学に行かれましたか？

藤沼 見ました！まずは東京都立駒込病院ですね．なんで見に行ったかというと，建て替えたばっかりで，めっちゃきれいだったんですよ（笑）．こういう病院に就職すると親喜ぶだろうなみたいな，新築だったんで．それで逆にね，これはボロすぎると思ったのはね，当時で言うと国立東京第二病院，今の国立病院機構東京医療センターは建物は古くて．あと駒沢公園ってめちゃ不便なとこなんですよ実は(笑)．聖路加も立て直し前でボロボロです．その3つかな，見たの．僕はだから当時駒込に行こうと思ってたんですよ．

綿貫 あの，建物以外の話が出てこないんですけど…….

藤沼　いや全然そんな，内容とかだって興味ないっていうか．社会人になるっていうのが重要だから．社会人になって，まあ一応親を安心させようかくらいな感じですよ．だからあんまり深く，ここは良い研修とかそういうリテラシーないです，そのときは．聖路加とか，東二とか，もう「ぜひ来てくれ！」みたいな感じでしたよ．今みたいな時代じゃないので．だから，希望すれば誰でも入れたんじゃないですか．今じゃ考えられないです．

綿貫　あー，なるほど．

藤沼　ただまあ休み直前くらいに，ちょっと地元でお誘いがあった小っちゃい病院があって．それが王子生協病院って病院なんだけど．そこにたまたま，じゃあ義理で行くかなって，見学に行ったときにお会いした先生が，その後師匠になるんです．その先生に会ったのが大きかったかな．あーここならいいなみたいな感じだったんです．この先生だとめちゃくちゃ勉強になるなみたいな感じがありました．だから，その直感ですね．

それ以外の病院は，部長先生とか科長先生とかが出てきて「あ，君どこ？新潟？　ああ，そう」か,「もうぜひ来て」みたいな．別になんも見ないうちに来てって，俺のことなに知ってんだみたいな感じだったんです．

仲田　王子生協病院なんですけども，結局その先生が良くて，それで就職されたってことなんですか？

藤沼　完全にそういうことです．建物はボロっちいです．直感的にこの先生絶対優秀だろうなって思ったんで，女性の先生なんですけど,「あたしが教えてあげるわよ」って言ってくれてですね,「あ，そうですか」みたいな感じだったんですね．伊藤淑子先生という方です．はい．

綿貫　何歳くらいの先生だったんですか？

藤沼　ぼくよりね，ちょうど一回り上，12 歳上くらい．

綿貫　じゃあ卒後 12，3 年目くらいの，内科の先生だったんですか？

藤沼　東大卒なんですけど，東大がちょうどその学園紛争でロックアウトされて，医局に残れなかった時代があるんですよ．そのときに，地域に散らばった先生の 1 人なのね．専門は一応神経内科なんですよ．ただまあ内科全般ですね．剖検医の資格ももってて剖検もやってましたんで，この先生すげえな，とかって思いながら見てましたけど．あんまりそういうタイプの人いなかったんで，大学に．研修始まってからさらに痛感することになるんですけど，そのすごさが．そこはかなり運命的ですね．

だから王子に行かなかったら絶対間違いなく駒込行ってたと思いますよ．綿貫先生の上司になってたかもしれません．

綿貫　悪性リンパ腫どうですかとかってやり取りをしていた可能性があるってことですね．

藤沼　血液内科だった可能性あるね．

綿貫　初期研修での生活ってどんな感じだったんですか？

藤沼　まあ，当時初期研修制度自体はないので，まだ内科認定医もないんですよ，僕の時代って．本当に自主的な感じなんですけど，1年間内科やったあとに，6カ月外科やったんですよ（笑）．その後3カ月腎臓，3カ月呼吸器かな．それで，また1年内科に戻ってきて，合計3年やったんですけど．

綿貫　あの時代ですから，ひたすら病院にいる生活っていうか．

藤沼　そうです，すごい働いてましたよ．だから今より給料いいです（笑）．当直をものすごいやってたんで，だいたい月8回以上．当時ってやっぱり小っちゃい病院の当直料って，パートと同じ料金出してたんですよ．めちゃくちゃお金が貯まりましたね．それでバブルに突入するって感じです（笑）．1回4万円以上もらってたから，8回でしょ？　それだけででかいじゃないですか（笑）．

綿貫　その頃って，慶應義塾大学病院が1カ月2万5,000円，東京慈恵会医科大学附属病院が1カ月5万円っていってた時代ですよね．それはすごいです．

藤沼　そうなんですよ．今もう当直料はどんどん値下がりしてますけどね．当時は医者があんまりいなかったっていうのもあると思うんですけど．

綿貫　指導体制はいかがでしたか？

藤沼　いや，実は，その先生ってなぜか，指導専任なんですよ．当時，初期研修医が2人入って，その2人にほとんど時間費やしてた．そういうふうにしないとやっぱり医者が長く働いてくれないっていう思いがあったらしいです，病院長に．それはすごい手厚かったですよ．

仲田　すごいですねえ．

藤沼　ものすごい手厚かったです．

綿貫　患者を受けもってないってことですか？

藤沼　患者はねえ，病棟の患者はもってなかったですね．僕ともう1人の研修医がいたんだけど，だいたい2人で．30人くらい診てるわけですよ，2人で．その30人の患者全般を把握してる感じでした．

仲田　それは，王子生協だけの話だったんですか？

藤沼　そうです．病院長の方針っていうか．大学の医局からもう人呼ぶのたいへんだから，とにかく自前で長く働ける医者をつくろうみたいな感じがすごいあって．そのために呼んできた感じなんですよね，その先生を．

仲田　その2人の研修医のためだけに，その先生がいてくださったってことですか？

藤沼　ほぼそういう感じでしたね．まあ外来もやってましたけど，当直もやってないですし．一緒に回診することもあれば，オーベンの先生だけ1人で回診してるときもあるっていう感じで．

綿貫　すごく先進的ですよね．

藤沼　当時だとすごく先進的だと思います．だから，それはすごく影響受けましたよ．

綿貫　今ですら，そういう設定ができてない病院のほうがたぶん多いくらいなので．

藤沼　今聞くと，そういう先生つくると逆にほかの医者から「あいつはなんで診療してないんだ」って批判されるみたいですね．でもそれはない構造になってました．まあ，医師集団が少ないから全体で合意してやってたんだと思いますけど．

仲田　藤沼先生が医学教育に興味をもたれたのは，その先生の影響ですか？

藤沼　間違いなくそれは影響あると思います．育て方とか，指導医とはなんぞや，みたいな感じですかね．

仲田　いやー，すごいですねえ．へえー．

綿貫　内科の期間はその先生が基本的にはもってくれて，１年目と３年目のときの内科ブロックのところはその先生がかなり管理をされてたと．

藤沼　やっぱり絶妙な距離感，出と引きがあって，今考えるとすごいんだけど，だんだんやりたくなるじゃないですか，普通の医者って．そうするとねえ，ちょっと引いてくんですよ，明らかに．だけど見てるみたいな感じ．

綿貫　足りないところは，バシッと言ってくるけど，任せるところはできるだけ任せてくれるっていう．

藤沼　手技とかね，最初はかなり手取り足取りなんだけど，スーッと引いていく感じですね．今振り返っても，あれはすごかったなと思います．

綿貫　外科などのローテーションはいかがでしたか？

藤沼　ありますよ，いろいろ（笑）．外科，当時は信じられないですけど１人外科医長なんですよ．だから１人でオペやっちゃって，胃切とか．たまに外から応援の外科の先生とか来て，２人でオペやってたりするんだけど，たまにそれがなくて僕が第一助手とか結構やってたっていう（笑）．危ないっていうか怖いっていうかですね．でも外科はなんていうかな，だから当時みんなたばこ吸ってるじゃないですか．その外科の先生は終わるとたばこをぷあーって吸って，「あー終わった終わった」みたいな．メリハリのある生活だなあって思いましたよ．

ただねえ，やっぱりちょっと向いてないなと思いましたよ，自分には．でも，「藤沼先生，外科やんなよ」とかって言われて，「いや，外科はいいっすよ」とかって言ったんだけど，６カ月一緒にやったのでずいぶんいろんな経験はしましたね．患者さんを診ると，やっぱり腹のなかがなんとなく頭のなかに思い浮かぶので，腹痛とか診るときに像を思い浮かべながらっていうのは，結構大きいかもしれません．お腹のなかを第一助手で，じーっと見てたので．

綿貫　3カ月呼吸器と腎臓を回られたっていうのは，どちらで研修されたんですか？

藤沼　呼吸器はどこかの都内の病院ですね．腎臓はねえ，透析の看護と，あと泌尿器と腎臓一緒にやってたんですよ，そこ．今はないですけど（笑），DIP*の読影とかですね．なぜか，シャントの造設も内科医がやってるんですよ．それで，シャントの造設を見ました．

仲田　内科医がやるんですか？

藤沼　内科医がやってるんですよ．なんでか，腎臓の総合を目指すみたいな感じで，ちょっと腎臓に関するのは全部自分たちでやろうみたいな人たちでしたね．今はもうその施設はなくなっちゃいましたけど．呼吸器は喘息とかがすごい好きなところで，総合的な感じじゃなかったですけど，ロイコトリエン受容体拮抗薬の治験とかやってましたよ．

綿貫　なるほど．初期研修のブロックは，王子ではこういうのが標準的みたいな感じだったってことですかね．

藤沼　そうですね，ニーズに応じて．だいたい3年で独り立ち，みたいな感じ．3年目はかなり1人でやっていた感じがする．それで，将来を考えてくださいみたいな．

仲田　毎年研修医が入ってくるわけですよね？　その研修医の先生にも指導医がそうやって付くわけですか？

藤沼　付いてました．まあそれが仕事という感じですね．口コミで人が来るって感じですか．あそこはちゃんと教えてくれるみたいな．だいたい2人くらいは入ってましたよ，毎年．

仲田　あそうですか，へー．その当時で，本当に珍しいですよね．その規模の病院でねえ．

藤沼　『医学界新聞』（医学書院）から1回取材に来たことがありましたね．あと，4年目以降，専門研修の研修修了後にちょっと働いてくれるなら専門

*腎盂造影（drip infusion pyelography：DIP）

研修に出せますっていう条件があったので，３年やるって感じの人が多かったです．僕はまだ専門研修でなにしようかなみたいな話は，その当時は考えてなかったんですが．

綿貫 専門研修に出せますっていうのは，それは有給でそういう研修に行けるって，そういう意味ですか？

藤沼 そうです，そうです．給与保証するっていう．だから研修に行ったところの給与が今の水準より低かったらその分補填しますって感じです．１年間でも２年間でもいいという．ものによるんですけどね．外科系だとやっぱりちょっと時間がかかるので，整形外科に３年間行った人もいます．内科系はだいたい１年間，東京の一流病院と言われているところに，国内留学みたいな感じですね．やっぱりちょっとでも長く働いてほしいっていう意図で提示したものだと思いますけど．特に契約書はないですけども，一応そういう口約束で，みたいな感じですね．

仲田 え，それは研修終わったあとに何年間王子生協に勤めなきゃいけないとか，それはないんですか？

藤沼 契約はないです．結局その後ずっと同じ法人にいることになるんですけど，僕はね．

血液内科に興味をもち老人医療センターへ

綿貫 藤沼先生，血液内科を選ばれたのはこのタイミングですか？

藤沼 そうです．その３年目の後半くらいで．どっか行ってみるかみたいな感じで．当時，単なる内科医って，もうあり得なくなってたんですよ．完全に分化の時代になっていて，総合内科ですとかってあり得ないし，そういう言葉すらないから．内科のサブスペシャリティをもたなきゃみたいな感じになってたんで，「あ，バイオテクノロジーかな」みたいな感じでですね．血液面白いかもみたいな感じで行ったんですよねえ．1987年か8年くらいですね．

綿貫 治療で革新的なものがあったとか，動きがあったような時期でしたか？

藤沼　表面マーカー．あと，サザンブロットとかノーザンブロットとか，ああいうのができるようになってたりとか，CML*で BCR-ABL 遺伝子のリアレンジメントとか，ああいうことが明らかになってきてて，染色体とか遺伝子のそういうのが，ちゃんと見えるようになってきた，ちょうど基礎系のところと臨床がリンクする感じ．T 細胞と B 細胞でリンパ腫の予後が違うとか，治療法がどうなのかみたいな話です．

仲田　血液内科は何年くらいなさったんですか？

藤沼　結局，正味 1 年半ですね．東京都健康長寿医療センター（昔の東京都老人医療センター）に血液内科があって．僕の師匠の伊藤先生の一級上の森 眞由美先生って女性なんですけど，その方が部長やってたんですよ．コネがあったので，行きました（笑）．あそこは当時は完全な東大の関連病院なんですよ．だから東大の医局派遣とか，あと必ずどっかの大学のファカルティとかプロフェッサーになったりする人たちがまあたくさんいたんですけど，豊倉康夫先生っていう，東大第三内科のプロフェッサーだった人が総長になっていて，その先生が回診とかするんですよ．それで最初の日に，ちょうど僕がもってた患者さんのプレゼンテーションをして，この患者さんは板橋区で，高齢者の旦那さんと 2 人暮らしでとかって言ったら，周りの医者は「何言ってんだ」みたいな雰囲気でした．患者のプレゼンっていうのはあくまでその人がどういう人かっていうのをちゃんと説明しろ，っていうのは僕の師匠の話だったんで，そういう話を豊倉先生にしたら，周りからそんなことは回診で喋るものではないって言われるという．あと，僕は 4 年間一般病院で CT を見ていたので，読めるんですよ．「特に問題ないと思います」って言ったら，「神経内科の先生はなんて言ってたの？」って．「え，いやあの聞いてないですけど」って答えたら，「えっ？」みたいな感じで（笑）．心電図だろうがなんだろうが全部，読影の結果をもってこないと正式所見にならないとかですね．割と自立した医者になるようにトレーニングされてきたのが，急

*慢性骨髄性白血病（chronic myeloid leukemia：CML）

にそのほかの分野には手を出してはいけませんみたいな，いきなりそういう世界になったんですよ．

綿貫　はい．

藤沼　「あ！こういう文化か！」みたいなことに，ちょっと気がつくのにすごい時間がかかっちゃったっていうのがありましたね．そうかこれはということは，ちょっと判断もゆっくりでいいんだな，とかね（笑）．そういうのとか．あとすごい面白かったのが，入ったばっかり，3カ月くらいのときに，血液へのコンサルが来るわけです，ほかの科から．すると，藤沼先生ちょっと行ってきてみたいな．いや俺3カ月しかやってないし，できねえだろみたいな．要するに，血液内科にいる人だからコンサルにのれるんですよ．あ，これギルドだなと思ったわけ．例えば，整形外科でオペ全然できなくても整形外科医ですって言えるじゃないですか．ちゃんと整形外科に入ってれば（笑）．それとまったく同じで，「あ，そういうことか」，役割分担でやるんだな，能力とかの問題ではないんだなというのはすごいあって．それは勉強になりましたね．あ，これが文化か，みたいな（笑）．

綿貫　そこにいることによって仕事が保障され，能力の保証もされる．

藤沼　このくらいだったら，先生行ってきてみたいな．普通の鉄欠乏性貧血じゃんみたいな感じなんだけど，鉄欠も自分で判断しちゃいけないのか，みたいな世界ですね．

綿貫　プレゼンしなきゃいけないわけですね？

藤沼　またプレゼンしなきゃいけないです，ここで．

綿貫　裁量権があまりないような感じの職場ですよね？

藤沼　そうなんですよ．あと，やっぱりMR文化に初めて触れたっていうか．医局にたむろしてるんですよね，MRの人が．でかい医局なんで．そうするとたばこくわえて「あ，先生お疲れ様ー！」とか，「あの，そこにジューサー置いといたからみんなで使ってくださーい」みたいな感じで言って，帰りに「○○（薬剤名）よろしくー！」とか言って帰っていくんですよ．で，こういうのがもうわかんなくて，なんだこれみたいな．

仲田　王子生協にはMRは来てなかったんですか？

藤沼　MRはいなかったですね．よくわかんないですけど，あんまり商売になんないと思ったんじゃないですか？　僕らは全然触れる機会がなかったです．パンフレットは置いてありましたけど．ただ医局にたむろってるってあり得ない感じでしたね（笑）．

プライマリ・ケアに導びかれて

綿貫　卒後，5，6年目くらいまで血液内科をされて，でもこれじゃないなーみたいになって，その後はどうされたのでしょうか？

藤沼　僕，国内留学させてもらってたから，週1日だけ病院に戻って外来やったんですよ．今まで診てた患者さんとか新しい患者さんを診るんだけど，そうするとだんだん脳が血液脳になってるんだよね，やっぱ．例えば，MDS*の患者がいたとか，やっぱりこの人ミエローマ，smoldering myelomaじゃんとか，それを見つける感じになるんですよ．ほかの患者はある意味血液内科からすると“スカ”になるんですよね．そのスカっていうか，関心を呼ばない人が多くいて，しかし俺がもともと医者面白いなと思ったのとちょっと違うなとも思ってて．しかも，病気も限られるじゃないですか．その血液内科で診る病気って，確かに1つの病気に種類はあるけど，大雑把に言って5つくらいなんですよ．そのなかにサブタイプがあるみたいな感じなので．あと言い忘れたのは，王子生協で一番面白かったのは，新患の患者をべらぼうにたくさん診たってことなんですよ．そこに診断をするってこと．

綿貫　なるほど．

藤沼　当時，地域の病院に結構重い人がたくさん来てたりとかもするし，あとちょっと離れたところとか，underservedっていうか，貧困な患者の多い地域がすごいあったので，そういうとこでめちゃくちゃ進行した病気とかを診たりしていたので，診断自体がめちゃ好きだったんですよ，実は．相当い

*骨髄異形成症候群（myelodysplastic syndrome：MDS）

けてる内科医だったと思うよ（笑），4，５年目くらいのときは．相当いけてたと思う．だから，5つだけの病気で飯食うのか一生とかって思ったりして，すげえ揺れてたんですよ，こういうふうに．だけど今専門もたないと，生きていけないしなあ，どうしたらいいのかなあみたいな．

仲田　王子生協病院はドクター全部で何人いるんですか？

藤沼　僕より上の医者４人です．

仲田　ええー！　え，それであれですか？　指導の専任のドクターがいたんですか？

藤沼　そうなんですよ．だからもう１人の，その内科の先生ってべらぼうに働いていて，もうほぼ朝から晩まで，40床くらいもってたんじゃないですかね（笑）．朝から晩までいた……，ただそれは院長先生の息子さんなんですよ．だから院長と息子さんでひたすらやっていて，こっちでは，教育やってみたいな感じ．完全に分業体制でやっていました．

仲田　いやあ，驚きですねえ．

藤沼　いや当時はそういう時代ですね．だからその先生は週に１日，回診に行くとかいう感じでしたよ．先生お忙しいからみたいな感じで，別に患者さんは１人で待ってるみたいな感じになってたりしてですね．今じゃちょっと考えられない，ラフな時代ですね．それで，老人医療センターって，すごい豪華な研究所があったんです．老人医学総合研究所だったかな？　Index Medicusとか全部あったわけ．綿貫先生知ってます？　知らないか．

綿貫　いや，わかんないです．すみません．

藤沼　今MEDLINEですけど．

仲田　そうですねえ．

藤沼　辞書みたいな，雑誌の総索引があったんですよ．普通あれがあるところっていうのは大学しかないんですよ．だけどそういうのがあって，血液って，そんなに終日ベッドサイドに張り付いているわけじゃないので，結構文献とか読むわけですよ．

綿貫　はい，そうですね．

藤沼　だからそこの図書館結構行ってたんですよ．そこで『Journal of General Internal Medicine』っていうのと，『THE JOURNAL OF FAMILY PRACTICE』って雑誌がたまたま新着コーナーに来ていて．誰も読んだ形跡がなかったんだけど，それを「なんだこれ？」って感じで読んだら，「おっこれ，これだよこれ」みたいな感じで．要するに僕が王子生協でやってたことが，全部理論的に，教育的にもうやられてんじゃん外国だと，みたいな．これ見たときすごい衝撃でしたよ，僕．

綿貫　ここでJGIM出てくるんですね．

藤沼　当時はamazonとかないし，インターネットもないから，この雑誌読みてーって思ったら，丸善に頼まなきゃいけないんですよ（笑）．丸善に頼んで定期購入しました，そのあと．まあすごかったです．つまりですね，王子が総合的に診てるっていうのはあくまで，人がいないからしかたなく総合的に診てると思ってたんですよ．だから，人さえいて，分化していって各科に分かれてしまえば，より高度な医療ができるだろうって，まだ僕はその時点では思ってました．個人の能力がすごく高ければ，少数のいろいろ診る人がいてなんとかこなせるけど，あくまで人がいないから便宜的にやってるものだっていうふうに思ってたんだけど，外国にはどうもジェネラルという独自の世界があるというのをそこで初めて知ったんですよ．それでその，ジェネラルというのは，便宜的に人がいないからやらなきゃいけないというものではないっていう（笑）．それは結構衝撃ですよ．これ，やっていいの？　これが研究になるんだとか，そういう感じですね．

仲田　それは何年頃の話ですか？

藤沼　これは1988年くらいだと思います．80年代後半ですね．そのとき，これだ！　と，興味をもったのが臨床疫学なんですよ．決断分析とか．それがJGIMに出てて「あ，アッペの診断って数理的に解析できるんじゃん」みたいな，オタク心がくすぐられたわけ．要するに基本オタクなんで．

仲田　えっとね，僕の自治医科大学の同級生に山本和利っていてですね．彼がね，臨床疫学に興味をもったのもちょうどこの頃だと思いましたよ．

藤沼　あー，同じ洗礼ですね，だから．

仲田　あー，サケット（David Sackett）読んだのがたぶんきっかけだと思うよ．

藤沼　僕もその後サケット読みました．だから，おそらくすごい影響力があって，それは．

綿貫　サケットがEBMを出してきたのが，1992年でしたっけ？．

藤沼　EBMの単語を出したのはそうですね．ただ『Clinical Epidemiology』の第一版は，おそらく1980年代後半で，福井次矢先生が初めて日本に紹介したんですよね．

綿貫　講座に名前をつけておられましたよね，確か．

藤沼　そうです，最初の．

綿貫　1980年前後の，日本の家庭医構想の留学の人たちあたりとは絡んでいるんですかね？　それとも別ですか？

藤沼　どうなんですかね．その当時だから，留学してた伴 信太郎先生とか，伊藤澄信先生とか，大阪の木戸友幸先生とかですよね？　あんまり絡んでないかな（笑）．っていうか当時完全に僕，鎖国状態だったんで．北朝鮮みたいな感じです(笑)．外界から遮断してたみたいな感じで．まあ実際通信手段ないですよ．今はインターネットがあるから，あれだけど．

仲田　そうですねえ．

藤沼　本当，まったく情報って普通に，ぼやっと過ごしたらなんにも入ってこないんで，その点ではあれですよね．当時，医学判断学研究会っていうのは確か1986年か7年にできてるんですけど，京都で研究会が始まるんですよ．そこに福井先生が，たまたま総合診療部の初代教授で来たときに，西村周三先生とかが来ていて，京大会館みたいな小っちゃいとこで研究会があって，僕自腹でずっと出てたんですよね．それがあの旧日本総合診療医学会(後に日本プライマリ・ケア連合学会へ統合）なんですよ．だからあのムーブメントって自分にとってはものすごいでかいですね．名郷直樹先生とかもおそらく，それにものすごくやられちゃった人っていうか（笑）．あれは日本において相当な，人を変えた，人心を変えた流れですね．

仲田　名郷先生も，愛知県の診療所でその雑誌を読んでたんですね．へえー．

藤沼　そうですね，はい．作手村国保診療所で．

仲田　それで目覚めたんですよね，疫学に．

藤沼　そうそうそう．

綿貫　ダンディー大学（英国）に行ったのは，このあたりですか？

藤沼　いや，それはだいぶあとです．90 年代に入ってかなりたってからだと思いますね．半ばすぎてからです．

綿貫　王子に戻られてるんですか？　このあと．

藤沼　そうです．結局そのときの感覚は，まあこれは絶対外来が重要だと思ったんですよ．つまり外来診療の教育とかを，革新的にやる必要があるっていうふうに思って．一般外来とか．それで，これどこでやるかっていったら当時ないですよ，そんなところ．もう自分のところに戻ってやるのが一番いいなと思って，それで戻るんですね．自分のところで無理やり英語名で，“Department of General Practice and Primary Care” とか，わけのわかんないものを作って，そこに物好きな研修医を呼んで，教えたりしてました．当時，結構日本医学教育学会でも発表してましたよ．外来教育がものすごくキーだと思い，でも難しいなみたいな感じでやってましたけど．それは 3 年間やりました．

綿貫　でもこのときはまだ病院という感じで，まだ診療所っていう形ではないんですよね？

藤沼　そうですね．それで，僕はやっぱり，もう少し健康人寄りのところでやらないとみえないような気がしたの，プライマリ・ケア．病院ってやっぱり sick な人が多いじゃないですか，基本的に．もっと元気に通ってる人たちとかいるわけなんで，そういう人たちのところに行かないとちょっとプライマリ・ケアが見えねえな，みたいな感じがあったんですよね．なので，ちょっとチャンスがあったら診療所みたいなところに，行きてえなとは思ってはいたんです．もうちょっと元気なところっていうか，もうちょっと sick

じゃない人.

綿貫 はい.

藤沼 向こうのペーパーとか読んでると，やっぱりそういう話が出てくるわけですよね.「あ，こういう人いないなあ，あんまり」みたいな. 例えば，息子との関係に悩んで病院に来る人とかさ. そういう人って会わないわけですよ，あんまり. 病院，内科外来だと特に. あと子どもも診たいなと思ってたんで，この2つを両立させるにはどうしたらいいかなというふうに考えていて，診療所がいいかなとはなんとなく思っていた. それで3年くらい過ごした感じですね.

綿貫 海外だとGP制度って，このタイミングでは進んでいたんでしょうか？

藤沼 この時代は米国ではもう，family medicine 自体は department として，90年代ですから，ほぼ確立している時代ですね. 英国は米国よりもむしろちょっと遅くて，おそらく80年代になってやっと，ちゃんと育てるべしっていうことが出て，始まったくらいだと思います.

綿貫 なるほど. で，診療所にもうちょっと移っていきたいなってことを考えながらたぶん病院で，まあいわゆる総合内科外来みたいなことを，教育部門ということも兼ねながらやっておられて. でも，表現型としては内科医ですよね？

藤沼 内科医ですね. ただ，1982年卒以前の人は無条件で内科認定医になったんですよ. 僕83年卒だったんで，それから外れてたんですね. だから，もし内科の専門医とか認定医を取るためには，内科の病院に行って研修しなきゃいけないわけですよ. 90床の病院って指定病院になれないから. もし83年以前は全部認めますって日本内科学会が言ってたら俺普通に内科医になってた可能性があると思う. だから，あの専門医になる仕組みから切れてたっていうのが，自分のアイデンティティを常に探る要因になってたことは確かですね.

綿貫 なるほど，わかりました. 内科学会の教育システムに乗らない流れのなかでの研修をされていて，内科っていう表現型のなかでいろいろ研修されて，結局海外のGIM（general internal medicine）の方向に近いっていうことがわかったけど，日本では内科医というふうな認定が付かないっていうところだったんですね．

藤沼　そうそう，そうですね．そして王子に帰って90年の時点で，病院の副院長をやらされることになって，結構管理業務をやることになったんですよね．それであっという間に3年過ぎちゃった，みたいな感じだったんですよ．もちろん研修医も入ってきてたので，指導もしていましたが，どっちかっていうと管理的な業務を，いろいろ担うことになって，3年くらいは副院長業務ですね．ただ，ちょっとやっぱり，僕地味な生活がいやなんですよ．地味な生活っていうか，コツコツと，身の回りのことをやるっていうのに向いてない人なので．プライマリ・ケアってすごい世界に開いてると思ってたわけ．だって外国から影響を受けたから．だから，世界的な仕事をしたいっていうのは結構あってですね．なぜかそれが，診療所なんだけど．そういうのがあって，なんかチャンスがないかなと思ってたら，ちょうど法人が新設の診療所を1つ出したいっていう事業計画が実現しそうになってて．それがまあ浮間（生協浮間診療所）なんですよね．

綿貫　なるほど．

藤沼　これは乗った，みたいな感じで．当初こういう法人立の診療所の運営のしかたって，所長を交代で病院から送って，それなりに経営的に回していくっていうのが，まあ常識だったわけですよね．だから，最初は経営的に立ち上げる医者が必要だから，割と戦力になる医者が行くっていうのがまあ常識なんですけど．これは俺行けるなとかって思って．僕当時は副院長で医局長だったんで「まあ特に希望者いないんですよねー，じゃあ僕行きますよー」みたいな感じで，なんか（笑）．反論を許さず，僕が行ったっていう感じでしたね．だからその時点でもうちょっと，あんまり帰るつもりなかった，病院に．

“家庭医療” を学会で発表する

綿貫 浮間が建ったのは何年のことですか？

藤沼 1993 年ですね，だからちょうど卒後 10 年です．

綿貫 1 人で最初始められたんですか？

藤沼 そうです，完全 1 人体制．事務長と事務の女の子 1 人と，看護師長と，地元のパート看護師さん 1 人って感じですね．

綿貫 外来診療のみで，在宅はまだ手を出されない形で？

藤沼 在宅はおそらくこれから診療報酬が上がってくるっていうふうに予測していたので，経営の活動方針としてはもう最初から挙げていたから，来たら受けるって感じでやってました．もちろん介護保険はまだ導入されてません．

綿貫 所長業務あるし，診療も基本的に 1 人，いわゆるウルトラソロプラクティスで，ひたすら回す，みたいな感じだったんでしょうか？

藤沼 ところがこれが違うんだなあ〜．あのねえ，新設診療所っていきなり患者さんがたくさん来ないですよ．だから最初は様子を見ながら来るわけ，みんな．これが一番勉強になった，実は．1 人当たりめちゃくちゃ時間をかけられるわけ．ほとんど全員僕にとっては新患なんですよ．病院とちょっと離れてたからね．だから来る人初めまして，ばっかりじゃないですか．そうすると，あ，これ，family practice のあの教科書に出てたあれかぁとか．丸善から輸入した教科書を見ながらあの患者の言ってるのはこのことかとか，当時『メディカルインタビュー』っていう本を family practice の関係で読んでいたので，今度ちょっと解釈モデルって聞いてみようみたいな感じで患者さんに聞いてみると,「え，マジ書いてあることと同じじゃん！」みたいな．書いてあることそのものを患者さんが語るじゃんみたいな感じの，勉強したやつを患者さんで使ってみて，それがどうなるかみたいなことをずーっと繰り返してましたね．それはものすごく幸運な時期で，最初からこう，確立したプラクティスで「はーい，じゃあ先生明日から 1 日 50 人診てください」みたいな感じだったら，おそらくこれできなかったですよ．だから，最初の 1

人から始めたっていうのはすごく大きくて．そこは僕にとってはむちゃくちゃ財産ですね．そのときかなり深く考えることができたので．

仲田　ふーん．

綿貫　まだマクウィニー（Ian R. McWhinney）って出てきませんか？

藤沼　マクウィニーはね，まだ出てこないですが，もうほぼ知ってました，そういう人がいるっていうことは．僕はレイケル（David Rakel）っていう人のむちゃくちゃ分厚いやつ（『Textbook of Family Medicine』），あとジョンズホプキンス大学の内科が出してた『Principles of Ambulatory Medicine』だったかな，ああいうやつをちょっと見ながらやってみましたね．もう日本の内科の教科書とか，ゴミみたいな感じでしたね（笑）．こんなん役に立たんし全然，みたいな感じで，もう完全にそっちに振ってました，ジェネラル系に．

仲田　ジョン・フライ（John Fry）はご存じです？

藤沼　あー，ジョン・フライ知ってます．読みました．『Common Diseases：Their Nature, Incidence and Care』．

仲田　ジョン・フライ，うちの病院に来られたことがあったんですよ．

藤沼　え，マジですか！　ご存命のときに．

仲田　ええ，ええ．そうですね，亡くなられましたからね．奥さんと一緒にね，西伊豆で泊まられて．街中案内したり，それで病院でレクチャーもやってもらったんですよ．英国家庭医療学会の会長，ねえ．

藤沼　それで話を戻すと，とりあえず診療所で研修するっていうのはね，当時めっちゃくちゃレアだったんですよ，自治医科大学はやってたと思うんですけど．市中の診療所に行って，初期研修医とか，別の内科研修のなんでもいいんだけど，3カ月とか来てなにかやるっていうのはすごいレアで，それで最初に来た研修医が，大野毎子っていう先生なんですよ．

綿貫　現在は唐津市民病院きたはたでしたっけ？

藤沼　そうです，きたはたの院長．その先生が筑波大学を出て東葛病院っていうところで研修したあとに，やっぱり家庭医になりたいって．彼女のほうが，大滝純司先生（東京医科大学）とかとつながっていて．家庭医療好きな一群がいたんですよね．例えばユマニチュードで有名な本田美和子先生とか，あのへんと同級生で．僕はまったくそういうのがない鎖国，北朝鮮だから．だから彼女が『愛の不時着』みたいな感じで来たんですよ．ちょっと違うかな（笑）．なんか突然，クラッシュランディングしてきたわけよ．先生，ちょっと病院から許可もらったんでぜひ3カ月研修させてくださいみたいな．そこで，試しにいろいろ，当時構想していたことをやろうみたいな感じで，始めたんですよね．

綿貫　どんなことをされたんですか？

藤沼　理論的な勉強をしつつ，診療の振り返りをきちっとやるみたいな．診た患者全部振り返って．例えば，family medicine の理論的な背景は，ここと関係しているだろうとか，そういう話をしていたんですけど，それをかなりまともに受ける，ちゃんと聞いてくれたり勉強してくれる人だったので，非常にやりがいがありました．それが診療所をやってから2〜3年目くらいかな．経営的にはもう立ち上がっていたので，そのへんは全然余裕だったんです．

たまたまそのときに，彼女がその界隈とすごいつながっていたから「先生これ学会出しましょうよ」とかって言うわけよ．診療所の研修を学会（当時は総合診療研究会）で発表したいって言って，「これ発表になんないでしょ，研究じゃないし」とか言ったら「いや，先生こういうのが大事なんです」とかって言われて，それで，無理やり京都まで連れて行かれて，総合診療研究会で，彼女が発表したわけですよ．それで，僕はこう見てて「あーこんな地味な話あれだなー」とかって思ってたのと同時に，ほかの発表がしょぼいのでびっくりした（笑）．当時もう外国の文献ばっか読んでるわけよ，俺．そこが水準になってるから，なんじゃこりゃとかって思いながら見てたんだけど，まあ発表自体は，一応研修の発表っていう点では僕ワールドクラスだと思ったんですよ，大野先生の発表がね．

仲田　どんな発表だったんですか，それは？

藤沼　いや単純にこういうスケジュールで動いて，こんなこと勉強してこんな症例経験しました，ってだけです．要するに研修の実態みたいなものを話しただけだったんだけど，その後の質問のときに，猛烈に手が挙がったんですよ．それがすごい印象的で（笑）．「えっ，なんでこんなに手挙がってんの？」みたいな感じで．それこそ医学部の総合診療の教授の先生とか，いろんな先生が手を挙げて聞くわけですよ．具体的にそれ，どういうふうにやってんだみたいな．

仲田　へえー．

藤沼　それで，ロビーのところで「いや，なんかえらいウケてたけどどういうこと？」とかって僕は不思議で，「いや，だからないんですよ，こういうの」とかって大野先生に諭されて，とりあえず「あ，そうなんだ」みたいな感じで．要するに鎖国状態で北朝鮮と同じだから，南がどういう状況か知らないわけで（笑）．それで，そのときに一番声かけてくれて，話し込んだのが白浜雅司って先生で．

仲田　ああー，はい．九州の．

藤沼　はい，九州の．彼がすごい，「いやー面白いことやってるよね．こういうことやんないとだめだね」とかって話しかけてきて，そこからすごい仲良くなるんですよ．そこから，彼が始めた臨床倫理カンファレンスっていうのがあって．Fax でやり取りするカンファレンスでした，当時はメールがないから（笑）．症例がわーっと来たら，それにコメントしてわーって Fax で流す，みたいなことをやってて．彼は僕を，南へ連れて行ってくれた人ですね．彼は佐賀だったから，福井先生とか，小泉俊三先生とかいたし，彼はアカデミアのジェネラルみたいなところとつながってたから，そこからちょっと人脈が広がったみたいな感じでしたね．

綿貫　ここで 1 つお聞きしたいんですが，藤沼先生ご自身でよく，ご自分のこと self-taught family doctor とかって言っておられますよね．自分が特に研修として受けてきたわけではないけど，理論的なバックグラウンドがあることを知って，それを教育者として教えるっていうふうな，モデルを自作するっていうわけじゃないのかもしれないですけど，それって誰にでもできることじゃないなっていつも思うんですが.

藤沼 完全にオタクだと思いますよ．そういうのが好きなんですよ．だからどっちかっていうと，人の役に立ったなってことに充実感を感じるタイプじゃないんですよね．結構意外に思われてるんですけど，あんまり患者さんのためにとかっていうのがないんですよ．世界の真実に触れたいみたいなのがあって．いったい人間とはなんなんだとか，病気ってどういうこととか，死ぬとはなんだとか，そういうことはすごい興味があるんですよ.

仲田 藤沼先生の方法論ですけどね，GRIPE Model[1)] とか MFGIPS[2)] とか，非常に独特の方法論を出されてますよね．そのへんも欧米の家庭医療の文献から勉強されて，言われてることなんですか？

藤沼 そうですね．結局トリガーがないと全然考えられないのですが，そういう点で日本の文献はほとんどトリガーにならないので(笑)．だから僕結構あんまりEBM派ではないっていうか，例えば，直面した臨床問題に関して物を調べるとかっていうことよりも，外国でちょっととんがった人，「この先生面白いこと考えてんな」とかっていう先生に目を付けると，ずっと追っかけになっちゃうんですよ．なので，結構そういう読み方をしていて，例えばマクウィニーもそうですし，それから最近だと，ジョアンヌ・リーブ(Joanne Reeve) って人がいるんだけど，そういう人たちとかのことは，とにかく全部知りたいって感じですね．そうすると，彼らがどういうふうにものを考えてるのかっていうのがわかるから，自分もインスパイアされて日本の文脈だとこういうやり方がいいなとか考える感じなので，直輸入ではないんですけど，トリガーっていうかインスパイアはすごくされてますね.

仲田 いや，とても共感できますね．なるほど，はい.

綿貫 人を追いかけるっていう感じですね．人を追いかけて学んだものを，日本の文脈にどうアレンジメントするかっていうところで，キュレーション(curation) をされているのかなと.

藤沼 そうですね．やっぱり編集者的なんだと思います，すごく．エディターシップみたいなところがあって，これ絶対今面白いとか，これ絶対今役に立つよっていうのを，ピックアップするのはすごい好きですね．そういう点ではすごいエディターっぽいですね．あんまりコツコツと１つのことをクリエイトしていくとかっていう性格じゃないんですよ，僕．いろんなことを知りたいっていうか，幅広くいろんなこと知りたーいみたいな感じがすごいあって，１つのことを突き詰めていく職人タイプではまったくないです．

仲田　そのへんでですね，文化人類学とか，医療人類学とか，どういうふうに結びつくんですか？

藤沼　あ，そうですね，僕の好きなそういう学者の先生の論文とか，引用文献に出てるんですよ．僕，引用文献全部見るので．どういうものを読んでるのかな彼は，とかっていうと結構アーサー・クラインマン（Arthur Kleinman）が出てきたりだとか，その医療人類学的な文献が結構引用されてたりして，特にイントロダクションのところで引用されたりして，これがすごい重要なんだなとかっていうふうに思ってはいましたね．僕は学習スタイルとしては，好きな学者が何を読んでるとか，好きなんですよ（笑）．

仲田　いやー，勉強になりますねえ．なるほど．

綿貫　家庭医療っていう学術形態そのものは，学際的な要素が強いとは思うんですけど，そこが先生が飽きないで続けておられることとつながっているんでしょうか？

藤沼　おそらくそれが合ってたんだと思うんですよ．僕が分子生物学に行ってたら，今頃ちょっと違うことやってたんだと思いますね．へたすると飽きたと（笑）．まあそりゃ職業なにやりたいかというと，趣味を仕事にしたいんですよ．

仲田　いいですねえ．

藤沼　仕事と私生活を分けるのがあんまり好きじゃなくて，仕事をやってること自体が趣味でやってますっていうのが，僕の理想なんですよね．そこを分けたくないんで．だから好きなことしかしたくないみたいな感じなんですよ．最近つくづく年をとってから本当にそう思ってきてて，だからそういう点でも，今のスタイルが合ってるなと思いますね．

綿貫　なるほど．家庭医療は，それだけの幅広いものを包含していくような領域であるっていうことですよね．

藤沼　そうです．明らかにそうなんですよね．もともとカウンターカルチャーだし，family medicine って．だから，もともと既成のいろんな枠組みじゃないよなあみたいな人たちだから，やっぱり社会的な関心とかすごい大きいよね．だからそういう点でも僕は好きですね．

仲田　血液内科じゃ絶対こういうふうにはならないですもんね．

藤沼　いや，ならないでしょうね，おそらくね（笑）．いや，完全に仕事と趣味を分けたと思いますね．だから早く仕事終わって家帰って趣味やりたいっていうふうな感じになってたかもしれないけど．今どっちかっていうと趣味的にやってますね．

仲田　なるほど．

遠隔教育コースで医学教育を学ぶ

綿貫　診療所に研修医はあんまり来ないっておっしゃってたじゃないですか．大野先生が来たあとはどうだったんでしょうか？

藤沼　時々は来るんですけど，系統的には来てないんですよ．それで，その後僕ダンディー大学で勉強始めるんですけど，それは主としていよいよ師匠を超えないといけないっていうか．師匠の教えってすごいシンプルに言うと，「全身を見て，それで患者さんの生活を考えなさい」ってこれだけですよ．これを徹底してた先生なのね．

綿貫　はい．

藤沼　だけどおそらくこれだけじゃ無理だと思ってたんですよ．ちゃんとした教育システム作るのは．だからこれは医学教育自体を勉強したいなとかって思ったんですよね．もう何年だか忘れちゃったけど．それで，ダンディー大学の遠隔教育コースがあるっていうのを，それこそ自分で調べてですね，申し込んだっていう感じです．結局7年やって終われなかったんで修了できなかったんですけど．ただ，その最初の2年くらいで勉強したことはめちゃくちゃ大きかったですね．だからそういう点では元取った感はあります．

綿貫　医学教育学修士の課程に入られたってことですよね．

藤沼　そうです．マスターのコースに入りましたが，結局ディプロマ（diploma）の途中で7年きちゃって，マスターまでいけない，まあ遠隔の人はほとんど終わらないみたいですけどね，やっぱ（笑）．現地でも遠隔の人はあんまり終わらないって言ってました．でも，学位とかへったくれの話じゃなくて，あれは大きかったかな．

綿貫　なるほど．今は，マーストリヒト大学（オランダ）に行ってる方が多いようですけど，それのおそらく先駆けだったんでしょうか．

藤沼　そうですね，当時ほとんどいなかったと思います．それで，その頃に，初期研修必修化になったんですよ．

綿貫　ダンディー大学に行って学んできたことが，CFMD*での教育プログラムに生かされてきたのでしょうか？

藤沼　最初は王子生協のプログラムに使いながら勉強したんですよ．平山陽子先生とかの世代が入ってきたときに，ダンディー大学で習ったことをそのままやってみるっていうことをやったんですよね．それをレポートにして出すっていうそういうのを繰り返してたので，最初は家庭医の教育っていうよりも初期研修ですね，最初の2年くらいは．ポートフォリオ（portfolio）もそのときに知ったので，ポートフォリオを書いたのは，おそらく日本で彼女らが最初だと思います．

綿貫　診療所での所長をやりながら，遠隔の教育を学び，それで初期研修プログラムは連携している王子生協でプログラムのディレクターをしていたということですね．

藤沼　まさに必修化直前くらいですね．

仲田　すみません，ダンディー大学って僕よく知らないんですけど，どこに

*家庭医療学開発センター（Centre for Family Medicine Development：CFMD）

あるんですか？

藤沼　スコットランドにダンディー市ってあるんですよ．第５くらいの都市かなあ．エジンバラとかのもう４分の１とか５分の１くらいの市だと思いますけど．ちょうどそこの医学教育学の教授だったロナルド・ハーデン（Ronald Harden）って人がOSCE（オスキー）を作ったんですね．だからOSCEの開発，師として有名っていう感じですかね．

仲田　あっなるほど．へぇー．

藤沼　インターナショナルに遠隔教育を提供しているところってそこともう１つ，ニューサウスウェールズ大学っていうオーストラリアの大学しかなくて．それで，オーストラリアの大学は申し込みがめちゃ面倒くさそうだったんで，ダンディー大学はこれ申し込み簡単じゃんみたいな感じで．

仲田　教育は完全に遠隔教育でやるんですか？

藤沼　遠隔ですね．ただマスター論文を書くときには，向こうに行かなきゃいけないんです．ちょっとだけ国際電話とかもありましたけど，基本遠隔で自分で勉強してくださいっていう感じです．教材は素晴らしかったです．

綿貫　紙ベースですよね？　そうすると．

藤沼　完全紙ベースです．

仲田　どのくらいの分量なんですか，それは？

藤沼　１回ワンコースのバインダーが，10 cmくらいです，こんな感じの（笑）．いろんな文献のコピーとか入ってるんです．例えば成人教育の理論というのが単元であったとすると，それを自分の現場で使った実践を報告せよっていう課題なんですよ．そして英語でエッセイ書かなきゃいけないってコースで，これめちゃめちゃ英語の勉強になりました（笑）．最初に出したやつが“Pass”って返ってきたときもう飛び上がりました，「やったー！」って．外国人に自分の英語読んでもらって“Pass”って言われたの初めてなんで（笑）．

仲田　へー，なるほど．

藤沼　ただまったく今まで知らない概念ばっかりなので，ものすごい時間がかかりましたね．例えば,「成人学習ってなに？」みたいな感じですよ．その教材を読んでも成人学習を使うとこうなるって感じは書いてあるけれど，成人学習とはそもそもどういうもので，どういうことかってまでは書いてないんですよ．それは自分で勉強しろって話になってるから．本屋に行って教育のコーナーに行ってもない，まあ医学教育の本なんかありませんから．初等教育のコーナーとか行くんですよ．あと，社会教育とか．そこに本があったりして，ああ，これかみたいな感じでしたね．

仲田　これ，学費はどのくらいかかるんですか？

藤沼　学費はですね，最初に一括で 70 万円です．安いですね，今考えると．70 万円一括で振り込みました．さすがに後半の 3 年くらい，もう仕事忙しくてやってる暇なくて．最初の1年間はもうむちゃくちゃ勉強になりましたね．読んでるだけですごい勉強になるみたいな感じです．

仲田　なるほど，なるほど．

藤沼　でもね，今あんまり興味ないんですよ（笑）．当時ほどの情熱はないです．当時はなにか変えないとだめだみたいな感じがすごいあったし，初期研修自体がちょっと危ないみたいな感じもあったので，そこに一石を投じたいっていう思いはありましたね．

仲田　なるほど．それであの独自の理論ができたわけですね．

藤沼　いやいやいや，独自の理論じゃないですけど，edit ですね．編集者的な感じですね．

仲田　これまでまったく聞いたことのないような概念だったものですから．僕にとってはですね．こういう方法論があるんだっていうのはすごい，非常に驚いたんですよ．

藤沼　すみません，ありがとうございます．

綿貫　例えばフレーム化するとか，モデル化するとか，抽象概念化するみたいなところで，学んだことを転用されてますか？

藤沼　もうそのとおりです．例えば振り返りとかって，漠然としてなくてこの枠組みでやれって書いてあるわけですよ．例えば，アチーブメント

(achievement) と，もっと良くできるところと，感情面は必ず振り返ると書いてある．それはもう枠組みとして提案されてるから．影響を受けましたね．漠然としてないんですよ．「俺の背中を見て育て」とかそういう話じゃないんで．

綿貫 なるほど．体系化されてたんですね，教育理論が．

藤沼 相当体系化されてましたね，うん．特に，自分の指導医だった先生とかは，ほぼ，この理論どおりやってたんだなという感じですよね．それはもう，本能的に知っていたって感じじゃないですかね．ポジティブフィードバック (positive feedback) は重要だとかね．それは当たり前だと，今は皆当たり前に言うんだけど，当時褒めなきゃいけないって言うと，いやいや褒めるってどういうことよみたいな感じでしたよ．褒めたことないんだけどみたいな感じの世界だったのが，まあ，まずは褒めましょうとか．そういうのはすごい，勉強になりましたね．

綿貫 わかりました，なるほど．

藤沼 結構，指導医からは褒めてもらってたんですよね．今考えるとですね．「あんたどうしてできないの」とかって言われたこと，一度もないと思う．すげえポジティブだったと思う．そういう点では良かったですね．運が良かったと思います．

『20世紀少年』に共感し，挫折からCFMD創設へ

綿貫 なるほど．医学教育，成人学習の理論などにも触れられてというところでしたけど，CFMDの創設のあたりまでの流れをいただけると嬉しいんですが，いかがでしょうか．

藤沼 ちょっとこれ，オフレコっぽくなるんだけど，当時，日本的にも革新的な教育システムだったと思ってるんです．僕，ポートフォリオ基盤型学習をすでに初期研修から始めて．そのことを，その世代の人たちは結構外に発信してたんですよね．当時 “college-med” って言って，市村公一さんが主催してたメーリングリストなんかでも結構発信していて，意外に実は知られて

たんですよ．実は医学生の人たちも知っていて，結構伝わっていたらしくて，毎回研修医獲得とか苦労するにもかかわらず，始めてから 2 年後くらいからなんにも声かけなくても 4，5 人来るようになったんですよ．先生のとこでやりたいですみたいな．あのメーリングリストが主催した研修病院説明会が，東京医科歯科大学で開催されたんですよ．全国の一流病院みたいなところが集まって研修の説明会をやったら，学生がものすごい数来たんですよ．

綿貫　なるほど．

藤沼　なぜか僕らのとこ，小っちゃい病院にも声がかかって，行ったんですよ．僕の隣が聖路加国際病院で，斜め前が確か国立病院機構東京医療センターだったような気がするんだけど，自分の病院の前に人が並んでるんですよ．「え，どういうこと⁉」みたいな感じで．全然会ったこともない人が「いやもうぜひ，あの先生のようなところでやりたいです」みたいな話になって．ちょっとバブリーになったんだよね．

綿貫　はい．

藤沼　それで 4 人か 5 人入ったかな．小っちゃい病院で受け入れるの大変だったんだけど．理論どおりにやれば絶対地域医療を担う人材になるはずだって思ったプログラムだったんだけど，ほかの病院に研修させるわけですよ．内科のちょっとでかい病院とかに．そうするとね，みんな人が変わって帰ってくるんですよ．

仲田　どういう意味ですか？

藤沼　つまり，向こうでジェネラルにやるとか地域医療とか相当否定されてるのね，ローテーション先で．僕，そういう現実は知らなかったんですよ．ほかの世界で，ほかの病院とかで，そういう希望とか思いをもってる人がどんな仕打ちを受けるかとか知らなかったわけ．もうみんな人が激変して帰ってくる，入ったときと全然違う雰囲気になってるんですよ．やっぱりローテーション先であんまりいい顔されないっていう．そういうことを言っても全部否定されちゃうっていうのがあって．その結果何が起きたかっていうと，そもそもの教育のプログラム自体に否定する流れができたんですよね．

ちょっとこれは厳しいなとかって思って．こんなに否定されてちょっとプログラム自体の運営が厳しいようだったらやれないかもしれないと思っていて，相当悩んでたんですよね．院長，理事長からも「ちょっといろんなことで疲れちゃったから，少し休まない？」とかって言われて，１週間くらい寝込んでたんですよ，実は．家人もなぜか仕事行かないで家で寝てるからどうしたんだって感じで，そして３日くらいたってちょっと起きだして，こんな話絶対本にしちゃいけないんですけど．

仲田　いや面白いですよ．

藤沼　それでぶらっと駅の近くに行って，本屋にぶらっと寄ったんですよ．そこに当時人気だった『20 世紀少年』っていう漫画がですね，フェアやってて山積みになってたんですよ．それを確か15巻くらい一気買いしたの．読んだんですよ，最初から，布団の中で．８巻くらいまでいったらものすごい怒りがこみ上げてきて，「ふざけんな」みたいな感じになって．ここでほか行ったら間違いなく負けだろとかって思って，ちょっと新しいことやろうっていうふうに決意したんですよ．それがCFMDです（笑）．いや，漫画みたいな話だけど本当なんですよ．『20 世紀少年』読んでなかったら，おそらく僕ほかに誘い受けてたんで，行った可能性もあるんですよ．大学からも誘われてたし．だから，それで復活したんですよ．

仲田　『20 世紀少年』のどういう内容がそういうことに至るわけですか？

藤沼　いやなんかね，普通の一般の青年が世界のために戦うみたいなとこですかね．全然弱い普通の人間なのに頑張るみたいなところに共感したところありましたね．おそらくなにかに触れたんだと思うんですけど，急に力が出てきて，もう一回考え直そうということで．それで，プライマリ・ケアの研修プログラムって，小規模の施設とか，経済的体力がないところがずっと続けるって，実は非常に大変だっていうのがなんとなくわかっていたので，もっと経済基盤とかをきちっとして，共同事業みたいな感じでやっていったほうがいいなってことで，いくつかの法人に声をかけて，「こういうプログラム今度やるから！」って，診療所でネットワークを組んで，家庭医療に特化した後期研修プログラムをやりますっていう．ちょうど日本家庭医療学会が認定を始めたとこなので，プログラムに乗っかってやろうっていう．

そのとき実は大野先生とか西村真紀先生とか一緒に働いてたんだけど，彼女らはヘッドハンティングされてほかに行っちゃうんです（笑）．僕1人になってたんですよ，浮間で．そのときに助けに来てくれたのが今OHSU（オレゴン健康科学大学）の家庭医療科でサブディレクターやってる山下大輔先生．彼が，米国に行く前だったら手伝えますってことで，浮間に来てくれて．彼と一緒に，最初立ち上げたんですよ．

綿貫　なるほど，そうなんですね．

藤沼　そうなんですよ．そういう感じでしたね．それで最初に6人入ったなかに横林賢一先生とか，渡邉隆将先生，斉木啓子先生とかいたんですよね．初期研修必修化の2年後ですね．

綿貫　浮間以外のいわゆる医療生協の診療所は全然連動してなかったっていうことなんですか？　そのCFMDの連携施設ですよっていうふうになったのは，これがきっかけだったのでしょうか？

藤沼　そうです．それほど一体化した組織じゃないので，生協は．こういう海のものとも山のものともわからないところに参加しませんか！　みたいな．そうすると参加してきた人とかはどうかっていうと，例えば，3つ診療所がある法人があったんですけど，そこ3人の所長の年齢合わせると250歳くらいだったんですよね（笑）．80代，70代，80代くらいだよね．もう先がないっていう．ほかの病院の理事長をもってきたりしてたんで，われわれには展望がないっていうことで，ぜひ参加してみたいとか，ありましたね．

仲田　CFMDは日本生活協同組合連合会の全国組織っていうわけではないんですか？

藤沼　その後にちょっと全国組織に発展させましたが，最初は東京限定のプログラムだけのところです．

綿貫　CFMD作って研修医たちが集まってきて，顧客としての教育を受ける側としての彼らは満足してくれて，こういう領域でやっていこうっていうふうに育っていったわけですよね．その先どういうふうに進化していったのかというか，例えば東京慈恵会医科大学とのタッグを組んでとか，いろいろ戦略的にやられてることがいっぱいあると思うんですけど，このあたりを語っていただけたりしますか？

藤沼　そうですね，1つはCFMDを作るきっかけになったところの失敗っていうのは，教育っていうのを，その施設の利害でやらないほうがいいっていうことなんですよ．この施設って医者が少ないから医者を入れて研修として使おうぜとか，施設の都合によって，定員が変わったりとか減ったりだとかっていう，あるいは内容が変わったりだとかっていうのはちょっと教育としては本道ではないっていうのはすごいあって．次に，その教育の効果ってむしろ遠隔的にくるなっていうのはその前の経験で実感してたんですよ．つまり，例えば来年，研修プログラムが終わったらほか行きますと言われたとします．そのことが回り回ってこっちへくるっていう感じなんですよ．リワードが遠隔的にくる，むしろ卒業した人が外で大活躍してくれたほうが，われわれのその reputation（評判）が上がる．それによってまた人も集まるっていうことをすごい感じていたので，目先，この先生に色付けるから残ってくんないかなとかそういう話ではないっていう．それやってても，自転車操業的になるだけだから，展望なんにもないよっていう話に僕はなると思っていたので．外部に，いかに人材を出せるかっていうことはすごい意識してたんですよ．普遍的なスキルとして，もちろん家庭医療のやれることはあるけど，プラスして例えば大学でもしファカルティやるんだったらPhDは絶対必要だし．

綿貫　はい．

藤沼　リサーチとかもやらないと，現場で役に立つ人ですねくらいの話ではちょっと若者のキャリアとしては薄いだろうと思っていたので，プライマリ・ケアで研究してくれる人材を育てたいってすごいあって．それで，松島雅人先生の協力が大きかったです．臨床疫学とか，エキスパートと組まないと親父の床屋談義みたいな研究にしかならないから，大学とのコラボは絶対必要だなと思って．僕めちゃくちゃ慈恵に尽くしましたよ，だから（笑）．

仲田　どんなふうにですか？

藤沼　例えばプライマリ・ケア研究者養成コースってあるんですけど，常に運営会議とかも出て頑張りましたし，そこに自分のレジデントを送り込んだりしたし，それから，これで PhD 作りましょうって松島先生とロンドンに視察に行ったときの行き帰りの飛行機のなかで PhD を取れるレジデンシーですって言ったら，学長さんのサイン入りでちゃんと契約して，リサーチレジデントっていう制度を作れました．そこにちゃんと入れると，こちらのレジデント，大学院生を確保するっていうのは大学の先生にとってめちゃめちゃ業績になるので，そのために，ちょっとこちらのリソースを使ったっていうことはあります．おかげで，ものすごく助かってますけど．

綿貫　本当に数多くのレジデントが大学に入っておられて，素晴らしいと思います．

藤沼　それは指令を送ってるんですよ．絶対教授になれって言ってるんですよ（笑）．うちから最低 5 人は出そうと思っていて，5 人出しておくとおそらくぶわーって影響力が出るだろうなって．しかも絶対特任はやめろって言ってるんですよ．テニュア（tenure）じゃないと，ちゃんとした研究できないから，変な特任にしがみつかずに，テニュアのポスト狙えって．

仲田　え，テニュア？

藤沼　テニュアっていうのは，生涯雇用です．生涯雇用されるポストってめっちゃ今大学で減ってるんですよ．期間限定の教官ばっかりなので．特任教授だったら，テニュアの講師のほうがいいって僕は言ってます．大学はちゃんとやらないとこの領域はあんまり発達しないので，それはすごい長期的には考えてますね．

綿貫　このあたりの戦略的な考え方，確かに家庭医療学を学術体系として日本に広めてみたいなということを考えたときに，大学の教授がとか，経営的に成り立つような診療所運営ができるかとかって，そういうところがキーポイントだっていうのはよくわかるんですけど．

藤沼 そうですね．

綿貫 あんまり一般の医者は考えてない話なんだと，僕は思ってるんですけど．どこから来てるんですか，このあたりの話？

藤沼 いや，それは矢沢永吉ですよ．

仲田 ええ？

綿貫 成り上がりですか？

藤沼 （笑）いやなんていうか，やっぱり影響力をもってなんぼって感じがするんですよ，プログラムって．いかに外部への影響力をちゃんともつかっていうか．それがやっぱり僕，提案する価値かなと思ってるんですよね．ちょっとね，だから発想が昭和だと思います（笑）．最近の人にはあんまり通じないかもしれないんだけど，やっぱり世の中，社会を良くしたいよねっていうのがあるんですよ．そのためには，やっぱり影響力が重要だろっていう感じがすごいあって．社会を良くするためにはどうしたらいいかなっていう一環で，自分の仕事ではなにしようかなっていうのはあると思います，おそらく．

綿貫 藤沼先生のリーダーシップとか，ドライブというところの背景がよくわかりました．もう一方で，細かい診立てとか分析とか，そのあたりが非常にお上手だなと思っているんですけど，そのあたりはいかがでしょうか？

藤沼 これ，やっぱり家庭医やってるからかもしれないです．割と人と話してると，この人こういうタイプだなとかわかるんですよ，なんとなく（笑）．あ，この人絶対この話好きだろうなあとか，すごい思います．だからやっぱり個別のつながりとか大きいですよね．この人はつながっとくといいなとか．それでつながるってときに，こちらからなにができるかなって考えるんですよ．要するに，この人をうまく使ってなんかもらえないかなとかって考えない．あくまでこの人の役に立てることなにかあるかなっていうことを前提にするっていうのは，結構重要だと思っていて，それじゃないとつながりができないなっていうのは実感してるんですよね．だから結構いるじゃないですかそういう人，ぜひ先生とつながりになりたいとか．だいたいそれは，結局なにか欲しいんでしょって話になってるので，あなたは僕のためになにしてくれるんですかみたいな感じになるじゃないですか．むしろこちらからそのギブアンドギブでいったほうがいいなっていうのは，常に感じてることですね．やっぱり，いろんなミュージシャンとかのインタビューに影響を受けているかもしれないですね．

診断で重要なのは，premature death にならないこと

綿貫　ありがとうございます．診断のコアな話に入りたいと思います．まず診断の概念から入りたいのですが，その，藤沼先生の師匠は「患者さんの生活を」っていうふうな話をされていたっておっしゃっていたので，その時点でもう診断は biological（医学生物学的）な要素だけではないと認識されていたのかもとは思うんですけど．その点について，フィールドを病院から診療所に変えれば，そういうことがもっとできるかなと思われたのか，それとも，診断という概念はもっと広いものだみたいに途中で変わってきたのか，このあたり，いかがですか？

藤沼　そうですね．最初の師匠との回診でひたすら言われていたのは，この患者はなぜ入院してから便が出ていないのかとか，それからこの患者はなぜ多弁なんだろうとか．例えば病気に関しての discussion に関して言うと，まあよく勉強してるわねって言うだけなんですよ（笑）．おそらく，そこで叩きこまれたのはね，医学的診断と，その便が出てないことっていうか，生活が苦しいっていうことには同等の価値があるっていうことです．そこは最初に刷り込まれてる可能性が高いですね．家庭医療と割と親和性があったんだと思います．

綿貫　Disease illness モデルみたいな話が，最初から入ってるんじゃないかなと思ってるんですけど．

藤沼　おそらく入ってるんだと思いますよ．だからそういう言葉では入ってないんだけど，おそらく disease も illness も同じ価値であるっていうことは，叩き込まれてる可能性が高い．

仲田 医学的診断と，例えば家庭環境と同等の価値があるって，そういうことですか？

藤沼 そうです．病いによって苦しんでる生活自体に価値というか重要な意味がある．診断をつけるべき病気はあるんだけど，その病気によって生じた，例えば麻痺で生じちゃった生活の障害とか，それから家族の苦労とかはだいたい同じ価値があるっていう感じですかね．だから同等に扱えっていうことだと思います．

仲田 いやとても納得できますねえ．

綿貫 診断ってなんなのよって話を掘り下げると，現象学であるとか，哲学的な流れとか，いろんな話が出てきちゃうんですけど，藤沼先生のプライマリ・ケアにおける診断ってどんなものですか？

藤沼 そうですね，ABCDEF ってあったときに，その A～F のどれだっていうのではなく，A なのか A でないのかに興味があるんですよ．例えば，この胸痛は肺塞栓なのか，そうでないのかっていう．非常に fatal（致死的）な，こういう病気ではないんだけど，じゃあなんだ？ っていうときに，割と内科診断学って発動するじゃないですか．

綿貫 そうですね．

藤沼 それで，そこはやるときはやるんだけど，どっちかっていうと premature death にならない診断が重要っていう．早すぎる死とか，もったいない死とか，ここで介入しないとその障害が残るとかっていうところが，医学的診断ですよ，僕の．

綿貫 診断名を付けることじゃないんですよね．

藤沼 だから危険かどうかっていうのはすごい重要で，例えば，血吐いてたら診断する前に送るじゃない，僕ら．例えば，そういう仕事だと思ってるんですよ．

綿貫 はい．

藤沼 ただ，大多数は診断できるというか（笑），大多数は医学的診断がつくんだけど，基本的には，そこが一番大事かな．だから，僕が一番興味があるのは，プライマリ・ケア医が見逃した疾患はなにかっていう研究なんですよ．そうするとだいたい三大疾患．癌と，それから肺塞栓と，心血管系なんですよね．この3つがだいたいプライマリ・ケア医が後悔してる見逃し例って言われていて．それで，そういう疾患のリストは常に頭のなかにあって，それじゃないよなっていうふうにいつも考えるっていう感じですね．

綿貫　でも，結構診断つきますよね？　例えば内科領域に限らずマイナー科領域の症候も知っておられるとか，somatization（身体化）みたいなものであるとか，そういったものまで含めて，幅は広く，ある程度診断がつけられるようになっておられるってのが前提だと思っているので，かなり診断名自体はつくじゃないですか．だけど，スタンスとしてはっていうことですよね？

藤沼　そうです．例えば同じ患者さんと一緒に歳をとっていくタイプのプライマリ・ケア医だと，むちゃくちゃそこ，力落ちるんですよ．もうほぼ新しい問題に出会わなくなる(笑)．新しい問題が出ないような安定した慢性疾患の患者さんだけ診てる開業医の先生結構多いんだけど．そういうとこには来ないようなタイプの患者を常に診るっていうのは重要だと思いますね．

綿貫　実際に，来るんですか？

藤沼　来ますよ！　新患とか．そこは都市部のいいとこで，都市部は割と人の流出入があるので，来ますね．病院で外来やってると，そういう患者は来るので，僕は生涯教育としては，例えば胸痛という症状で重大な病気が多くなるような事前確率の場で働き続けるっていうのは，非常に重要だと思ってるんですよ．プライマリ・ケアの能力を維持するうえでも．

綿貫　はい．先生よくおっしゃってますよね，救急外来やもしくは一般外来で，病院で外来をもつこととか，外来でそういう診療をすることが大事だって，診療所のお医者さんには必要だっておっしゃってましたよね．

仲田　なるほど．

藤沼　すごい重要だと思います．

綿貫　それって，先生のオリジナルなんですか？

藤沼 えーどうなんだろう，わかんない．でもそういう仕事のしかたをしてる人として，英国のGPはね，救急当番やるんですよね，病院で．アクシデントアンドエマージェンシー，A & Eってやつ．病院で外来や救急外来とかの担当をやってるので，彼らはなかなかよく知ってるっていうか，すごい経験がありますね．

綿貫 すごく変な言い方なんですけど，それをやるのが楽しいのか，それをやることが必要なのか，それともどっちもみたいな感じなのでしょうか？

藤沼 あのねえ，変化が必要なんですよ，家庭医って．どっかでちょっと，教育とかやるっていうのは実はそういうところがあって．教育とか研究ってちょっとギアが変わるじゃない．それで，ギアチェンジって長く仕事を続けるコツだと思ってるんですよ．同じ仕事を同じようにずーっとやっていくとね，絶対やばい．それはすごく思う．手なりになっちゃうんで，どうしても．

だから逆に言うと歳をとる，僕とかもだんだん歳をとってきたけど歳をとればとるほどちょっと強制的にそういう場所にいないと，楽しみたくなっちゃうんですよね（笑）．だからちょっと，それは大事かなって思います，はい．

綿貫 先生がこう，1つの軸をもちながらずっとその業務を続けておられるってときに，なかで立場が少しいろいろ変わられたりとか，テーマを1つ見つけて集中されてまた学習されてまた本道に戻ってきて，それを活かしたりとか，そういうところ，非常によくわかるような気がします．

藤沼 そうそうそう．

下降期慢性疾患にはジェネラリスト的発想で対応

綿貫 次に，下降期慢性疾患の話に移りたいのですが．診断っていう言葉でくくっていいのかどうかよくわからないんですけど，長期的ケアのillness trajectory（病の軌跡）の下り坂に入ってるなあこの患者さんっていうのを考えながら，この人のステージにはどんなことが必要だっていうふうに見ていって，いろいろ考えていくのって，あれもある種の診立てだなって実は思ってはいるんですけど．ちょっともし良かったら，そのあたりのお話をしていただくことはできますか？

藤沼　そうですね，下降期慢性疾患は紹介されてくることが結構多いんですよ．あとは地元でやってくださいみたいな．BSC（Best Supportive Care）の方針となりましたみたいな感じで，心不全にしても腎不全にしても今のところ透析は希望されておられませんので，貴院への通院をして，変わったことがあったらこっち来てくださいみたいな．

綿貫　はい，はい．

藤沼　これ，その科の先生，おそらくこういう患者を診るのあんまり関心がないんだなと思ったわけ．なので，これは俺らの仕事っていう感じだなっていうふうに思ったのと，あとやっぱり基本多疾患併存が多いので，やっぱりジェネラリスト的な発想が必要じゃない？　それで，マネジメント上も，割と俺らの領域だなっていうのが，まあ，あって雑誌『総合診療』で特集したんですけど．今 illness trajectory のどこにいて，今後何が起こるかっていうのは診立てそのものです．だからこの人１年以内にこういうことが起こりうるよってこととか，この人３カ月くらいでちょっとこの調子だと絶対起座呼吸っぽくなるよね，みたいな感じとか，そういう診立てを看護師たちとも共有しないとですね．経過の診立てっていうのがすごいありますね．ただアウトカムはやっぱり生命予後もあるし，なるべく家にいられる期間を長くするっていうのもあるし，まあ対応も含めてですよね，うん．

綿貫　藤沼先生が 2016 年のときに，“プライマリ・ケア担当総合診療医の臨床推論”っていうのを確かブログに書かれたと思うんですけど．有病率，多様な疾患群，軽傷救急，症候学，機能予後，マイナープロブレムへの対応などの話の先に，もう急性期の医療とかには全然のってこないよねっていうようなところの人たちの，例えば予後予測であるとか，診立て，広い意味での診断っていう話が出てくると，明らかにプライマリ・ケア医って，臓器専門医がたぶんできない領域を抑えているなっていうふうにすごく思ったんですよ．ある種の診断能力として．

藤沼　これねえ，いわゆる悪性疾患の緩和ケアとちょっと違うのはね，結構微妙な薬の調整とかでかなり予後が変わるじゃない．心不全とか．そういうのってあんまり旧来の緩和ケアではやってきてないでしょ．ものすごく微妙な調整とかしてやっていくとか．末期心不全に関心のある緩和ケアの人って割と少ないですよ．緩和ケアにこのすべてをお願いするのはちょっと無理だなと思っていて，というのはありましたかね．ただ圧倒的にね，看護学の影響が強いんですよ，僕ここは．

綿貫　なるほど．

藤沼　看護は看護理論のなかに illness trajectory 理論というのがあって．やっぱ「病みの軌跡」理論というのがあるんですよね．それはそれですごい研究されているので，そこから学んだって感じですかね．そこから学んで，医者はそしたらそれを基盤にしてなにができるかっていう，医者としてっていうところは，結構大きいと思います．

綿貫　なるほどなるほど．たぶん飯塚病院の緩和ケアの人たちとかがやってるようなところが，かなり近いんだと思うんですけど．

藤沼　うん，そうそうそう，あそこは相当オリジナルですよね．

綿貫　2019 年 9 月に先生がブログに書かれた，“Generalist 7 段”（https://fujinumayasuki.hatenablog.com/entry/2019/09/20/141833）のところにある必要な能力という話題になっていくのだと思うんですけど．要求されている水準はかなり高いと思っていて，こうなってくるともうほとんど，もう診断とか治療とか，マネジメント全体のなかでの手段と理解したほうがわかりやすいですよねっていう．

藤沼　そのとおりだと思います．これはどっちかっていうと，心ある病院総合医を励ましたいっていう思いで書いてるんですよ．要するに俺たちはどういう立場なんだみたいな．それで，君たちはこれだって言ったときに，これは面白くって，その病院総合医の先生方から聞くとこれには２つの反応があって，１つは「そうだ！」っていう人たちと，もう１つは「これ○○の先生でしょ」って話になって，これが面白いんですね．ちょっと俺らの仕事と直接関係ないなあみたいな感じの部門と２つに分かれるみたいですね．

綿貫　病院のなかでこれができるかどうかが重要なんだろうなとは，思うんですけどねえ．

藤沼　病院で，総合診療科じゃなくてもできればいいんだけど，できないよね．実際に自分が入院して絶対無理だと思ったよ，この人たちには（笑）．

綿貫　ただ，これが地域と病院の医療職が行ったり来たりするような感じの状況があると，見えてくるのかなって実は思っていて，救急外来と一般外来と．病棟だけだと絶対見えてこないけど，その先が見えてきたりすると変わるかなと．いろいろ困って入院して，また地域に帰るときどういうふうにするかみたいなときに，このあたりのことに習熟しているのとしていないのとでは明らかになにかが変わってくるだろうっていうふうに思っていて．

藤沼　面白いんだけど，比較的内科のアイデンティティが強い人たちが，これを見たときにする反応っていうのは，医療っていうのは光と影があって，これは影の部分ですよねっていうのね．これが面白い（笑）．野村克也監督が月見草って言ったのと同じですよ．俺は月見草みたいな．でも，実はまったくそういう感じじゃなくてむしろメジャーですよ．今のこれからの時代を考えると．病院機能としては超メジャーな領域なんで．だから面白いなーと思って．だから光ってなんだとか，華やかなものなんだっていうイメージが，やっぱりまだ医者のなかにはあるんだっていう，それはすごい意外に感じましたけどね．

綿貫　治癒が達成されなければ失敗と評価する，古典的な病院の文脈に即した治療学っていうふうな観点からすると，もう全然嚙み合わないですよね．だけど，診断や治療をあくまで手段として考える診療所を在宅の文脈に即したマネジメントっていうふうに考えると，かなりしっくりくるような内容かなというふうに自分は思っていて．

藤沼　そうそう，だから医者が中心だっていう幻想がまだあるんですよね．でも，医療からみたときに，医者は医学を得意とするチームの一員にすぎないんですよ．だから医者が全部統率してますみたいな世界っていうのから，医者がチームのなかの駒の１つに変わるってパラダイムチェンジ（paradigm change）がないとなかなか難しいでしょうね．もちろん医者が特別な世界もあるんですけど．治療がメインになる領域，外科とかはね．あとここでもう１つ，医学的な病気じゃないよって人への対応の話をしましょうか．

綿貫　はい，はい．

藤沼　つまり不調の相談，「ああだめ，先生疲れちゃった」とか，そういうことで医者に来るんだっていうのが，僕にとって診療所に来たときの最大の発見なんですよ．例えば，「もう疲れちゃったんで先生点滴してください」っていうおばちゃんが来たときに，その理由が実は手伝ってくれてた息子たちが最近全然手伝ってくれなくなったみたいな．母子家庭だったんだけど，なんか彼女と一緒に遊びまわってあたしの仕事を全然理解してくれないみたいな．「だからもう疲れちゃってるんです」って言ってる彼女に，「でも思春期ってそんなもんでしょ」って言ったら，「え，そうなんですか⁉」みたいな感じで割と納得して帰ったの．点滴を希望せずに，「あ，そうなんですね，やっぱ思春期ってそうなんですねぇ」とかって言うだけで，帰っていったわけ．これ病気じゃないですよ．医学生物学的な診断っていうのがない人も来るのよね．これはヘルスケアの結構重要なポイントで．おそらく病院の外来にいきなりは来ないと思う，こういう人（笑）．診療所を見たら急に寄りたくなったみたいな感じになってるから．accessibility（近づきやすさ，利用しやすさ）が全然違うと気づけること，それはすごいね，重要な体験なんですよ．あ，こういう仕事があるんだっていう．医者にもね．

綿貫　ありがとうございます．結構そういう人たちが診療所でよくわかんないって言って病院に紹介されてきて，話聞いてわかることはよくあります，ええ．

藤沼　そうです．例えば双極性障害の発症じゃないかとか，そういうふうにすぐ考えちゃうと思うんですけど，割とこう普通の感覚では了解可能な文脈があって，そこにちょっと自分なりのファシリテートを振り返りながら入れるだけで，全然救われる人も結構いるんですよね．

これからは，いろいろな発信をしていきたい

綿貫　ありがとうございます．現在の関心事など，なにかありますでしょうか？

藤沼　関心事ってなんでもいいの？　医学的な話？

綿貫　医学的な話からそうじゃないものから，なにかありましたら．

藤沼　あー……，医学的には，やっぱり，高齢医師に関心があります．自分がだんだん高齢になってくるっていうのもあるんですけど，年齢とともに，医者っていうのはちょっとスタイルを変えていく必要があるんだと思っていて．

綿貫　はい．

藤沼　結構ほら，歳とっても若々しく頑張ってるみたいなのが美徳とされるじゃないですか，この業界って．でも，そうじゃないんじゃないかと思っていて．正しい，医者の老い方みたいなのに非常に興味があるんですよ．

綿貫　なるほど，なるほど．やぶ医者化の予防みたいなところの先って感じですか？

藤沼　いつまでも名医ですねとかさ，宮城征四郎先生みたいなスーパーな感じじゃないっていうか．もう日常的にちょっと，人に迷惑かけないように枯れていけないかなって．だから，高齢医師にはすごい興味あるんですよね．引退はいつすべきかとかね．

綿貫　はい．

藤沼　あとは発信かな．圧倒的にやっぱり論文よりもね，ブログのほうが読まれてるっていうのは最近すごい感じていて．別に，エフォート（effort）が必要な仕事とか立場なわけじゃないので，ちょっといろんな発信をしていこうかなと思ってますけど．

綿貫　なるほど．ブログだとかPodcastなどですね．もう1個だけ質問なのですが．全然関係ないように見える学術領域と掛け合わせて論を展開されていることがあるなあと思うんですけど，このあたりコメントをいただくことはできますか？

藤沼　僕ね一番今関心があるのは実はヒーリング（healing）なんですよ．診断はつくけどさ，人間ってどう回復していくかみたいなプロセスって，あんまり医者は興味ないよね．やっぱり人間って回復するんですよね．もちろん重病から回復するっていうのもあるし，人生の悩みから回復することもあるし，それは昔からちょっと興味があって．怪しげなスピリチュアル系のヒーリングじゃなくて，癒しとか回復とかっていうのはなんだっていうのにすごく興味があって，ちょっと文献的に検討を始めています．

綿貫　最後に，今後の展望とかって，なにかありますか？

藤沼　あ，俺の展望？　俺の展望かあ……なんだろうな，なるべくテレワークしたいって（笑），なるべく家にいたいなあみたいな感じがあって．診療とかもテレワークでできないかなって，ずっと考えてるんだけど．

綿貫　ああ，なるほど．

藤沼　このパンデミック状況って僕は割合カンファタブル（comfortable）なんですよ，ある意味でね．もともとそんなに社交的じゃないので．なので，ニューノーマルの医師の働き方みたいなのはちょっと開拓したいなとは思いますね．

綿貫　ありがとうございます．いや個人的にはすごい広がるテーマだと思ってます．プライマリ・ケアをテレワークでできるかとか，遠隔診療診断っていうのはこれからの流れだとは思ってます．

藤沼　そうそうそうそう．

綿貫　はい．英国のNHS*とかもやってますしね．あとですね，仲田先生からなんですけど，家庭医療の世界的な情報を今どういうふうにキャッチアップしているのかっていうお話で，前にFacebookとかで先生が書かれてた，指導医向けの必読論文集，必読雑誌集みたいなものに近いと思うんですけど．

藤沼　そうですね，僕は結構古典的な領域で影響力のある雑誌は割とフリーで読めるものが多いので，それは毎月チェックしています．それで，僕が重

*国民保健サービス（National Health Service：NHS）

要だと思っているのは，論文のタイトルを見て，だいたいこのことを研究したんだなっていうふうに想像がつくやつはあまり読まない．なので，タイトルを見て，「なんのこと⁉」っていうふうに思ったやつは読む．そうすると，新しいミーム（meme）っていうかタームとか，コンセプトとか，なるほど今こういうコンセプトで考えてるのかとか，そういうのはあるので．だから目次は見ますね．それで，次に違和感がある目次を読む．

綿貫　なるほど．

藤沼　あとは，先ほど言ったように，注目してる研究者とかがいるので．向こうの医者って割とTwitterを利用しているので，その個人のTwitterをフォローしているっていうのと，あとハッシュタグでいくつかのテーマを，例えば#multimorbidity だとか，#salutogenesisとかで検索すると，最近のその領域の研究者が考えてることとかが全部Twitterで出てくるので，それを結構見てます．それで，リプライしたりしています．そうすると結構つながりができたりするんですよ．だからTwitterは実は，日本だとクソリプ文化って言って，とんでもない文化になってますけど，実は外国で活用してる人は非常に多くて，そういう知的生産で活用できるプラットフォームであることは間違いないので，それは使ってますね結構．だから＃ほにゃららっていうのは結構重要なんですよ．だから#diagnostic errorとかっていうふうに検索すると，おそらく間違いなくぶわーってその領域の研究者とか，ね，最新の論文とか今研究こんなことやってる，みたいなのが出てくるんで，それはフォローしてますね．

綿貫　はい，ありがとうございます．このあたりまでで，いただきたかった内容はだいたい取れてると思いますが，仲田先生いかがですか？

仲田　あ，いや結構です，いや本当に面白かったです．

藤沼　本当ですか（笑）？

綿貫　いや，本当面白かったですよ，個人的には藤沼先生のこういうお話をここまでお聞きできる機会も，実はそうそうなくて．

藤沼　なかなかないよね．

綿貫　なかなかないです．トントンと話が飛んで，日々の話のなかでは飛んでってしまうような話を，時系列でお願いしますっていうふうな形で聞いているので，非常につながってくるっていうところが．

藤沼　だからちょっと遺言っぽいよね．なんかこういう話，ちょっと危ない（笑）．

綿貫　先生には長生きしてほしいんで，本当に．

藤沼　ありがとうございます（笑）．

綿貫　では，このようなところで．本日は，ありがとうございました．

文献

1）The GRIPE Model for Chronic Disease Precepting.
https://resourcelibrary.stfm.org/resourcelibrary/viewdocument/the-gripe-model-for-chronic-disease?CommunityKey=2751b51d-483f-45e2-81de-4faced0a290a&tab=librarydocuments
2）藤沼康樹：新たな外来診療教育モデル―MFGIPS in Family Medicine. 総合診療 30（3）：379-381，2020

□ 編者要約

1. 板橋生まれ⇒学芸大附属中⇒獣医学科⇒新潟大医学部⇒病理・生化に興味⇒王子生協病院.
2. 1年内科，6カ月外科，3カ月ごと腎臓，呼吸器⇒1年内科⇒1.5年血内(5疾患しかない).
3. 図書館でgeneral medicineを知る⇒臨床疫学，外来教育に目覚める⇒浮間診療所へ.
4. 当初患者少なく，丁寧な診察⇒研修医と診療振り返り，家庭医学理論教育⇒学会へ.
5. 日本の文献はトリガーにならず海外の尖った人を追いかけ影響される．引用文献みる.
6. 全身を見て，患者さんの生活を考えよ.
7. ダンディー大学遠隔教育（医学教育学の教授がOSCEを作った）受け，医学教育学習.
8. 研修医振り返りは達成点，改善点，感情面は必ず振り返り，そして褒める.
9. 研修医は大幅に増えたが，他の大病院に研修に出すと否定され，人が変わる.
10. 教育は経済基盤重要⇒他施設と連携しCFMD創設⇒人材送り出し．PhD取得も.
11. 外部への影響力が重要．人とのつながりは利用するよりgive and giveで.
12. 医学的診断と患者の生活(家庭環境)が苦しいことは同等の価値がある.
13. プライマリ・ケア医が見逃す三大致死疾患：癌，肺塞栓，心血管系.
14. 患者と医師が一緒に年老い，慢性疾患だけ診ていると，重大疾患を見逃す．救急も必要.
15. 仕事には教育，研究のような変化が必要，マンネリ化を避ける.
16. 医者は医学チームの1つの駒に過ぎない．中心だと思うな.
17. 論文よりブログのほうが読まれる．海外の研究者のTwitter発信を読む．#で探す.
18. 論文は影響力のある雑誌は読む．タイトルで「なに？」と違和感あったら読む.

**尊敬する
七川歓次先生の
おっしゃっていたような
真のリウマチ科医を
目指したい.**

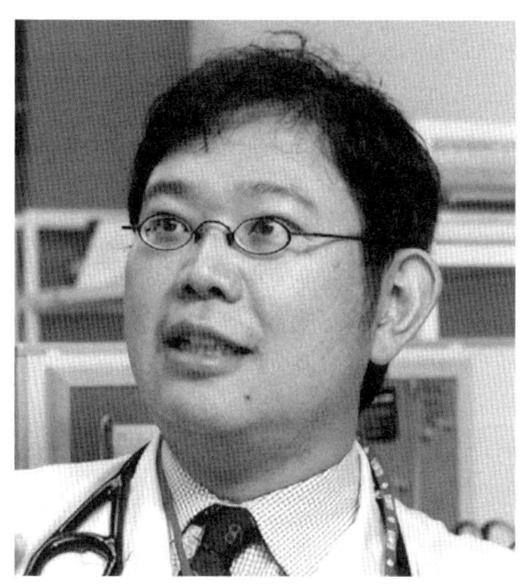

[リウマチ膠原病]

萩野　昇

(はぎの のぼる)

帝京大学ちば総合医療センター第三内科学講座講師

1975年に兵庫県神戸市に生まれる. 2000年に東京大学を卒業後, 横須賀米海軍病院インターン, 東京大学医学部附属病院, 国立国際医療センター(現 国立国際医療研究センター病院)で初期研修を行う. 2003年より東京都立駒込病院内科シニアレジデント, 2006年より東京大学医学部附属病院アレルギー・リウマチ内科で診療・臨床教育を行う. 2011年6月に帝京大学ちば総合医療センターに血液・リウマチ内科講師として着任. 不明熱へのアプローチ, 膠原病・リウマチ性疾患の診断スキルについての教育をライフワークとしている.

綿貫　本日はお忙しいなか，帝京ちば総合医療センター第三内科学講座の萩野昇先生に来ていただきました．専門領域，特にリウマチ・膠原病領域の診断に上達くなる法ということで進めていきたいと思います．萩野先生，今日はよろしくお願いいたします．

萩野　よろしくお願いします．

綿貫　まずは恒例の，どのようにされてお医者さんになったのかというところからストーリーを始めていただけないでしょうか．

萩野　承知いたしました．

医者の原型は診療所の先生でした

綿貫　萩野先生お生まれはどちらでしたか？

萩野　1975 年生まれ，兵庫県の神戸市です．どちらかというと郊外のほうの須磨区という，当時は新興住宅地の付近で．ちょっと不思議なことに知り合いの同世代の医者が何人か同じくらいの年齢でいたりします．例えば神戸大学の感染症内科の大路 剛先生は僕と同じ塾でしたし，都立多摩総合医療センターの横川直人先生も同じ塾でしたし，小学校の 1 つ上の先輩の古宮伸洋先生は今回，日本赤十字社和歌山医療センターで COVID-19（新型コロナウイルス感染症）の診療に関与しておられました．あのへんの方たちがすごく狭い範囲から出ているという不思議な特徴があります．

綿貫　なるほど．確か灘にご進学されて．

萩野　灘です．はい．

綿貫　それで，中高を過ごされて，その後東大医学部という流れですよね．お医者さんになろうという話に関しては，今振り返ってみて例えばなにかきっかけのようなものがあったとか，思いがあったとか，そのようなところはいかがですか？

萩野　子どもの頃はしょっちゅう体調を崩していたらしくてですね，その度ごとに，地域の診療所の先生にお世話になっていて，そこの診療所の先生がなぜか僕に「医者になれ」というふうに吹き込んでですね．子どものときに吹き込まれたことをすくすくと達成してしまったという，不思議な感じではありますね．もうその先生はお亡くなりになっているんですけれど．その先生は糖尿病がご専門で，“昇くん，ディアベ（糖尿病）やりなさい．ディアベは面白いデ”と言われていたのに全然，どちらかと言うとディアベ（糖尿病）を作る側の科（笑）になっているというのが現状です．

綿貫　なるほど．そうすると医師のイメージというのは，要は体調を崩してかかる町医者のイメージみたいなものが強いという…….

萩野　そうですね．僕にとってのその原像？ というかですね，医者の原型というのはそういった診療所の先生です．今思い出しても．僕がお世話になっていた米澤先生という開業医の先生ですけど，すごくてですね．本当に僕が子どものときからずっと診てくださっていたし大人の患者も診ていたし．もともとは成人の糖尿病がご専門で，でも看護師さんの頭が痛いときに眼底を見て，脳腫瘍じゃないか，と近くの病院に送ったら本当にそうだったとかですね．僕が今でも真似できないような診療スキルがある人でした．もしかしたら当時はそういうのが，内科医としての当然の像だったのかもしれません．

仲田　ご両親は医療関係の方ですか？

萩野　全然．父は魚の卸売業を，母は保険の代理店をやっていました．あんまりそういった医者家族ではないですね．

綿貫　自営をされていたのですか，お家で魚の卸売業とか…….

萩野　父親は中央卸売市場というところにいて，会社員ですね．母親も代理店をやっていたと言っても実質，いろんなところに御用伺いに行く感じですから，あんまり自営というイメージじゃなかったですね．

仲田　ちょっと話が逸れますけど神戸市須磨区というと例の小学生の殺害事件．

萩野　そうですそうです．近くです．

仲田　あの頃ですか．

萩野　僕はもうその事件が起きたときには東京に来ていました．阪神・淡路大震災が1995年にあって，僕が幼少時を過ごしたときとは変化があったのかもしれません.

綿貫　なるほど，ありがとうございます．灘から医学部に行く人というとやっぱり東大多いな，というイメージがあるのですけど，中学高校時代ってどんな学生生活だったのでしょうか？

萩野　まあ，なんというか剣道馬鹿だったんですけどね（笑）．あんまり，すごく中学高校の頃から医学部に向けて勉強していたという雰囲気はまったくなかったです.

綿貫　なるほどなるほど.

萩野　僕の学年前後の頃は，東大理Ⅲというよりは京大医学部のトレンドが強くて，1 学年 20 人くらいは京大医学部に行っていて東大理Ⅲはむしろちょっとほかの，いわゆる進学校に押されているなというような人数の傾向がありました.

仲田　先生のときで理Ⅲに何人くらいいらしたのですか？

萩野　11 人です.

仲田　すごいですねえ.

萩野　いやあ．でも僕たちの上のほうの学年だったら20人近くとかだったんで．そこから比べたらずいぶん落ちたみたいなイメージで語られたりはしました．まあ余談です.

綿貫　なるほど．それで，東京に出て来られて東大入られてというところですね．医学部時代の生活っていかがでしたか？

萩野　僕が東大医学部というか，東大のいわゆる理科Ⅲ類，教養学部に入ったときが 1994 年なんですよ．で，その 1994～1995 年ってちょっといろいろ社会がゆれた，ちょうど今ぐらいの雰囲気で，神戸で大震災がありましたし．その後オウム真理教の事件が立て続けにあって，そのときに医学部なり，中学高校の先輩なりが関与していたりということがわかったりして，10 代終わりの時期でしたからいろいろ，考えることがあったというのが，医学部の始まりの頃でしたね.

いわゆる，バブルは崩壊していたんですけれど，まだちょっと浮かれたような余波がある東京でそういった事件があって，オウムのことは東京でしたし，関西のほうは関西で大きく揺れているようなことがあって．当時の政権は社会党の村山富市さんの政権の頃で，得体の知れない不安というか，先行きの見えなさを感じながら医学部に進学したというような感じでした．

綿貫　医学部では職業訓練校的なムードもありながら学習を進めていきますよね．そのなかで，最初は町医者にというお話だったわけですけど，どんなふうになっていこうかなあみたいなもので，思い出に残っておられるような出会いとかなにかありますか？

萩野　医学部に入った当初は，少し，ニューロサイエンスに興味があって，さっき原型としてのお医者さんみたいな話をしましたけど，臨床ガチガチという感じではなくて，むしろリサーチャーを目指していたと思います．

ただ入ってから，もう周りがむちゃくちゃ優秀なんですね．今東大医学部の薬理学の教授をやっている上田泰己というのがいるんですけど，同じ学年にいてもう全然かなわないですね．もちろん僕が僕なりに疑問に思うことをやればよかったんですけど，基礎医学の分野でこれはもうこういう奴らにかなわんなと思って進路変更を迫られたのが，医学部の3～4年にかけてだと思います．

仲田　皆さんどんなふうにすごかったんですか？

萩野　例えば基礎医学の授業は，世界レベルの先生がされるんですけれど，その先生を結構問い詰めるんですよね．それで宿題持って帰らせたりしてですね．うわーちょっと，こういう人たちの前で授業するのも大変だろうな（笑）と思いますけれど，当時，免疫学だったらインターロイキン2をクローニングした谷口維紹先生とかですね，解剖学では神経細胞のなかでの軸索内輸送を専門にしていた廣川信隆先生とかいらっしゃったんですけど，そこがもう授業が，マスプロの授業というよりは，インターラクティブでですね．それも先生ではなくて学生の側がもうどんどん問い詰めると，お，すごいなあ（笑）という感じでしたね．学生の側がすごくモチベーションが高かったら，そういったインターラクティブな授業というのはわざわざ教員が意識しなくても成り立つんだなあというのを，当時は思いました．

そんな感じで，僕は個人的にそこに入っていけるような頭の回転がなくて，ちょっとこれで太刀打ちはできんなあと思ったというのが，挫折と言ったら言い過ぎですけれど，方向転換を余儀なくされた時期だというふうに自分では思ってます．

仲田　だんだんとこのリウマチ・膠原病のほうに関心が向かれたというのはどういうきっかけだったのですか？

萩野　それはですね，実は卒業後の話なんですよ．まだ卒業する前はそういった神経の研究をやってた頃からの流れで脳神経内科みたいな，スペシャリティを考えていたのがあります．

綿貫　あの，医学部5〜6年のポリクリの後に，いきなり横須賀に行かれたんでしたっけ？

横須賀米海軍病院と医学英語

萩野　そうです．そういった研究のタームが終わって実際に臨床実習に出たら臨床がやっぱり面白かったんですよね．ああこれはやっぱりこれでやっていったらいいやというような，自分の適性みたいなことも感じてですね．

あとですね，これは自分の挫折体験と言うとあれですけれど，医学部の5年から6年に上がるときに英国に留学するような機会があったんです．ただ，その選考過程で英語の面接があってですね．英語の面接と知らされていなくて，面接官全員日本人だったんです．1人は高久史麿先生でした．それで，高久先生が履歴書を見られながら“So you play kendo in your leisure time. What is a difference between kendo and fencing?”と尋ねられてですね．ああ，これはちょっと答えられへんわ（笑）というかですね，ああ喋れないとあかんなというので，まああありていに言えば面接落ちちゃったんです．それがある意味結構ショックで，ああなるほどなあと．僕はそれまで割と英語の読み書きの自信はあったし，でも全然これ出てこないなあというので，そこからですね，医学部6年になって英会話学校に通い始めたんですね，あの

NOVA，駅前留学.

また，講演会なんかで，黒川 清先生とか，結構学生をアジりに来るわけですよ．日本は村社会だから，早く米国なりなんなりで世界を見て，みたいな話で．いろんなところで同じような話を聞いて，乗せられるような感じで，第一歩目は横須賀米海軍病院に行ってしまったというような感じです.

綿貫　実は僕この対談の前に，萩野先生が松本道弘先生と対談をしてる英語の動画を見てまして，萩野先生が英語に対してコンプレックスを抱いているという感じが全然なかったので，今のエピソードで，あ，そういうことがあったんですねと驚きました.

萩野　いや，コンプレックスというかいまだにあるんですけれど．例えば学会場で，先生もご経験があると思いますけれど，国際学会で質問するときといったら，質問内容の自信がうんぬんと，その後のやり取りうんぬんで，ちょっとハードルが二段くらい上がるじゃないですか.

綿貫　あります，あります.

萩野　できたらそこをやっぱり，一段一段消していきたいなと思ってまだ僕も練習中というのが，現在ですね.

綿貫　八戸のいやしのもりクリニックの上田 亮先生とされている“国際学会で地蔵にならないための英会話ワークショップ”[1)]ってちょっと僕行けてないのですけれど，あれすごく良い試みだなと思って.

萩野　上田先生の素晴らしいのは，医学英語の教材ってたくさんあるんですよね．ただ，じゃあその医学英語の教材をどうやって使ったら実際どう喋れるようになるのかって，あんまり誰も教えてくれないんですよ．もう教材って本当にねえ，今三省堂書店なりジュンク堂書店なりに行ったらもう汗牛充棟であるんですけど，ありていに言えば，それをやる暇は僕たちないんです．じゃあどうやったら喋れるようになるの，という具体的なアイデアも書いてないんですね.

医学英会話を実際できる形の練習に落とし込んでいるのが上田先生で，どこでああいうふうなスキルを身につけられたのかがいまだによくわかんない

んですけど (笑), 僕はすごいなあと思って. 良いことを広めるためにいろんなところに引っ張りだしてるという現状ですね.

綿貫　なるほどなるほど. そういったいろんな英語に対しての抵抗というか, ちょっと得意ではないという感じがあったにもかかわらず, 横須賀に行かれたというのはどういう流れだったのでしょう？

萩野　それはもう逆で, 得意でないからこそ, それはやる意義があると思って. だから僕の医学部同級生にもすごい優秀かつバイリンガルとか, そういった人はいたんですよね. そういった人たちはもう行く意義がないという感じで別に行かなかったし, 僕はこれはあかん, もっとスキルを磨かなあかんというので行ったということで, まだ全然ペラペラからはほど遠いですけれど, ある程度, 嘘でも喋れるようになったというような感じですよね(笑).

仲田　横須賀での 1 年はどうだったのですか？

萩野　それはですね, いろんな英語表現を感情とともに覚えたというかですね. 例えば, 外科の医者がなにを言っているか全然わからなくてオペ室から出ていけと言われるなど, トラウマとともに (笑) ライブの英会話を身につける機会だったと思います. 文化的な違いも, 1 カ月米国で短期留学した以外は経験がなかったので,「あ, なるほどな. こうこうこうなのか」ということがいろいろ勉強になったという 1 年でした.

ただ, じゃあその 1 年でなにか, 例えば向こうのインターンなりなんなりのレベルになったかというとそういうわけではないんですけれど, 向こうの医学生としての 1 年くらいの雰囲気だったのかなと思います.

綿貫　臨床教育というのはちょっと言い方が変かもしれませんけど, 例えば少し医学教育, ベッドサイドティーチングなどという意味で, 東大のときにやっておられた実習と比較して, ああこういうところが良かったな, ああいうところはこう日本にもうちょっと入ってきたらいいのになみたいな原型が少しあったとか, そういうことはなにかありますか？

萩野　僕が卒業した 2000 年の頃は Google が今ほどメジャーではなくて, 医療情報ってインフォシークが強いとか, 検索って Goo とか, あるいはその

livedoor というのが出てきたとかそういう頃なんですよ．医学部時代に習ったEBM（evidence based medicine）も，まだその黎明期でした．そういった状況下でどうやって医学情報を集めるか，あるいはどうやってその臨床の場で鑑別診断するかということを考えて，それの事前確率を意識しながら事後確率を高めるような検査を選択していくかって教育は，僕が医学部の間で一切なかったですね．

決してけなすわけじゃないですけれど，当時の東大の医学部の授業というのはそんなでした．卒後臨床といったことを意識しない卒前の，ある意味のどかなカリキュラムでしたね．

綿貫　いわゆる米国のベッドサイドティーチングって，要は指導医と一緒に回って診療に対してもフィードバックがあって，それも病棟だけじゃなくて外来もそういうふうなものがあって，みたいなものを少し体験されたとかそういうのとかあったりしますか？

萩野　もちろん体験しました．横須賀米海軍病院はちっちゃな病院なんで，あんまり病棟患者のケアはなかったんですけども，外来メインで，しかもそんなに忙しくはないんですよね．システム的に忙しくないことに加えて，そんなに重症の患者がどしどし来る感じでもなかったので，ドクターも非常に教えたがりというか，waiting to teach な人がたくさんいらっしゃいました．

毎回諮問されるので，きついと言えばきついのですけれど．例えばサルコイドーシスの患者さんが入ってきたら，サルコイドーシスについて知っていることを“You, tell me about sarcoidosis.”とか言われて「ううう\u3093」とぐっと詰まって，そこから脳内英作文してみたいなことを毎日やっていたという感じですね．

綿貫　なるほど．例えば海外に留学したいので，ステップとしてという感じではもう全然なくて，という話なのですか？

萩野　いやいや，実はそこはステップとして考えていたんですね．ただちょっと，いろんな事情があって，結局行っていないというだけですね．本当は，step 1 と 2 全部そろえたんですけれど．

綿貫　Rheumatology の話は，ここの段階ではまだ出てこないという感じですか？

萩野　そうですね．だから，医学でしっかり指導を受けたというようなものが，東大医学部の卒前教育ではなくて，卒後すぐの1年目の横須賀での教育でやっぱり，あ，指導されるというのはこういうことなんだな，と実感したというので，まだその専門科としての rheumatology は出てこないですね．

インターンでリウマチ科へ

綿貫　この後東大に1回行かれて，インターンをされたのですよね？

萩野　そこは実はあまり深く考えていなくて，どちらかと言ったら米国とかに行った後にですね，東大に戻ってくるというツテがあったらよかろうというので，いろんな先生方の顔見知りになるためにそこを研修先に選んだという感じがあります．それが良かったかどうかちょっとよくわからないですね．

東大病院に戻ったら，突然，2001年頃のあの大学病院ですよ．もうオーベンの先生は研究で忙しいし，チューベンの先生は外勤で忙しいから，研修医の先生がすごく自立的にやらないと患者さんが死んじゃう（笑）頃ですね．

研修医2年目になって，国立国際医療研究センター（当時は国立国際医療センター）に行って，当時ちょうどSARS（重症急性呼吸器症候群）の騒ぎがあったなあと，今回COVID-19の話を聞きながら懐かしく思いました．ちょうどそのSARSが研修医2年目の頃で，いろんな準備をしている常勤医の先生を見ていたなあと思い出しました．

綿貫　東大のインターンシステムというのは，1年東大，もう1年たすきがけの2年ワンセットみたいな感じですか．

萩野　そうです，はい．だいたい1年目が東大病院で，内科をぐるぐる回って，2年目はその関連病院みたいなところで．国立国際医療研究センターやJR東京総合病院，三井記念病院などある程度選択の自由があって，2年目が終わる頃に，もう僕たちの頃にいわゆる所属医局というのを決めて，だいたい3年目も外病院でその専門研修をやって，その間に大学院を受けて4年目から東大病院に戻ってくるというのが僕たちの頃の王道でした．実際，その頃はマッチングもなんにもなかったんで，東大医学部卒業後，東大で初期研修する人が9割以上で，いきなり横須賀を含めた外部病院の研修に行くような人は本当に数名でしたね．

綿貫　なるほど．初期研修としては2年目の終わるタイミングで医局を決める，みたいな流れになって，リウマチ科を選ばれてるのですか？

萩野　そうですねえ．

仲田　どうしてそこでリウマチ科になったんですか？

萩野　実は，リウマチ科でなくても良かったんです．なにを言ってるのかと思われるかもしれませんが，まだそこで特定の臓器という感じで絞れなかったんですね．それで，長々と，あちこち回るためになにか良いプログラムがないかなと思ったら，当時都立病院がシニアレジデント制と言って，非常にフレキシビリティの高いプログラムを提供していて，例えば都立駒込病院でしたら，3年の間どこの科を何カ月回っても良かったんですよ．で，実際そうできたんですね．

僕は，それを受け入れてくれる医局というのを逆に探してたら，東大病院のアレルギー・リウマチ内科が「いいよ」と言ってくれたので，そこで選んで，結果として大正解だったと思ってます．ですから，僕は卒後，その駒込の3年間で，感染症科でHIV診療を6カ月やって，都立府中病院，現在の都立多摩総合医療センターですね，呼吸器・結核病棟に6カ月いて，都立駒込病院の猪熊茂子先生のアレルギー・膠原病科というところに1年半いて，残り半年は血液内科で骨髄移植をやっていたという感じです．

いまだに僕は外来でHIVの患者さんを何人か診療しているんですけど，そのときの知識の継ぎ足しで診てる感じですね．やっぱり免疫を扱う診療科に来たので，そういった例えば血液内科的な知識や，あるいは感染症として，細胞性免疫が極限まで落ちたエイズの状態など，そういったものを診られたというのは自分のなかではメリットだったかなと．臨床医って基本的になんにも無駄にならないと個人的には思っているんですけれど．

綿貫　なるほど．私自身も2009年に駒込の感染症科を回らせていただいて．味澤 篤先生，今村顕史先生，菅沼明彦先生，柳澤如樹先生方にいろいろお世話になりました．柳澤先生はもともと多摩にも研修に来てくださっていたんです．そのあたりで萩野先生に内科のイロハを教えてもらった，もう全然頭が上がらないみたいなことを言うのですけど，その柳澤先生にまったく僕らはかなわないわけですよね．

それで，萩野先生ってどんな先生なんだろうねみたいな印象を僕はもっていたというのがあの頃の思い出です．

萩野　単に僕が無茶苦茶とんがっているときに，不幸なことに柳澤先生が1年目でローテしてこられたというだけでですね（笑），そんなにちょっと，神格化されても困っちゃうんですけどね．

綿貫　では，こういう自由なローテーションみたいななかで，内科医としていろんな研修をしたかったということを許容してくださる医局で，かつ駒込で場が提供された．内科医としてどういうふうにあるべきかみたいなものの土壌は，このあたりで形成されてくる，というところなんですね．

萩野　そうですねえ．もともといくつかの臓器スペシャリティにも興味はあったんですよ．循環器ってやっぱりすごくね，急激に物事が動くからこれダイナミックだなって．実際，救命的なシチュエーションも多いわけじゃないですか．呼吸器内科も単一の臓器を対象にしていながら，免疫，腫瘍，感染症，いろんなものが表現されるから，それはそれで面白いなというのがあったし，どこの科をどれだけ勉強しても面白いことは面白いんですよね．

ただ，タイミングとして非常にラッキーだったのが，ちょうどリウマチの業界で，生物学的製剤というのが日本に入ってきて，それがゲームチェンジャーであるというのが徐々にみえてきた時代だったので，それはラッキーだったなと思っています．

綿貫　そうですよね，最初のレミケードが2003年でしたかね？

萩野　そうですね，最初日本ではクローン病などに先に適応が通って，その後関節リウマチ（rheumatoid arthritis：RA）が入って，エタネルセプトがまあ2004年くらいから使えるようになって．当時はまだ患者さんが自ら薬を混注しなくちゃいけない状態で，使い勝手が悪かったのを覚えています．徐々にシリンジになって，いろいろ便利になって，その後東大に戻ってから，アダリムマブ，トシリズマブが使えるようになってみたいな形で，どんどん治療選択肢が増えていきました．

綿貫　関節リウマチというと僕のつたないイメージだと，温泉に入って治すもの，治療薬はあんまりない，という感じの印象を正直なところ，医学部に入る前までは思っていました．ところが，本当に治療が革新的になって，この領域は本当に昔大変だったのだけど今は良い薬があって，だいぶ患者さんも良くなって，本当に良かったと．長らく，患者さんに向き合っておられた先生たちが繰り返しそう言うのを覚えています．本当に革新的だったのだろうなと思って．

萩野　そうですねえ．ただ，そういったお薬の進化が同時に，日本の内科に限らない医療の問題を顕在化させたというところがありまして．なにより，関節リウマチというのはこれまで内科の医者があれこれ工夫しても，最終的には整形外科の先生がいろいろ治してくださるという病気だったのが，突然いろいろさじ加減が必要なお薬がいろいろ出てきて，副作用対策をしなくちゃいけなくなってしまった．

その一方で，内科の医者はこれまで関節をちゃんと診察していたのかというと，一言で言うとそうではなかったんですよね．

ですから，治験をやるにしてもそういった関節の腫れや痛みなどをちゃんと診られる医者がいなくてどうする，ということで道後温泉病院の高杉 潔先生*が大阪大学とタイアップして，例えばアクテムラの治験をなさったというような話をお伺いしています．「関節リウマチ誰が診るの問題」だけじゃなくて，「筋骨格・皮膚軟部組織の愁訴」をどういった医師が診るべきかとい

*蛇足ですが，高杉先生は米国リウマチ学会のマスターをおもちの，数少ない日本人リウマチ科医の1人で，横須賀米海軍病院の大先輩です．

う大きな問題がそのときから開けてきたと思ってます.

日本ではご存じのとおり，米国に比してその人口比にしたら約2.5〜3倍くらいの整形外科の先生がおいでになって，筋骨格系のプライマリ・ケアをすごい力強くやってくださってるんですが，一方で内科の医者が腰痛とか，膝の痛みとかを自分の領域外だと思い込んでることによる弊害もたくさん出てきていて，ちょっとそれもったいないんちゃうかと．例えば，前あったNHKの『総合診療医ドクターG』という番組の愁訴でも，比較的その筋骨格の愁訴から，意外な診断に結びつくというような，例えば50代の男性，全身の痛みなどですね．日本で伝統的に，診断学を得意にしていた層が，そういった筋骨格とか軟部組織の愁訴になったら突然ちょっと苦手意識をもってしまうというバックグラウンドがあるなあというのが，2004年くらいからうっすら始まっていたと．それは現在に至る，いろんな問題につながっているということだと思います.

綿貫　なるほど．関節リウマチをやっぱり整形外科の先生たちが診てくださっている文化が日本のなかに根強くあるのは，やっぱり歴史的にこういう背景があるからなんだろうなという.

萩野　そうですねえ．いやもう本当に器用に，ちっちゃな関節のですね，滑膜切除とかされている患者さんを拝見したらやっぱり素晴らしいと．こういったものをエビデンスの形にできていたら，と過去形で語ると怒られそうですけど，できていたらまたいろいろ違う局面があったのかなとは思うんですけれど．そういった整形外科の先生が関節の炎症的疾患をいろいろ診てくださっているし，いたし，というバックグラウンドはいまだに響いていますよね.

綿貫　そうですよね.

仲田　あのバイオ（生物学的製剤）ができてからですね，重症の関節リウマチの患者さん，いなくなったじゃないですか.

萩野　はい.

仲田　そうしたらこれが整形外科ではですね，手の外科の症例が激減しちゃったんですよね．それだけじゃなくて手の外傷も，今工場では危険な作業はほとんどロボットがやるようになりましたから，少なくなりました．だから本当に手の外傷も減って，手の外科の技術の継承が困難になってきているんですよ．昔みたいに重症の手の疾患いませんから．だから非常にね，今手の外科の技術の継承がちょっと危ぶまれているんですね．

萩野　本当，外科の先生方のそのジレンマというかですね．例えばリウマチ外科って，膝でも股関節でも，場合によっては肘でもあるいは脊椎などでも手術しておられた世代の先生から，今や部位別に分かれて脊椎外科，膝の外科になってきていますので，本当リウマチ外科の先生って今後，すごく，無形文化財というかですね（笑）．

仲田　本当ですよねえ．

萩野　そのスキルをどうにか下の先生に伝えていただきたいと思う一方で，先生がおっしゃるようにニーズ自体が減ってきているというジレンマがありますよねえ．

仲田　昔の結核と同じですよねえ．

萩野　ああそうですねえ．昔々は呼吸器外科と言ったら結核外科だったんですよね．

仲田　そうですよね．

萩野　それが抗結核薬で減ってきて．一方で最近は積極的に治療可能な肺癌が増えてきたから，肺癌のほうのニーズが高まっているけど，胸部外科の先生は相対的に少ないというのがあったりするんで，その疾患の増減と外科の先生のスキル維持というか，伝承というか，難しい話ですよね．

仲田　本当そうなんですねえ．

Rheumatologist との出会い

綿貫　骨関節内科的なニーズっていっぱいあるんだなあということを萩野先生，お感じになりながら後期研修をされたわけですが，岡田正人先生方との出会いはもう少し先ですか？　いわゆる rheumatologist という概念との出会いというか.

萩野　そうですね. パリでリウマチをやっている日本人がいるなというのは, IDATEN というメーリングリストがありますよね. その IDATEN の前身であるところの「日本に感染症科をつくる会」というメーリングリストがあって, その頃岡田先生も結構投稿されていたような記憶があります. 当時岡田先生はまったく日本に戻るつもりもなくて. 日本の先生とやり取りするのは楽しいですねみたいなことを言われてて.

その後, 聖路加国際病院の松井征男先生が呼ばれたんでしたっけね. それで, 岡田先生が, じゃあ日本に帰りますかということで, 2007 年か 2008 年に戻られて, リアルで会ってお話してということをしたのはそれぐらいからです. よく飲みに連れていっていただいてですね. そのフランスと日本にあるお薬の違いや, それでこういうときどうしてるの, みたいな話を当時からさせていただいたというのはありますね.

綿貫　なるほど. 萩野先生の感じておられる問題点に対しての, なんらかの航路を示すというか, 師匠筋になってくださった方なのかな, と思っている部分があるのですけど.

萩野　そうですね. 岡田先生もそうですし, 岸本暢将先生（現 杏林大学准教授）もそうですし, 聖路加国際病院で定期的にやっていたいわゆるセミナー（リウマチ膠原病ウィンターセミナー）ですね. あそこで集まっていた先生方でやり取りさせていただいたのは, 非常に刺激になったな, と思っています. 正直僕なんかその時点でまったく実績もなんにもなかったのに, 喋るレギュラーメンバーのなかに入れていただいて, 10 年以上ですね, 毎回毎回喋っていて, 1 年に 1 回の研究発表みたいな形で喋っているので, 自分のトレーニングとしても良かったと思います.

今年はちょっと感染症がこんな形になってしまって, web 開催すらできなかったので残念ですけれど. なんらかの形であういうのが続けられるといいなというふうに思っています.

綿貫　聖路加のウィンターセミナーって始まったのはいつくらいなんです

か？ ニューヨーク大学のRheumatology Review Courseってあるじゃないですか．僕も2013年に行ったんですけど，あれをモデルにして作ったと岡田先生もおっしゃっていて．

萩野 ああそうですね，だいたいそんな感じですよね．2007年6月が最初ですね．

綿貫 いろんな演者が出てきて，多様なレクチャーと，あとスモールグループのワークショップもあって，交流が図れて，プラクティカルな内容が多くて，というのをすごく覚えています．日本のウィンターセミナーも僕自身も素晴らしい内容だなと思いましたし，萩野先生のお名前をやっぱり存じ上げたのももう本当そのあたりからですから．

中之島リウマチセミナーから聖路加のウィンターセミナーへ

仲田 萩野先生は中之島リウマチセミナーにはいらしたことあります？ 大阪でずーっとやっていたのですが．

萩野 はいはい，参加しておりました．

仲田 あ，そうですか．30年前からですね，ずーっとあれが終わるまでずっと毎年行っていたんですよ．

萩野 はいはい．

仲田 それと交代するように聖路加のセミナーが始まったんですよね．

萩野 そうですね．僕，七川歓次先生を本当にリスペクトしておりまして．本当最晩年まで，日本には「リウマチ科医」はいない，「関節リウマチ医」ばかりやみたいな話をおっしゃっててそのとおりやなーというふうに．今もそうだなーというふうには思いますね．

仲田 七川先生が亡くなられてから自然消滅しちゃいましたからね．

萩野 ああそうですね，あれは正直七川先生でないと続けられなかったというような，割と無理な企画だったので，しかたないかなとは思いますけど．

仲田 1年に1回知識をアップデートできるものだから，すごくいいなと思っていたんですけどね．

萩野　そうですね．それは本当に，ぎゅっと詰めた感じでいっぱいトピックをしゃべって，天理よろづ相談所病院の八田和大先生なども本当にその，短い時間でぎゅーっとしゃべられる．

仲田　ものすごい早口で（笑）．

萩野　行岡病院の先生は皆自分のペースで講演されるし，いろいろいらっしゃって面白かったです．

仲田　そうですねえ．

萩野　あれちゃんと本になりますもんね．書籍にね．

仲田　そうですね．だから1年，各科でああいうセミナーやってくれると本当にいいんだけどなと思っていたんですけどねえ．

萩野　だからあれは本当になんというか，七川先生が考えておられる“リウマトロジー”なんで．スポーツ医学もありましたし鍼灸の話もあったし，一方で基礎免疫のアップデートもありましたし，本当に幅広かったですね．

仲田　そうですねえ．

綿貫　なるほど．2006年に駒込病院での研修を終えられて東大病院に戻られて，その横でこういったrheumatologistとの出会いであるとか，いろいろ研鑽の機会がありという形だったと思うんですけども，東大病院時代というのはいかがだったんですか？

萩野　東大病院自体は大きな病院で国立病院にありがちですけど，そのトップが考えてる方向性と，受診される患者さんの期待と，なかのスタッフがやりたいことって全部ちょっと違うわけじゃないですか．だからなかなか，ストレスフルな日々ではありましたね．そんななかでもやっぱり東大の医学生って優秀ですから，教えてて楽しいなというのを感じたのは，東大医学部時代はありましたね．

綿貫　なるほど．教育という意味で，関東若手カンファレンスを先生やっていましたよね．

萩野　あーやっていましたね，なんかね（笑）．実はそんなに回数重ねられなかったんですね，残念なことに．何回くらいやったかな……たぶん3回か4

回くらいで．総合内科系のセミナーが全国であるよという話が雑誌なりなんなりで知れわたってきてた頃なんですね．京都GIMとか，そういった歴史のあるカンファレンスがあるということも知れわたってきて．僕たちが医学部の学生の頃って学生から参加するって考えられなかったんですけど，今や学生が普通にいますからね．

仲田　ふうん．

萩野　大船の須藤 博先生が大船GIMとか，ちらほらそのメーリングリストとかで回覧されるようになって．ただそういったカンファレンスに行ってみたら，すごく起承転結はっきりしてるんですよね．起承転結はっきりしすぎてて，逆にちょっと実臨床と違うよねーみたいなところがあって．

例えば診断がつかなかったけど，なんとか患者さんが良くなりましたとか，あるいはキーとなる情報がどうしても得られないなかで，なんとかマネジメントして，最終的にこれを疑いましたみたいな．あの形でのカンファレンスというのはちょっとなかったので，そういったオチが付かなくても全然OKみたいなカンファをやりたいよというのでやらしていただいたのがあります．

ただ，それをやるとやっぱり参加者の満足度というか，ちゃんときれいなオチを聞いて帰りたいという先生方が多かったので，運営は難しかったと言わざるをえないですね．

その後，例えば大阪のほうで志水太郎先生が関西若手フェデレーションみたいな形で引き継いでくれたし，関東のやつも綿貫先生方がいまだにGIMのカンファをやってくださってますし，ありがたいことです（笑）．

綿貫　東京GIMカンファレンスは2012年からなのですけど，萩野先生がなにか似たようなものをやっていたという話をそこで初めて知ったんですよ．1回も参加できなかったけれどそういう，推論を学ぶような，症例ベースで学ぶようなカンファレンスを萩野先生がされていたのを知りまして．2008～2009年くらいですか？　やっておられたの？

萩野　確かそれくらいですねえ．2008, 2009年．たぶんそうです．今厚生労働省にいらっしゃる，竹下 望先生が聖路加にいらっしゃった頃なんで，2008年ですね．

帝京大学ちば総合医療センターでの部門立ち上げ

綿貫 ということで，東大時代，リウマトロジー領域の師匠筋となる岡田先生との出会い，また，さまざまな教育活動などをされながらの東大病院時代を経て，2011年の6月からですかね．帝京大学ちば総合医療センターのほうで部門の立ち上げをされていくということなのですけれども，このあたりのきっかけと，また帝京ちばでどのようなものをお作りになられたかったのか，というあたりをお話いただけないでしょうか？

萩野 決して誹謗の意図はないんですけれど，東大のなかで雑用が多くて，あんまり自分がやりたいようなことができないなというような行き詰まり感は感じていてですね，海外留学にそこで改めて行こうかなと思っていました．トレンドとしてそこでMPH（公衆衛生学修士）を取ってというのは身の回りでよくあった話ですので，具体的な情報収集など動いていたんですけれど．ただ，千葉の内房領域でリウマチ膠原病を診られる医者がいなくて困ってるみたいなことを友達経由で聞いてですね．最初はそんなに前向きに検討していなかったんです．

帝京ちばって旧称が帝京市原と言って麻酔科の研修が有名でした．僕の同級生でも麻酔科を経由してそこから海外留学に行って，いまだに海外，米国にいる人とかいるんです．そういった意味で比喩的に「成田に一番近い病院」と呼ばれていた頃があるんですが，今はもうちょっとそういったところではなくて，地域の中核病院と，その大学病院といわゆる市中病院の合間くらいの感じで動いている病院なんです．確かにリウマチ膠原病の医者がいないというか，むしろ感染症を含めた炎症性病態全般のマネジメントからあんまりしっかりしている感じではなかったので，逆説的に僕くらいの医者が行ってもまあなにか役に立てるんじゃないかと．すごいカッティングエッジのところをやってる先生がたくさんいるところに僕が1人増えても別にね，なにも変わらないけど，まあここだったらちょっとなにか変えられるんじゃないかというので赴任してみたという感じです．

最初2年間はいわゆる1人医長みたいな感じで，ローテートしてこられる研修医の先生を遠隔操作しながら，病棟の患者さんを診ながら，みたいなことでやらせていただいていたのが2011年からの数年で，後期研修医の先生を採り始めたのは2013年からで，なんか急に2014年か2015年くらいから人数がバッと増えて，患者さんの数も増えて，みたいなことが起きて現在に至る，というところですねえ．

仲田　最初は1人で赴任されたんですか？

萩野　最初は1人です．今もそうなんですけど血液内科の先生にお招きいただきまして，リウマチ内科という形で今もやってます．

仲田　血液の患者さんも診てらっしゃる？

萩野　今は診ていないんですけど赴任した当初は，いわゆるオンコールは僕も入っていて，なぜか腫瘍崩壊症候群とか診てました．

綿貫　なるほど．実際どんな部門を作りたい，教育体制を作りたいみたいなものはいかがでしたか？

萩野　すごく明確なビジョンをもってこんな形というのはなかったんですね．ただ1つ，東京にいる5年間で思ったのが，内科医が診る筋骨格の愁訴というのはやっぱり大事だよね，というふうなのがありまして．東京近辺って関節リウマチを内科の医者が診るみたいなスタンスになってきたんですけど，東京から一歩離れたら，主に整形外科の先生にお世話になってるという現状もあって．

そのなかで，リウマチでは腰が痛くならないから整形に行ってなど，そんなことを言わずにどれだけ頑張れるかという自分のスキルを試す場でもあったという感じですね．そういった筋骨格，皮膚軟部組織の愁訴を診るという形での総合診療を提唱できれば，というのがだいたい赴任して2，3年して見えてきた感じです．だから行った当初はちょっとよくわからなかったというか，なにができるかというのがわからなくて，あくまでもその地域の先生方ならびに患者さんのニーズに応えようと思ってるうちに「あ，これがニーズだな」というふうなものがわかってきたのが，赴任してから数年後だと思います．

仲田　2013年に後期研修医を指導されるようになって，どういうふうな研修体制を取ろうと思ったのですか？

萩野　最初は後期研修医の先生と二人羽織みたいな感じで，その後期研修医の先生が患者さんを診て，それを後ろでフィードバックして，患者さんと2人で話して，みたいなことをやるくらいの余裕があったので，それはたぶん，すごく贅沢な環境だったというふうに思っています．日本の今に至るまでの弱点として，その外来診療のフィードバックが足りないというか，外来教育がないというのがありましたので，人数が少ないうちはまだそれができていたという感じですね．

綿貫　後期研修で入ってくる人たちはどんなものを求めていたのか，という点はいかがでしたか？　萩野先生のもとでこんなものを学びたいというのは，やはり筋骨格関連の話なんですか？

萩野　そうですね．先生方の頃もたぶんそうだったと思うのですが，総合診療とか総合内科とか，with special interest として感染症を選択される先生が，2010年くらいまで多かったんですよね．実際それで素晴らしい先生がたくさん輩出されたと思うんですけれど，同時に感染症診療も一般市中感染症に関してはプラトーに達して，痰をグラム染色して抗菌薬を予想される病原体に対してエンピリカルに始めて，というのは，ある程度常識で行きわたる範囲では行きわたったし，行きわたらない先生のところにはいつまで経っても行きわたらないということが起きてしまったので．

次なにかと言ったら，現在は整形外科の先生が主に診療しておられる筋骨格系の愁訴をちゃんと内科の医者も診たほうがいいんじゃないか，という問題意識をもたれた先生方が，with special interest として rheumatology を表明してくださるようになったと．それは日本の超高齢化社会によって，筋骨格の愁訴を訴える患者さんが内科外来でも増えたというのがありますよね．

関節リウマチの有病率が0.5%くらいとしてもリウマチ性多発筋痛症（polymyalgia rheumatica：PMR）ってたぶん65歳以上で2%くらいありますし，そうでなくても，あちこち痛い患者さんってしょっちゅういるわけじゃないですか．筋骨格系だったら，偽痛風，痛風などを含めたら，しょっちゅう痛くなるんですけれど，じゃあそれはどこの科が診るかって，病院によって違ったりするわけですし．偽痛風から大きくADLが落ちて，死んじゃう人だっているわけですから．そこを総合内科や総合診療を行ってる先生がマネジメントできないのはまずかろうというのがあって，そういった問題意識をもった方が次々来てくれるようになったというのが，2013年以降の話ですね．

綿貫　なるほど．青木 眞先生が『レジデントのための感染症診療マニュアル』（医学書院）を書かれて，IDATENの2世代3世代目の人たちが増えてゆき，感染症診療のクオリティが上がってきたみたいな話のストーリーと，ちょっと近いようなところなんですね．

萩野　まあそうですね．

綿貫　筋骨格の軟部組織の診療を内科医がするという文化が，時間を追って広がってきていて，私自身もそれに乗っかった人間なのですね．ところで，後期研修の人たちに対しての二人羽織がちょっと難しくなってきてみたいな話のなかで，どういうふうに情報共有していくとか，知識のアップデートをちょっと，少し離れたような距離感であってもお互いにやっていくというか，継承していくかとか，なにか工夫されてきたこととかありますか？

萩野　まあこれはですね，ある程度組織が大きくなってきたら，自分が得意でないとか自分ができないことを，できる部下を雇って働いてもらうというのがいい感じです．例えば，僕は筋骨格の超音波は苦手なんです．10年以上診察していたら「触ったらわかることをなんで筋骨格の超音波当てなあかんねん（笑）」というような気持ちもあったりして，最近のトレンドであるところの筋骨格超音波って教えられないんですけれど．若い先生方はもう完全に身体診察の延長線上で超音波当てておられるんで，そういった先生方に医局の費用で援助して，欧州リウマチ学会のセミナーを受けてきていただいて，その後も引き続きエコーを当てていただいて，なにか困ったら当ててもらって，確かにいろいろわかるなあというのであってですね．なにもかも自分ではやっていないというのが実情です．

最近webベースでいろんな知識を積み上げることができるというのがあって，例えば抄読会の内容とかですね．僕が喋ったおしゃべりのスライドとかは全部そのEvernoteというところに一元的に入れていて，あれってどうやるんだっけというときにEvernoteで検索したらなにがしか出てくるような格好にはなっていると思います．だからベーチェット病において正確な針反応のやり方はどうするのなど，スライドにしてあってちゃんと出てくるなどですね，そういった形にしてあります．

仲田　Evernoteを皆で共有されてるということなんですね？

萩野　そうです，まあEvernote自体の問題点は指摘されているんでもうちょっといいプラットフォームがあればと思うんですけど，5年間の蓄積があってなかなかちょっと引っ越しがしづらいというのはありますね．もっと，そういったものに向いているものがあったら教えてくださいというところではあります．

あと僕自身も，しばしば出張などでいないこともありますので，数年前からSlackというアプリを使って診療情報を共有しています．一切患者さんの実名は出さない，患者さんの名前が載るような形でデータなどは共有しないということになっていて，診療に従事していたらわかるような形式でシェアするということにはしています．

仲田　すいません，そのSlackというアプリ知らないのですけど，どういうアプリなんですか？

萩野　どういうアプリ……普通のメッセンジャーアプリでして，今日はなにをしたというのがpatient careの形でこう出てくる．

仲田　LINEのようなものですか？

萩野　yes.

仲田　わかりました．ファイルの共有や，いろんな細かいプログラミングができる，LINEみたいなものですね．ところで，リウマチ膠原病診療の４つのロジックがありましたよね，疑う，迫る，除外する，フォローする，これ先生すごく重視されていますけどそのへんのことちょっと教えていただけますか？

リウマチ膠原病診療の４つのロジック“疑う”

萩野　膠原病とかリウマチ性疾患の診断がよく難しいと言われるんですよね．それは確かに，例えば出血性胃潰瘍って胃カメラしたら血が吹き出てるとか，心筋梗塞ってCAG*をやったら冠動脈が詰まってるとか，そういったわかりやすさはないんですけど，決してそんなに無茶苦茶難しいものじゃないよと．じゃあなんで難しいと感じるかといったら，専門家の側がわかりやすくする工夫をしてないからだという問題意識がありまして，ちょっと噛み砕くためにどうするかというので4つのステップにしてみたという感じです．

もちろんいろんな分け方ができるとは思うんですけれど，僕がやっているのはこんな感じだよというので示しています．まず疑わないと診断がつかないのは当たり前ですよね．それと同時に，全身性エリテマトーデス（systemic lupus erythematosis：SLE）などの膠原病は抗核抗体一本で診断がつくわけじゃなくて，例えば抗核抗体陽性で補体が下がっているという状況があっても別に，SLEとは限らないわけなので，SLEっぽさを探しながら，同時にそうじゃないものを除外していくプロセスがあって．実際治療してみたら治療反応性がそうだったというところまで含めてフォローして診断がつく．

よくカンファではあるポイントで診断がついて，それ以前が診断プロセスで，それ以降が治療みたいな誤解をされがちですけど，そんなにきれいに，ここまでが診断，ここから治療というわけじゃないんだよというのを言いたかったという感じですねえ．

仲田　要するにリウマチもそうですけど，診断クライテリアがなくて，分類

---

*冠動脈造影検査（coronary angiography：CAG）

クライテリアですよね.

萩野　そうですね．なかなか，分類基準しかないと診断基準がないよという話が伝わりづらいところがあるので．じゃあお前らどうやって診断してんのかといったら，「専門の医者が診たからそうなんだ」みたいなトートロジーに陥っちゃうので，それではちょっと不親切にすぎるからもう少し噛み砕こう，という感じです.

仲田　なるほどなるほど.

萩野　そうは言っても非典型的なので，「たくさん診てる先生がそう言うならそうだろう」というふうになっている症例はもちろんあるんですけれど．でもわかるところはちゃんとわかりやすくしましょうよという感じです.

仲田　それから先生．特にリウマチ・膠原病の世界でですね，日々どのように知識を集めていますか？　どのような雑誌を読まれていますか？

萩野　Rheumatology のトレンドとして，最近は非常にヨーロッパの人たちが強くて，『Annals of the Rheumatic Diseases』（欧州リウマチ学会の機関誌）は絶えず目を通してます．『Arthritis & Rheumatology』（米国リウマチ学会の機関誌）も目を通さざるをえません．加えて『Nature Reviews Rheumatology』などで特集される程度の臨床免疫学のアップデートはやってますけれど，なかなかそこから例えば『Nature Medicine』，『Nature Immunology』には行きづらいというのが正直なところで，よほど大きく取り上げられてたら見るかなというところですねえ.

仲田　先生の後ろの本棚にあるオレンジ色の本はレズニック（Donald Resnick）[2)]ですか？

萩野　ああこれですね．先生のおっしゃるとおりです.

仲田　僕，若い頃にそれをものすごい読みました．めちゃめちゃ面白いんですねこの本がですねえ．いやとても懐かしい.

萩野　これ，今みても本当しみじみ面白いんで，こういうの持ってます.

仲田　とても懐かしくてそれがですね.

綿貫　この前 JR 東京総合病院の陶山恭博先生が買ったって言っていた，本ですよね.

仲田　あ，はい.

綿貫　膝関節裂隙が狭くなるのが変形性膝関節症（osteoarthritis：OA）と関節リウマチで異なるという話が書いてあったのがこれでしたか？

萩野　それは確かダニエル・J・マカーティ（Daniel J. McCarty）先生が別の本[3)]に書いておられたことで．レズニックに書いてあるのは偽痛風の診断のときに，手のいわゆる三角靱帯と骨盤のところの単純写真を撮影して，軟骨粗面の石灰化がその3箇所にあるかどうかで診るという話だったような気がします.

綿貫　ごめんなさい，間違えました．その話です.

仲田　そうですねえ．フィラデルフィアのマカーティ先生ですね.

萩野　そうですね.

綿貫　ありがとうございます．さっきの4つのステップのなかの“疑う”というところで，分類基準はあるけど，そことリウマチ科医がそうだと思うというその間のズレについてお聞きしたいのです．疾患のゲシュタルトがあんまりはっきりしていない人たちに，それをどうやって認識してもらって疑い事例をピックアップしてもらうかというふうなところに関して，分類基準が作られたんだと思うんですけど，そこのズレみたいなものが実はまだ僕もうまく説明しきれないのですけど，萩野先生そのあたりいかがですか？

萩野　いやそうなんですよ，最近分類基準は次々と改定されて，より一層良いものになっていると信じたいんですけど，SLEに関しては混沌としていますし，血管炎についても新しいものが今度出てきますけれど，それも専門の先生のなかではまだ評判よろしくないしということがあって，ちょっと学問的には難しいところがあるなというふうには思います.

一方で，そういった専門の先生方も，SLEとはどういう病気か，ANCA*関連血管炎はどういう病気かということについての本質の理解というのはそ

*抗好中球細胞質抗体（anti-neutrophil cytoplasmic antibody：ANCA）

んなに変わらないというふうに信じてまして．例えば，SLE についても抗核抗体をはじめとした自己抗体が出てきて，2 型 3 型 4 型アレルギーの機序で臓器病変が起きて，それが全身性だったら SLE だし，皮膚に限局していたら皮膚ループスだしみたいな形で理解しておられて，それが実際どういう表現形で出てきてどういう検査異常を伴うかという，形にする過程で皆意見が分かれるのだと思ってます．

そういったゲシュタルトとしてわかる方向性と，病気の本質がなにかということから考えていく方向性が，うまくこう，合うといいなあというふうには思いますね．

前に僕が，青木先生から機会をいただきまして，皮膚の話をファイザーの若手セミナーでさせていただいたときは，あれは結構，大志を抱いてやったにもかかわらず，それの全部を喋れなかった（笑）というのがあるのですけれど．一応内科医向けの皮膚の本もたくさんあるんですよね，ご存じのとおり．皮膚科の先生に教えていただくタイプの．ただ，あれって読んでもなかなか皮膚の臨床ってうまくならないんですよ．それはある意味当然で，皮膚科の先生は，「最初の 3 カ月の外来診療で，皮膚科疾患全体の 90％を見て，残り 10 年間かけて残りの 10％を診る」というふうに俗に言われるように，common disease への繰り返し繰り返しの曝露があるので，診た瞬間わかっちゃうんですよね．

同じことをジェネラリストの先生に対してやってしまっていないかという反省が僕たちの側にあって，「こんなん SLE ですやん」なんて言われても困ってしまいますよね．だからもうちょっとそこはですね，噛み砕いて，そこは因数分解をしてという表現を僕パクッてますけれど．あちょっとパクリ元の教科書持ってきますね．

綿貫　そうですね，この内容なんですよね．これ私も感じているずれなんですよ，仲田先生．

仲田　あー．

綿貫　なんかちょっと，表現しきれていない，萩野先生が診たからわかる，みたいなものが厳然としてやっぱりあるんですよ．そこは僕自身も人に伝えるときにそれが問題なんです．あ，すばらしい本（『皮疹の因数分解・ロジック診断』[4)]）ですよね，それ．

萩野　北島康雄先生が，もともとは『Visual Dermatology』という雑誌に北島康雄コレクションとして，皮疹を因数分解しようと書いてあったので，これや！という（笑）．痛みを因数分解しようとかで扱ってて，ロジックのなかには引用しました．今度は北島先生がロジック診断というのを取っておられるというのでお互いがお互いをパクっていると．

綿貫　なるほど．

萩野　だから，綿貫先生の問題意識はもうおっしゃるとおりで，いわゆるゲシュタルトがわからない状態でどうやって疑うねんと言われたら，逆に常に鑑別診断を挙げて，そのときに，本質はなにかというところから考えていくという１つのなにか，方法はあるかなというふうには思います．もちろん診断の立て方ってたぶん，もうすでに岩田充永先生からお話があったと思いますけれど，シチュエーションによって違っていて，例えば救急の現場でしたらワーストケースシナリオから考えていくとか．胸が苦しいと言われたらたぶんプライマリ・ケアの場で一番多いのは筋骨格系の愁訴なのですけれど，救急外来に来て胸が苦しいというのは心筋梗塞と肺血栓塞栓症，大動脈解離などから疑うじゃないですか．そういったその順列の立て方も，シチュエーションによって違うよねという話でもありますよね．

綿貫　ありがとうございます．そうですね，今回この書籍のなかで表現できればと思っているのはやっぱり，シチュエーションとか診療部門によってアプローチの仕方がさまざまなのだけど辿り着こうとしてるもの自体は同じで，ただ角度がかなり違うという印象をもっているので，それがうまく出ればいいなというふうに実は思っていて．

萩野　僕自身不明熱とか不明炎症の診療というのは割と興味をもってみている分野なのですけど，意外と強調されないのが不明熱と言うからには，だいたい３週間くらいは「熱が出ながら生きている」わけですよね．

だから鑑別を考えるときに，プラス一日が危うくなるような疾患というのは常に意識しないと，不明熱の精査中に患者さんが死んじゃったらなにやってるのかわからないですよね，というのがあります．それはしばしば感染症だったり，あるいは僕たちの領域だったら中小血管炎だったりするので，そういったところに足をすくわれないようにしましょうねというのは一応，毎回強調しながら僕自身，足をすくわれそうになったりはしますよね．結核とか怖いですよね．

綿貫　思い出に残っておられる診断困難ケースはありますか？

萩野　たくさんありますよね．

綿貫　たくさんありすぎますか．すみません（笑）．

萩野　診断困難ケースというか，やっぱり自分でしくじったケースというのがなんというかバイアスで残りますよね．例えば，血液検査のデータ的にはすごく成人スティル病みたいな異常でやって来られて，フェリチンが８万いくつとかで，もう意識障害をきたしていて，成人スティル病として治療していって，なんかみるみる良くなってきて良かった良かったと思っていたら，口の中がカビだらけになって「あれー？」と思ったら，実は急性 HIV 感染症の症状を診ていたとか，そういったことはあったりしましたね．

綿貫　いっぱいそういう経験をされてきて今があるのだと思うのですけれども，ちょっと診断が難しいなあというときに，ご自身でのアプローチの方法として，例えば，もう一回推論を構築し直すとか，こういうものを調べるとか，こういう視点のものを見るとか，なにか今の段階で工夫されておられることってありますか？

萩野　これは，もうエビデンスのエの字もないのですけれど．個々の医者がですね，診断の場において，患者さんをどういうふうにアプローチするかの方法で，主に使う感覚が違うのではないかと．

いわゆる，神経言語プログラミング（neuro-linguistic programming：NLP）という，面接法の一種があるんですけれど，それのなかで，人間って利き手みたいに「利き感覚」があるよ，ということになっています．例えば，視覚が優位であるとか聴覚が優位であるとか，体性感覚が優位であるとかがあって，それは僕はある程度，直感的に正しいのではないかと思っています．僕はエコーで見るのはあんまり，苦手なんですけれど，触ったらすごいわかるというような「利き感覚」の実感があって，だから聴覚と体性感覚というところが僕は割とチューンされてて，視覚はちょっと落ちるんですね．

そんななかで例えば，診断がわからない患者さんがいるときは目をつぶってですね，順にあそこがどうだろう，あそこからなにか聞こえてこないかなあ，そこ触ったらどうなっているかなみたいなことをですね，頭のてっぺんからずーっと，足の下までスキャンしていって，なにか key になるものがないかなと思って，たまにひらめくことはあります．普通あんまりそんなことされる先生，いらっしゃらないかもしれませんけれど．もう一度なにか見落としがないかどうかって，自分の頭のなかで整理するときには，そういうふうに整理するパターンと，あとはやっぱり自分でなにかカルテを書いてみることですね．おっさんになってきたらその下の先生に任してカルテを書かなくなってくるので非常にまずいなと思うんですけれど，自分でようわからん症例については，やっぱり書いていったらわかることがありますよね．

この前も，難治性の成人スティル病の患者さんがまさしくコロナの時期にやって来て，本当にお薬の効きが悪くて，次もうアナキンラ個人輸入するみたいな話がカンファで出ていて．いやちょっと待ってよとよく見直したらその前後だけバイタルサインがおかしくて，あと白血球も増多はしているんですけど突然左方移動していて，感染症のオーバーラップだったというのがあってですね．やっぱり熱が出るからスティルとは限らないよねーみたいなもので，改めて感じたこともありましたし．そういったものも本当に，自分でカルテを書くときにデータを見直して，あ，ここだけおかしいというのに気づかないといけません．後期研修医の先生は決して悪気はないんですけど，自分で問題と思わないことはピックアップされず，プレゼンテーションには出てこないので．見直してみたらやっぱり，ここちょっと収縮期血圧落ち気味ですよね，実際ここで左方移動してますよねというので，収縮期血圧落ちてるけど心拡大もあってこれ心外膜炎かもしれないよねみたいな感じのことがあったりしますよね．

仲田　私の知り合いで，東大の理学部の地質学科の名誉教授がいらっしゃってですね．その先生，視覚から入ったものの理解が非常に早いとおっしゃるんですね．本をパッと見てそれで，もうそれだけでだいたい，見ただけでだいたい写真みたいに頭のなかに入ってくるっていうんですね．だから自分が記憶するときはそうやってきたと言うんですよ，若い頃からですね．すごい驚きですね．ああいう人がいるって．

萩野　ビジュアルメモリーが発達された先生が本当にいらっしゃいますよね，すごいですね．

仲田　いやあ本当に驚きました．

4つのロジック“迫る”

綿貫　いや，ありがとうございます．“疑う”のところを掘り下げていただきました．次にもう1つお聞きしたいのは“迫る”のところです．例えば生検とか検査閾値が高いものが，診断に必要なケースが膠原病領域では多いような気が自分自身はしています．生検検体を取ってきて除外するでもいいし，詰めにいくでもいいと思うのですけど．

それを自分たちで全部やるみたいなことも1つのやりかたではあるのですけど，検査閾値が高いものに対して，強く疑わないとなかなか迫れないというジレンマが臨床現場にはあるのかなと自分は思っているのですが，いかがでしょうか？

萩野　いやもうそれはご指摘のとおりですよね．例えば，血液内科の先生方にはすごく専門性の高い，診断手技としては骨髄穿刺・生検，塗抹標本の解釈というところがあると思いますが，彼らは別に専門性が高いと思っていないと思うんですよね．ほぼ末梢血の延長線上として，骨髄穿刺を外来ベースでやって解釈して，とやっておられると思いますし．腎臓内科の先生方も腎生検って全然特別な手技だと思っておられないと思うんですよ．

ただ，僕たちの領域になってきたらそういった側頭動脈生検などですね，あるいはその，結構具合の悪い患者さんの腹腔動脈の造影などですね，あるいは熱が出てて，なかなか診断がつかなくてというところで，ランダム皮膚生検が，皮膚科に依頼したり自分たちでやったりといったところがあって，ちょっとハードルが高いなと思うところはありますよね.

ただ，そこで決まったらもうほぼ決まりやんみたいな病像が得られるという確信があったら，なんとか患者さんにご納得いただき，検査の依頼先を納得させる，あるいは自分たちでやるという形でやるという努力は必要で，そこは確かに仰るように不明熱の診療の難しさの1つの側面だと思うんですよね．冗談として「生検困難症」というのが不明熱の1つの部分症であるみたいな話をしたりしますけれど，それってやっぱりどこの病院でもある話で，それはもう臨床研修病院だろうが大学病院だろうが行き当たる話だと思いますので．うまく，いろんな科と連携が取れているべきだろうなとは思いますね.

綿貫　ありがとうございます.

萩野　あともう1つあって，日本の病理の先生が，やっぱり9割以上がその腫瘍を命をかけて診ておられるんで，例えば血管病理とかですね．いわゆる炎症性病理といったところを専門にされている先生が数えるくらいしかいないというところも，血管炎の診断を困難にしているところかなとは思いますね．例えば側頭動脈の生検とかでも教科書的に書いてあるのはすごいskipped regionなんで，薄切の切片を，間隔を取りながら50枚ずつ作っていくみたいな話があるけど，そこまでの熱意をもって側頭動脈を生検して標本を作っている施設ってたぶん日本にないと思うんですよね.

そういったところをどうクリアするかというのはまた難しい話で，もう全部側頭動脈エコーで置き換えちゃうとか，そういった方法すらありうるかなと思うんですけれど．ご指摘いただいたように，“迫る”にあたってのハードルの高さというのは然り，綿貫先生が仰るようにあるんだろうなというふうには思います．FUO[*1]のワークアップのなかでやっぱり難しいと感じられる，教科書ではあんまり言われない側面の１つだろうなと思いますね.

仲田　欧米のPMRとかGCA*2も論文読みますとですね，側頭動脈の生検のハードルがすごく低いように思うんですけども.

萩野　おっしゃるとおりです.

仲田　そんな簡単にやっちゃうものなんですか？

萩野　やっぱり白人（コーカシアン）で一番多い血管炎で，見落としたときに失明してしまうというので，ちょっと米国特有ですけど訴訟の問題があるので，そこのハードルがむちゃくちゃ低くなっています.

仲田　なるほど.

萩野　一方で，ヨーロッパの人たちは超音波検査が大好きなんで，最近ではノルウェーの大家の先生が，過去２年間側頭動脈生検をやったことないと言っていて,「えっ！　そんなに極端なの？」みたいな感じになっています. 2021年に出版された米国リウマチ学会からの血管炎のガイドラインで側頭動脈のエコーというのはあまり強く推奨されていなくて，理由は，単に米国国内でできる人が少ないからということで，お国柄というのはあるんだろうなと．日本ではとりあえず，エコー当てて見てわかればいいんじゃないのとは思います.

僕，東大病院で働いているときって，側頭動脈炎とか巨細胞性動脈炎って都市伝説だと思っていたんですけど，今，比較的郊外に来てカバーしている人口の年齢層が高くなってきたら，やっぱり２カ月に１回ぐらいは新患を診ているので，いるんだよねーって，日本で見逃されてるんだよねというふうには思ってます.

---

*1不明熱（fever of unknown origin：FUO）

*2巨細胞性動脈炎（giant cell arteritis：GCA）

4つのロジック“除外する”

綿貫　では，次のステップの“除外する”のところをちょっとお聞きしたいのですけど，萩野先生のお言葉で，リウマチ性多発筋痛症を診断するのに一番大事な検査は血液培養だというのがありますが，膠原病の診断って感染症の除外とほぼほぼワンセットみたいな印象があります．この点についてはいかがでしょうか．

萩野　膠原病というのはいわゆる自己免疫疾患，ないし自己炎症性疾患と言って，本来私たちの身体を守るべき免疫が，なにかのトリガーを引かれた結果として勝手に暴れまわっていると．ということは，明確なトリガーがあって暴れまわっている状態と，一部その病像を共有するんですよね．今回COVID-19でも明らかになりましたけど，抗ウイルス薬ってあんまりパッとしたデータが出てこない．

その一方でサイトカインを抑える薬であるとかそういったものについては，その有用性が証明されているという状況があって．感染症があって，その一方で僕たちの病気があってというふうな感じできれいに分かれるというよりは，地続きの部分があると．さっきもありましたけど，感染症が起きたら成人スティル病の病像が悪くなったかのように見えたりもするわけですよね．そのときにはやっぱりいろんな可能性を考えながら治療していかなくちゃいけないんですけれど，今抗菌薬とか抗真菌薬って非常に安全性のプロファイルが高いですから，膠原病に抗菌薬が入ってもそんなに大したこと，まず起きないですよね．

一方で，感染症にシクロホスファミドとかリツキシマブが投与されたら，ちょっとそれは悲劇ですよね．ですから，もし感染症がオーバーラップしてるかもしれないという状況下で，僕たちの治療を始めるとしたらそれは非常に慎重であるべきだというのはたぶんご理解いただけると思いますので，感染症の除外，ならびに腫瘍の除外といったことが問題になります．それで，常に難しいリンパ腫などですね，そういったものは残るんですよね．

あるいはその，最近にわかに國松淳和先生の本などでフィーチャーされていますけど，ある種の骨髄の異常ですよね．いわゆるMDS*[1]に伴う自己免疫・自己炎症性現象とかは．本当に，1回2回の骨髄穿刺で診断がつかないことだってあって，もうそれは抗炎症治療をやりながらなーんか違うなあと思っているときに，あるときなにかすごく白血球が下がってきて，そこで骨髄穿刺をしたら何回目か，5回目くらいで当たったみたいな診断のされ方をするしかないので．

だからその診断のルールアウト（除外）というのもルールアウトが済んでからフォローに至るというよりは，ルールアウトしつつフォローに至るという，あくまでもシークエンシャル（連続的）な流れだとは思っています．ただ，どこかのタイミングで治療に踏み切らないといけないんで，もうこれとこれは違うねという形で踏み切るというところかと思います．

そこでどこまでエンピリカル（網羅的）にカバーするかというのは本当に医者によって違っていて，僕の師匠格の岡田先生とかは信じられないようなことまでカバーしながらですね，治療を進めたりするので，やっぱり人によって違うよなあと思ったりしますね．好酸球が上がっている患者さんで，どう診ても臨床ではEGPA*[2]なんですけど，イベルメクチンも飲ませながらステロイド治療を開始するとかですね．

綿貫　なんか診断閾値と治療閾値の話を萩野先生からお聞きしたのを思い出しましたが，素人的には診断がついて治療，治療が入るのだったら暫定診断じゃなくてほぼほぼ確定診断みたいなイメージをもちがちなんですけど，若干そこが違うのかなって．

萩野　おっしゃるとおりですね．

綿貫　暫定診断はあくまで暫定診断なんだけど，治療閾値は超えてるから治療は入るよね．その後マネジメント，フォローするよねみたいな感じが，一

---

*[1]骨髄異形成症候群（myelodysplastic syndromes：MDS）

*[2]好酸球性多発血管炎性肉芽腫症（eosinophilic granulomatosis with polyangiitis：EGPA）

般人はあんまり理解できないというかですね（笑）.

萩野　おっしゃるとおりで．ちょっとそこはなかなか理解していただくのは難しいですけど，例えば，いろんな感染症だって，治療が早ければ早いほど予後がいいというのはわかっているわけじゃないですか．市中肺炎だったら入室後6時間以内に適切な抗菌薬を投与する，髄膜炎についてもなるべく早い時間帯に適切な抗菌薬を投与することが予後を変えますよね．関節リウマチについてもおそらくアーリーインターベンション（早期治療）が，その後のダメージを少なくするということで，骨びらんができるのを待つ必要がないというので，2010年にACR（米国リウマチ学会）とかEULAR（欧州リウマチ学会）が基準を変えたわけです.

多くの炎症性病態が，おそらく炎症が積み重なれば積み重なるほど，取り返しがつかないものも溜まっていくわけですよね．積み重なったら素人目に誰が見ても診断がつくというのはわかるのですけど，それでは駄目でしょうと．やっぱり積み重なった時点で治療が始まると，元に戻らない部分は多いですよねという話で，だから早期介入は必要と.

一方で，早期介入に気をとられすぎると，いろんなものがまだ十分に鑑別できていないわけじゃないですか．例えば，抗核抗体が80倍で胸水が溜まった80歳のおばあちゃんに，SLEの治療をしたら全然違いましたみたいなことが起きてしまいかねないわけなんで，そこはやっぱり診断閾値，治療閾値という言葉で明記しておかないといけないかな，というふうには思いました.

綿貫　ありがとうございます．その一方で，まったりとしたタイムラインのなかで，できる限りの除外を尽くして治療するか，みたいな感じの場合もあれば，ちょっともう待ったなしで，抗MDA5抗体陽性皮膚筋炎みたいなスピード感のものが膠原病緊急です，みたいな感じでやって来て，あっという間に治療閾値を超えていっちゃう場合とかもあって．このあたりがうまく伝わりにくいというか.

萩野　そうですね．おっしゃるとおり抗MDA5抗体症候群の難しさは，抗MDA5抗体の検査結果を待っていたら患者さんが死んじゃうということですよね．だから指の所見とかをちゃんと自信をもって診て，これが皮膚筋炎であって，たぶんフェリチンの結果はその日か次の日には返ってくるから，フェリチンが高くて肺が真っ白でといったらもうそこの時点で感染症は多少かんでいる可能性も考えながら抗菌薬を投与するけれども，強力な免疫抑制治療に入らなくちゃいけないというのが，ちょっと抗 MDA5 抗体症候群の難しさではありますよね．

だから，誰が診てもわかるというくらいまで疾患が姿を現していると，時すでに遅しとなってしまう病気が世のなかにはありますよということで，そこがちょっとなかなかその，カンファレンスなどでお行儀よく整えられた症例とは違う点だと思いますね．

4 つのロジック“フォローする”

綿貫　よくわかりました，ありがとうございます．最後“フォローする”という話なんですけど，フォローまでが，診断はもちろん治療を入れるまでのディスポジションを決めるための手段であるみたいな言い方をされる場合もあるし，いろんな捉え方があると思います．自分はフォローまで含めて診断のような感じのイメージをもっているのですけど，このあたりいかがでしょうか．

萩野　そうですよね．やっぱり，僕たち免疫の異常を直接見ているわけではないんですよね．代表的には SLE とか，なにが起きているかについていろんなラボベースの理解が進んでいますけど，目の前の実際の患者さんでそれが起きているという確証はないままに治療を始めているので，やっぱり予想された臨床の推移をたどらなかったら考え違いをしている，別の病態がかんでいるなどそういったことを考えざるをえないという意味で，フォローまで含めて診断ですよと．

だから，さっきちょっとその除外の過程が甘かった高フェリチン血症が HIV の急性感染だった話をしましたけど，フォローしてる過程でわかってきたということでもあります．

僕たちの領域って例えばSLEと診断がついても，ある患者さんは痙攣してるし，ある人は腎不全になっているし，ある人はすごい脱毛してるし，ある人は急性腹症になっているしみたいな感じで，同じ診断名がついていてもいろんな臨床経過を取りうるということがあるので，ちょっと診断がつくっていうこと自体の意味合いが，例えば心筋梗塞とか，炎症性腸疾患とはちょっと違うところがあると思います．

そうは言っても炎症性腸疾患だって劇症型があったり，非典型的なクローン病とUC*のはざまみたいなやつとか，そういうのがあったりはするし，例えば心筋梗塞だって，右冠動脈の閉塞と左冠動脈主幹部閉塞ではいろいろ方針は違うんですけれど，バリエーションという意味では，いろんな診断名からのバリエーションは膠原病においては多いかなというふうに思いますね．

綿貫　診断と治療が混ざりあっていて，トータルでマネジメントをされているというイメージでしょうか．

萩野　そうですね．僕たちの領域は幸いなことに，ただちに命を失うという病態が少ないと言えるんですね．例えば心筋梗塞などだったら，それこそ不適切な診断だったら次の日に亡くなってしまうということがあるんですけど，SLEって診断がつかないまま何カ月も放置されるということが起こりうるんですよ．

ただ，その一方でちゃんと小数点以下2桁くらいまで正解を出しておかないと，その後の人生がすごく長い人が多いので，そこを絶えず微調整しながら細い橋の上を歩ませるというイメージが僕にはありますね．

ですから，救急だったら桁数が合っていないといけないですよね．答えが出てくるについても有効数字の問題にすると，救急ではまず桁数を合わせると．それで，入院してから整数のところまで正解しておくと．そして，外来のフォローで小数点以下2桁くらいまで合わせておかないと，その後の患者さんの生活というところに響いてきちゃうなというふうに思います．

*潰瘍性大腸炎（ulcerative colitis：UC）

綿貫　そうですね．粒度というか確かに，場面や領域によって求められているものが違うのかもしれないですね．

萩野　そう思います．僕たちはそういうスペシャリストなんですけど，もちろん救急の先生のスペシャリティは，そういった命を救うことを主眼に置いた粒度で物事を動かされるのがいいと思いますね．

綿貫　この 4 ステップって，萩野先生が，ご自身の経験のなかで発案されてきて，先ほどの因数分解の話などに着想を得てひらめかれたものなんですか？

萩野　たぶん，いくらでもほかの表現はできると思うんですけども，僕は自分でこんな感じでやっちゃったという感じで．

『診断に上達くなる』とは

綿貫　最後に締めの質問なのですけど，やっぱりこれを通じてですね，結局診断に上達するってどんなことで，どんなふうにすると上達できるのかなあというふうなことを聞かれた場合，萩野先生だったらどうお答えになりますか？

萩野　それはきっと，質問されてきた先生の熟達度合いというのにもよるとは思います．例えば医学生が，diagnostitian（診断に長けた医師）になりたいと，ドクターハウスのドラマを見て，ああいうふうになりたいと．それはちょっと，いろいろ思うところがあるけれど，そういうピュアな感情を大事にして，彼や彼女をリスペクトしながら答えるとしたら，まずはやっぱりいろんな可能性を思いつかないと無理だよねという話ですね．

つまり鑑別診断の入口で，1 つ主訴を聞いたら 10 個考えましょうみたいな形を，最初は重視していくだろうと思います．ただ，鑑別診断の個数だけだったら今，いろんな良い本が出てますし，“Diagnosaurus” って僕ずーっと研修医の頃から今に至るまで，最初は Visor（米国 Handspring 社が販売していた PDA）に入っていて今は iPhone のアプリに入っていますけど，そんな形で外科が糸結びを練習するように，内科の医者は鑑別診断を練習するんだというので見直してますけれど．ただ，それを積み重ねていったらじゃあドクターハウスになるかというとちょっと違うんですよね．

次は実際の患者さんから，例えば診断が簡単な症例でも，こんな可能性があったかも，あんな可能性があったかもということを考え直すというような機会がないといけないですよね．風邪をたくさん診ているうちに，風邪であったと思ったら実は違ったみたいな，その多様性を診るような感じのスキルが増えてくると．それと同時にやっぱり，いろんな疾患などについてその医学生物学的な背景から，こういったことがこの疾患の本質であって，そうしたらこういったことが起きていいみたいな形の理解も必要ですね．

例えば血管炎というのは，血管が詰まるか，ただれて流れが悪くなるか，あるいは破れるか，あるいはその血管自体の炎症が起きるから，諸臓器にいろんなことが起きるみたいな，トータルとしての理解ができていって，そのうち個々の症例について，広すぎない狭すぎない鑑別が立つというようなところを目指していくような形になるのかなあと思いますので．それはもう個々の患者さんでチューンアップしていくしかないんじゃないかなあとは思いますね．

だからそれは，先生のお答えになっているかどうかは疑問ですけれど，どういった人から尋ねられるかによると思います．綿貫先生に尋ねられたらどう答えたらいいかと言ったら，わかりませんよね，お互い頑張りましょうってね（笑）．

綿貫　では，私と仲田先生にこう聞かれたらどうお答えになりますか？

萩野　それについてはどうでしょうねえ．結局，診断って，よく若い先生方が誤解してるのは，なにか既存の病名のレッテルを貼ることだというふうに考えておられる方がいるんですけれど，決してそういうわけではないんですね．

じゃあそもそもなんで診断をつけるかと言ったら，そこの収まりのいい位置をある症候群に対して与えることによって，既存の知識から治療方針なりマネジメントなりを借りてくるという目的でなされるので，つまり言語の分節化ですよね．でたらめな音として響いてるものを，うまく言葉として聞けるようになるかどうかという話ですから，おそらく努力としては外国語学習と似たような話になるんじゃないかなと．つまり単語を増やして，そのある領域について，鑑別，診断がうまくなりたかったらその領域の単語を増やして文法を学ぶしかないんやな，というような話じゃないかなと思います．

綿貫　ありがとうございます．今現在こういったことを含めて，さまざまな啓蒙活動もされ教育もされておられますが，今後の展望というか，今後やっていかれたいようなことなどがなにかもしありましたら，教えていただけますか．

萩野　やっぱり依然として，日本全国津々浦々の総合診療の先生とか総合内科の先生が，筋骨格の愁訴に対応されているかと言ったらまだちょっとそこに至らないので，より一層そっちの方面で10年間は頑張らなきゃなあとは思います．

それで僕自身が，筋骨格の愁訴に対してより一層対応できるスキルを身につけていかなくちゃと思っていて，ここ10年の話としては，やっぱり僕は内科の医者として末梢関節はいろいろ熱心に見てきたんですけど，spine（脊椎）がまだ全然ダメですよね．だからもう10年かけてspineの見方もちゃんと習得していって，それがおそらくたぶん触るだけじゃなくて，超音波などそういった，少しショートカットしながらですね，自分のスキルを高めていく必要があるんだろうなというふうには思っていて．あの七川先生のおっしゃっていたようなリウマチ科医を目指したいな，とは思いますよね．

綿貫　いや，非常に重たく，遠い目標ですよね．

萩野　「あちこち痛い人」が酷い目に遭っているんですよね．もう本当に，なんだかクレーマーみたいな扱いを受けていて，ちゃんと診察してですね，少し診るとこを診たらすごい良くなるんですよ．

例えば，なかなかデータに表れづらい脊椎関節炎などですね，そういう疾患をおもちの患者さんが本当に酷い目に遭ってて．地域によってはPMRという病気自体が存在しないような地域があったりするので，おじいちゃんがもう肩が上がらなくて歳のせいだと言われて，もう少しどうにかしたほうがいいんじゃないかなあというふうに思いますので，そういった伝道活動をあと10年やって，もうあとは後輩に引き継ぐのかなあというふうに思ってますけどね．

仲田 うーん．

萩野 一方で自分の専門領域に寄せて言えば，難治性の，例えば全身性強皮症やSLEなどそういった病気に対して，徐々に既存のアプローチとは違うものが出てきてるので，頑張ってキャッチアップして，そういったお薬を適切に使って，より一層，良いQOLを，そういった患者さんに達成させてあげたいという気持ちもありますよね．

綿貫 萩野先生が，今の時点でも七川先生のおっしゃっていたようなリウマチ科医を目指しているという一言は非常に重たいです．本日はお忙しいなかありがとうございました．

文献

1）萩野 昇，上田 亮：国際学会で地蔵にならないための英会話ワークショップ―introduction．2017
http://www.acpjapan.org/acp2017/pdf/program/1-C5-2LS.pdf
2）Resnick D：Diagnosis of Bone and Joint Disorders. WB Saunders, 1981
3）McCarty DJ, Koopman WJ：Arthritis and allied conditions：A textbook of rheumatology. Lea & Febiger, 1993
4）北島康雄：皮疹の因数分解・ロジック診断―まぎらわしい炎症性の皮疹を絶対に見間違えない方法．学研メディカル秀潤社，2018

□ 編者要約

1. 神戸市出身⇒灘高⇒東大，NOVA⇒横須賀米海軍病院⇒東大⇒国立国際医療センター⇒駒込，多摩総合医療センター⇒東大⇒帝京大ちば.
2. 東大理Ⅲのように学生のモチベーションが高いとインターラクティブな授業が成り立つ.
3. 内科各科ローテ：駒込感染症科HIV⇒多摩総呼吸器⇒駒込膠原病科，血液内科.
4. 2003年生物学的製剤出現でリウマチ治療が激変，手の外科技術継承が困難に.
5. 2007年より聖路加膠原病セミナー，2011年帝京大ちばでリウマチ内科立ち上げ，外来指導.
6. 整形の筋骨格疾患を内科でも診る流れ．部下に自分が得意でないことをみてもらう.
7. 医局でEvernoteやSlackで知識の共有，積み上げ.
8. 膠原病ははっきりしたentity（実体）がなく，除外しつつフォローする連続的なもの.
9. リウマチ膠原病診療4つのロジック：疑う⇒迫る⇒除外する⇒フォローする.
10. 鑑別診断を挙げ「本質は何か」を考える．致死的疾患は常に意識する.
11. 視覚，聴覚，触覚などから直感的に鑑別がひらめくことがある.
12. 膠原病は免疫の暴走なので，除外は感染症除外とワンセット.
13. 膠原病は暫定診断で治療を始めて，フォローし修正していく.
14. 皮膚筋炎疑いで抗MDA5抗体陽性なら急速進行間質性肺炎，治療遅らせるな！
15. 読むのはAnn Rheum Dis, Arthritis Rheumatol, Nat Rev Rheumatol.
16. 側頭動脈炎は失明の訴訟が絡むので，米国では側頭動脈生検のハードルが低い.

あとがき

総合診療の生坂政臣先生はNHKの『ドクターG』に何度も出演された．このカンファのスタイルは氏が独自に始められCareNet，NHKが取り上げた．今までこのカンファを数千例積み上げてきた経験からの言葉は迫力満点であった．「診断困難例は理詰めで考えるのでなく，パターン認識による想起が重要であり，VINDICATE-P（網羅的枚挙）は臨床ではほぼ役立たない」というのは実に意外であった．患者の言葉を3つ，だめなら2つほどの医学用語（semantic qualifier）に置き換えてググり診断候補をあげる．「パターン認識での確証バイアス（先入観）は強力なのでカンファによりその維持，棄却を繰り返す」．特に「重症疾患の軽症例は診断できず，良性疾患を極めることでしか診断できない」．そして何よりも重視されていたのは「誤診例の積み重ねとカンファによるその解法の共有」であった．

放射線科の南 学先生は「できるだけ他科の本を読み，また多くの病院をローテして良いところを吸収」し，また放射線室に常に出入りして良好な関係を作り，discussionすることを重視しておられた．「本は抜粋版を作り，これだけノート，これだけ教科書を作る」ことは私自身数十年やってきたことで大いに共感できた．1冊の本の最重要点を2，3ページにまとめておけば数分で1冊を振り返り怒涛の反復ができる．また優れた解剖書を何冊も手元に置きそれを眺めては，画像でそれが見えないか考えるというたゆまぬ研究心はまるで剣豪のようである．

病理の砂川恵伸先生も南先生と同様，臨床医は病理医に十分な情報を伝え，よくコンタクトをとることを強調している．氏は沖縄中部病院のご出身であるが，そこでの教育の要諦は離島勤務のために「診断を詳細な病歴，身体所見と最小限の検査で行う」ことであり，網羅的検査はしない．また中部病院出身者は全員が救急に対応でき，さらに血培，抗菌薬使用法も統一されている．診断困難時，「詳細な病歴を趣味も含めて聴取し，頭から爪先まで身体所見をとり，特異度の高い検査を行う」ことを勧めている．

救急の岩田充永先生は恩師寺澤秀一先生の教えを踏襲されている．「病歴を再現ビデオのように詳細に取り，患者の希望，家族背景にも思いを寄せ，予想される経過を話し，診察後気になる場合は患者宅に電話する」のである．これは患者さんからも大変感謝される．また生坂先生と同様，「失敗例の教訓を皆で共有し，決して非難しない．失敗の共有は成功の早道」であることを強調されている．岩田先生は大学時代，オーケストラの指揮をされていた．「救急の指揮は音楽の指揮と同じ．自分とは違う能力をもつ各専門家に敬意を払い，チームで対応することで幅が広がる」のである．

藤沼康樹先生の情報収集も独特であった．「国内の文献は氏にとってトリガーにならず，海外の尖った人を追いかけ影響される」のである．これは私にもとても共感できる．医学の最新情報は圧倒的に英語で発信され，日本語だけで勉強すると必ず遅れる．また「医学的診断と患者の家庭環境が苦しいことは同等の価値がある」も大賛成である．私も家族歴，家庭環境は詳細にペットの名前まで聞いている．また「人とのつながりは利用するより give and give で」は素晴らしいと思った．情報発信も「論文よりブログのほうが読まれる」は誠に盲点であった．

萩野 昇先生は膠原病独特のロジックが大変興味深かった．関節リウマチ（RA）は治療着手して最初の数カ月で寛解，低活動度に持ち込まないと長期予後は圧倒的に悪い．しかし，RA の初期症状は関節腫脹，圧痛，こわばり，CRP 高値などいずれも RA に特異的なものはない．この「分類不能の関節炎患者」から RA らしい患者を抽出して早期に治療着手しなければならない．膠原病ははっきりした実体がなく除外しつつフォローする連続的なものである．すなわち，「疑う⇒迫る⇒除外⇒フォローが流れだ」というのである．

仲田和正

【編者略歴】

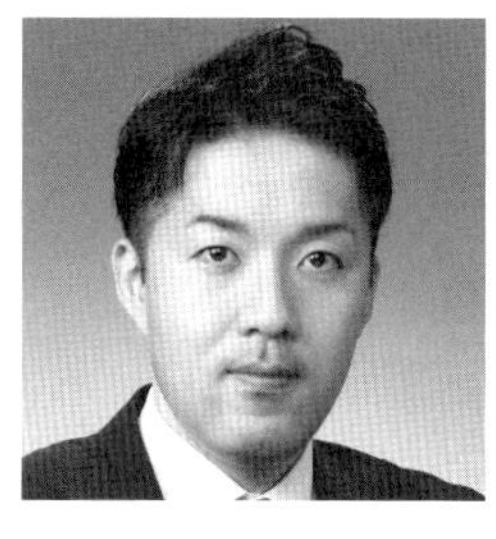

綿貫　聡（わたぬき さとし）
東京都立多摩総合医療センター 救急・総合診療センター/総合内科 医長

2006 年東京慈恵会医科大学医学部医学科卒業，東京都立府中病院にて初期臨床研修，後期臨床研修を修了．
2012 年東京都立多摩総合医療センター医員（救急診療科，総合内科，リウマチ膠原病科兼務）．
2016 年同院救急・総合診療センター医長，2018 年医療安全対策室室員，2021 年経営企画室会議副室長．
臨床現場での診断エラー，卒後研修教育，病院におけるマネジメント・組織行動論に興味があり，学習を続けつつ院内外での教育活動を行っている．

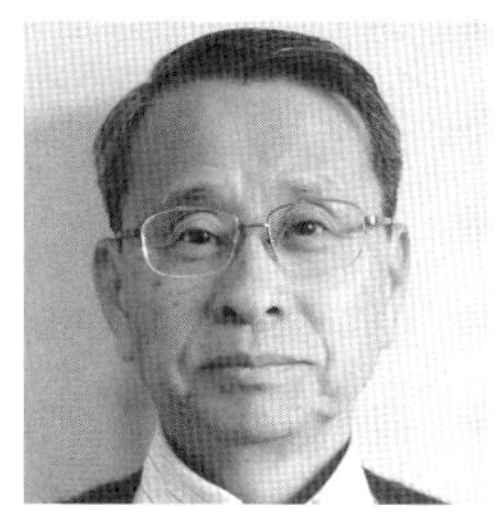

仲田和正（なかだ かずまさ）
西伊豆健育会病院 院長

1978 年自治医科大学卒業，静岡県立中央病院（現静岡県立総合病院）全科ローテート研修．
1980 年浜松医科大学麻酔科研修（4 月～9 月）．静岡県国民健康保険佐久間病院外科・整形外科．
1984 年自治医科大学整形外科，大学院．1988 年静岡県島田市民病院整形外科．
1991 年静岡県西伊豆病院整形外科．
所属学会：日本整形外科学会
日本プライマリ・ケア連合学会 認定医
医学博士

診断に上達くなる法
プロフェッショナルたちからの提言

2022年 3 月15日　第1版第1刷発行©

編　集　者　綿貫　聡・仲田和正
発　行　人　小林俊二
発　行　所　株式会社シービーアール
東京都文京区本郷 3-32-6　〒113-0033
☎(03)5840-7561（代）Fax(03)3816-5630
E-mail／sales-info@cbr-pub.com
ISBN 978-4-908083-75-4　C3047
定価は裏表紙に表示
装　　　幀　三報社印刷株式会社デザイン室
印 刷 製 本　三報社印刷株式会社